# 海洋药物资源
## 开发与利用

陈 宁 编著

化学工业出版社

·北京·

本书主要介绍海洋中药物的分类及其基本概念、常用的采集储运方法、相关技术和研究成果，系统阐述了海洋药物发展的历史背景、历程、最新的研究进展和国内外的发展动态。全书一共分为两部分，结合大量国内外的研究实例，根据科学的分类方法，系统介绍了海洋植物、海洋动物、海洋微生物及海洋矿物的生物来源、药理作用、化学结构、活性物质提取工艺及临床应用。

本书可作为海洋科学及资源开发相关专业的研究生及科研工作者的参考书。

**图书在版编目（CIP）数据**

海洋药物资源开发与利用 / 陈宁编著. —北京：化学工业出版社，2018.12（2023.8重印）
ISBN 978-7-122-33489-3

Ⅰ. ①海…　Ⅱ. ①陈…　Ⅲ. ①海洋药物-资源开发
②海洋药物-资源利用　Ⅳ. ①R282.77

中国版本图书馆 CIP 数据核字（2018）第 288084 号

责任编辑：李晓红　　　　　　　文字编辑：焦欣渝
责任校对：宋　夏　　　　　　　装帧设计：刘丽华

出版发行：化学工业出版社（北京市东城区青年湖南街 13 号　邮政编码 100011）
印　　　装：北京科印技术咨询服务有限公司数码印刷分部
710mm×1000mm　1/16　印张 13¼　字数 219 千字　2023 年 8 月北京第 1 版第 2 次印刷

购书咨询：010-64518888　　售后服务：010-64518899
网　　址：http:// www.cip.com.cn
凡购买本书，如有缺损质量问题，本社销售中心负责调换。

定　价：68.00 元　　　　　　　　　　　　　版权所有　违者必究

　　海洋是人类赖以生存的家园，孕育着地球上 80% 的物种，蕴藏着巨大的生物资源。海洋世界物种丰富，科属众多，其独特的环境孕育了特有的生命现象，几十亿年来，海洋生物在高渗、低温、缺氧的环境下生存、繁衍、进化，使得它们拥有与陆地生物不同的基因组、蛋白质及代谢规律，因此，海洋生物资源成为人类研究开发海洋药物的资源宝库。

　　海洋中生活着大约 6000 万种海洋动植物及 10 亿种微生物，已被记载的生物大约有 140 万种。20 世纪 40 年代初期，国际上科学家开始着手于海洋药物研究，兴起于 60 年代末 70 年代初，90 年代形成了研究热潮，取得了一系列令人瞩目的成就，包括海洋生物技术计划、MAST 计划、海洋蓝宝石计划、海洋生物开发计划等。到 21 世纪，海洋研究领域蓬勃发展，总计发现 2 万余种海洋天然产物，显示出强劲的发展势头，已成为药学、化学研究中最有活力的领域之一。

　　我国的海洋药物研究兴起于 20 世纪 70 年代末期，经过 40 余年的发展，我国在海洋医药研发方面进步巨大，包括自主研发上市的藻酸双酯钠 PSS、多烯康、角鲨烯、海昆肾喜等，发现药用海洋生物 1000 余种，分离得到海洋小分子天然产物 3000 余种、海洋多糖及其衍生物 500 余种，还有多项处于临床研究的药物（K-001、海参多糖、河豚毒素等），表现出巨大的开发潜力。预计在 20 年内，我国将有一大批海洋类新药上市，主要用于抗肿瘤、抗心血管疾病等。在此研究的推动下，海洋药物学在我国多所高校和研究机构成为新的学科，主要培养从事海洋药物研究与开发的高层次人才，并相继设立海洋药物相关专业、研究方向或课程，海洋药物学已发展成为一个新的药学学科分支。但是，在海洋药物相关教学教育研究中，至今还没有一本系统阐述海洋药用动物、植物、微生物及矿物的专业性著作。《海洋药物资源开发与利用》正是在此背景下孕育而生的。

本书系统介绍了海洋药物的采集与储运方法；同时根据生物种属分类，从生物来源、化学成分、药理作用、活性成分提取及应用等方面介绍海洋药用植物、动物、微生物及矿物，梳理了国内外海洋药物筛选方法，并对海洋药物研究开发的制约因素特别是药源问题进行了深度分析，建议性地提出海洋药物未来发展的方向。

本书是作者在这些年从事海洋药物相关专业研究、同时参与药学专业本科生和研究生的教学工作而积累的大量相关知识和文献基础上，并结合自己的科研工作编著而成的，希望能够对我国海洋药物研发和海洋科学教育水平的提高，以及我国海洋药物研究的发展作出贡献。

本书的编写受到了哈尔滨商业大学在站博士后科研支撑计划（编号：2017BSH001）和哈尔滨商业大学博士启动基金的资助，在此表示感谢。

尽管作者尽最大努力完成本书，力求严谨、准确，但限于学识水平，书中出现不足也在所难免，殷切希望读者在阅读的过程中提出意见，以便完善。

陈 宁

2019 年 3 月

# 目录

# 第一章　绪论

自 20 世纪以来，海洋科学领域蓬勃发展，取得了许多令人瞩目的成就。步入 21 世纪，新的化学分析手段、高精密仪器的相继出现，推动了海洋生物、海洋化学的进一步发展，同时也加速了海洋学科与药学医学学科的相互交融，使未来海洋药物的研究开发深度展开。

人类赖以生存的地球上有 71% 的面积是海洋。海洋不仅是地球万物的生命之源，更是地球上生物资源最丰富的领域。相关统计显示，地球上的生物有近 100 万种生活在海洋之中，被发现或命名的海洋物种为 25 万种。这其中除了已为人类所熟知的大型哺乳动物、蟹、贝壳类等生物外，还包括低等生物如海绵、珊瑚等 20 多万种。这些海洋生物虽不太为人类所熟悉，但它们在海洋生物食物链中占有重要的地位，起着关键的生态作用。

由于海洋生态环境的特殊条件（高压、高盐、缺氧、避光），使得各种海洋生物物种之间存在着非常激烈的生存竞争。海洋生物为能在海洋中严酷的环境下进化、生存，迫使它们在生命过程中代谢产生一些结构特殊、生物活性显著的小分子化学物质，即次生代谢产物。这些小分子化学物质的主要作用是防范潜在天敌的进攻、避免海洋微生物及浮游杂物的附着，以及进行物种之间的信息传递，它们往往具有非常显著的药理生物活性。

由于海洋生物与陆地生物生存环境的不同，导致海洋生物次生代谢产物的生物合成途径和反应系统与陆地生物相比有着巨大的差异，因而海洋生物次生代谢产物有着更大的化学多样性。海洋生物资源的相对完整性、丰富的生物多样性以及其次生代谢产物化学结构的多样性和显著的药理活性，使之成为创新药物研究的重要源泉。特别是现代医药工业的迅猛发展以及人类对治疗重大疾病高效低毒创新药物的迫切需求，使得世界各国，尤其是西方发达国家，纷纷斥巨资用于海洋生物的资源、化学、生态学、生物活性等多方面的研究，目的是为了从海洋生物资源中寻找能有效预防、治疗严重威胁人类生命健康的疾病的创新药物。海洋生物资源是一个巨大的潜在的未来新药来源的宝库已成为一种共识。

20 世纪 50 年代初，海洋生物活性物质研究成为新兴行业，1955 年，Bergmann 和他的同事 Burke 在加勒比海域航海研究中，发现一种海绵（*Crypthoteca crypta*），通过研究，从中分离得到两种罕见的海绵核苷（spongothymadine）和海绵尿苷（spongouridine），以此为基础研制的阿糖腺苷（Ara-A）和阿糖胞苷（Ara-C）目前仍然是活跃于临床一线的抗病毒和抗肿瘤的重要药物。1964 年，日本京都第三届天然产物化学国际会议报道了河豚毒素（tetrodotoxin）的发现；两年后，抗真菌药物硝吡咯菌素（pyrrolnitrin）从海洋来源的假单胞菌（*Pseudomonas bromoutilis*）中发现，这种抗生素目前仍在临床中应用。这一系列的重要发现，引起了广大学者对海洋药物极大的研究兴趣和重视。1967 年，美国海洋技术协会（Marine Technology Society of the United States）在罗德岛大学（University of Rhode Island，Kingston）主办了题为"向海洋要药"（Drugs from the Sea）专题讨论会，美国国家癌症研究院（NCI）随后开展了海洋生物抗肿瘤活性筛选，标志着海洋药物研究已成为一门新兴学科。1969 年从柳珊瑚（*Plexaura homomalla*）分离得到前列腺素类似物，前列腺素是具有强烈生理活性和广谱药理效应的化学物质，由于其在自然界中存量极微、合成困难、价格昂贵等，极大地阻碍了对其的深入研究。从柳珊瑚中发现含量丰富的前列腺素，不但具有重要的学术价值，而且具有极高的商业价值，成为当时具有轰动效应的重要事件，并直接导致了第一次海洋天然产物化学研究的高潮。

海洋药物化学与其他学科（海洋科学、药学、生物化学等）的关系十分密切，学科之间相互交融、渗透、关联、影响。科学家在早期的海洋药物化学的研究中，主要是沿袭和借鉴了生物化学和昆虫生态化学的研究方法和方向，以传统的化学提取分离手段进行研究，确定化合物的结构。由于海洋天然产物的分子骨架往往十分特殊、新颖、复杂，而且化合物在生物中的含量很低，从而给结构解析、确定和后期研究带来了相当大的困难，所以开始阶段的研究进展相当缓慢。

20 世纪 80 年代，由于样品采集、储运、提取、鉴定、色谱分离纯化、波谱结构解析等新技术的出现和普遍应用，特别是各种高分辨质谱、高分辨核磁共振技术的迅猛发展，给海洋天然产物的研究带来了极大的推动，使得原来极为困难复杂、耗时耗钱的海洋天然产物结构研究工作变得相对简单，目前甚至不足 1 mg 的微量样品的复杂结构都能得到确定。新化合物的纯化与鉴定不再是海洋天然产物研究的障碍。而分子水平的生物活性筛选模型及高通量筛选技术的建立，为其生物学活性的发现跟踪提供了技术保障，从而使海洋天然产物研究的高效、精细、目标化和生态化成为可能。由此，以生物活性为先导的对于海洋生物化学成分的研究揭开了新的篇章。

海洋天然产物研究的范围主要包括海洋植物、海洋动物和海洋微生物三大种群，此外还有海洋矿物。由于生态环境的巨大差异，海洋生物的次生代谢产物无论是结构还是生理功能均与陆地生物有很大不同。其分子结构的特点主要表现为分子骨架的重排、迁移和高度氧化，分子结构庞大、复杂、分子中手性原子多。海洋化合物的类型包括萜类、甾体、生物碱、多肽、大环内酯、前列腺素类似物、聚多烯炔化合物、聚醇、聚醚等。海洋次生代谢产物往往结构中含有一些独特的化学官能团，如多卤素取代的化合物，含硫甲氨基的化合物，含氰基、异氰基、异硫氰基的倍半萜和二萜等；许多化合物如以 maeganedin A 为代表的大环二胺类海洋生物碱的生物合成途径至今仍不清楚。海洋天然产物的复杂分子结构给其结构鉴定带来了极大的挑战。迅速发展的现代波谱学与化学的完美结合与综合运用，为这些化合物的结构鉴定提供了可能的技术手段。一些著名的海洋天然产物如短裸甲藻毒素（brevetoxin B）、草苔虫内酯（bryostatin 1）和岩沙海葵毒素（palytoxin）都是通过化学手段结合波谱技术（包括单晶 X 衍射）成功确定结构的范例。特别是水溶性聚醚岩沙海葵毒素的结构测定历经 10 年才得以完成，这是综合运用光谱解析和化学方法确定复杂天然产物结构的一个成功典范，是当今天然产物化学的重大成果。而随后完成的对该化合物的全合成，则被认为是现代化学研究领域的重大进展，并直接影响了海洋天然产物及相关学科的发展达 30 年之久。

海洋天然产物的另一个重要特点是具有强烈的药理生物活性。以岩沙海葵毒素为例，其毒性比河豚毒素高一个数量级，是毒性最强的非蛋白毒素之一。研究表明，它具有强烈的抗肿瘤活性，以 84 $\mu$g/kg 的剂量给药，就能 100% 地抑制小鼠艾氏腹水癌；它还是最强的冠状动脉收缩剂，其效能比血管紧张素高 100 倍以上。令人感兴趣的是，它对离子通道通透性的作用机制与河豚毒素相反，能使钠离子（$Na^+$）通道开放。许多海洋化合物显示了多种多样的生物活性，其中以抗菌、抗炎和细胞毒性尤为突出。这些显著的生物活性显示了海洋药物强大的生命力及潜在的药用前景，引起化学家、生物学家、药理学家的广泛兴趣。

美国是世界上最早开展海洋药物研究的国家。美国国立卫生研究院（NIH）癌症研究所（NCI）每年投于海洋药物研究的科研经费占全部天然药物研究经费的一半以上，他们的巨大投入已获得丰厚的回报。近期获批进入市场的 3 个海洋来源的新药中有 2 个是 NIH 前期资助的项目，包括芋螺毒素等目前仍在临床研究阶段，前景看好。在美国科学家的带领下，欧洲、日本及其他国家的学者相继开展了海洋生物的化学、生物学、生态学等多方面的基础研究和针对人类重大常见疾病如肿瘤、心血管疾病的基础研究。日本科学家也从海绵中发现了具有显著抗肿瘤作用的活性物质。

在过去 40 多年的时间里，海洋天然产物研究取得了飞速迅猛的发展，成为当前国际上一个生机勃勃的新兴学科和热点研究领域。科学家已从海洋植物、无脊椎动物等海洋生物中发现了近两万种海洋天然产物。这些海洋化合物具有多方面的生物活性，如降糖、杀虫、抗炎、抗菌、抗凝血、抗污损、抗肿瘤、抗早老性痴呆等。海洋天然产物的数量以平均每 4 年增加 50% 的速度递增。长期的系统研究和持续投入也终于取得了可喜的成果，除了美国 FDA 已经批准上市的 6 个海洋新药以外，近十年来进行临床前研究的新药先导化合物多达 1450 余个，至少有 14 个进入了临床研究。事实上，还有很多源于海洋天然产物的药物正处于临床研究的不同阶段，只是出于知识产权保护和竞争需要而没有公开。

我国是海洋大国，海域辽阔（享有产权和管辖权的海域面积约 300 万平方公里），海洋生物资源丰富。目前我国已有记录的海洋生物有 20278 种，其中生存在南海的物种就有 13860 种，占到总物种的约 70%。我国不仅海洋生物资源丰富，而且还是世界上最早利用海洋生物治疗疾病的国家。在中国古代最早的词典《尔雅》内就有关于蟹、鱼、藻类用作治病药物的记载。而在《本草纲目》中收载的约 1892 种药物中，来源于海洋湖沼生物的药物有近 90 种。

我国虽有历史和资源两方面的优势，但由于多方面的原因，在现代海洋天然产物研究方面起步较晚。早期仅有个别学术机构开展了一些零星分散的针对海藻及珊瑚等海洋生物化学成分及生物活性的研究。由于海洋天然产物研究本身存在的困难，加之研究技术手段落后，所以开始阶段的研究与国际上发达国家相比进展相当缓慢，研究工作的深度和广度与世界先进水平相比存在着巨大明显的差距。到了 20 世纪 80 年代后期，国际海洋天然产物的研究复苏和二次崛起引起了国家对海洋天然产物研究的重视，也极大地鼓舞了我国海洋天然产物研究人员的积极性，吸引了一批优秀的天然产物化学家投身到海洋天然产物研究的领域中。到 20 世纪末，我国海洋天然产物研究开始逐步进入高速发展期。据不完全统计，我国迄今发表的 600 余篇海洋天然产物化学专业论文中，发表于 1982 年以前的仅 50 余篇，其中半数来自中国台湾和香港地区，主要都是中文文章，大陆没有英文文章发表。到 1995

年，中国大陆仅发表英文论文 10 余篇。从 1995 年开始，发表英文研究论文的数量逐年明显增多，仅 1996 年一年就发表 10 余篇，相当于之前所有英文论文数的总和。自 2000 年以来，发表的论文数量达到历史之最，英文论文达到近万篇。

21 世纪初，大批国外留学科研人员的回归，在带来先进研究技术的同时也带来了崭新的科研理念，广泛开展了对海洋动物、植物和微生物活性成分的研究，取得了一系列研究成果，逐步缩小了与国际先进水平间的差距。这一时期我国海洋天然产物研究领域发表的论文在数量上急剧上升，在质量上明显提高。一个明显的特征就是文章更注重细节，论据更为充分，系统性、完整性更强。在样品的采集、储存、分离纯化及单体化合物的结构鉴定方面更加系统、有序和科学化。从年平均报道的化合物数量来看，2000 年之前，中国与北美、日本、欧洲、澳洲及印度等国家和地区均有较大差距；2001—2007 的七年间，中国学者每年报道化合物数量年均突破 200 个，一跃成为全球之首。另外，研究领域也从以活性成分为主导的传统研究模式扩展到海洋生物化学生态学方面的研究，这是海洋天然产物研究方向和理念的重要转变，但主要工作仍没有脱离海洋天然产物发现的主旋律。海洋天然产物化学合成工作相对较弱，生物合成方面的工作几乎没有涉及，而这两个领域恰恰是目前国际上海洋天然产物化学最活跃和最具代表性的领域，说明我国在海洋天然产物的研究方面与国际水平仍然存在较大差距。

海洋生物似乎能提供无穷尽的新天然产物。尤其是近年来，随着相关分析手段的提高和新生物活性筛选模型的发展，海洋生物中新化合物发现的速度和数量均超出了人们的想象，且不断有全新骨架的海洋天然产物被报道。这些研究成果极大地丰富了有机化学的内容，促进了有机化学、药理学、分子生物学等相关学科的发展。虽然海洋新天然产物的数量增长很快，但只占到了陆地生物中发现化合物数量的 10%，从已研究的生物资源数量上来看，目前已被测定过的海洋生物种类仅几千种，由此可见，海洋生物的开发与研究具有巨大的潜力和发展空间，是新药发现不可替代的宝贵资源。

海洋药物研究在历经半个多世纪的曲折历程之后，正在逐步地、稳定地向前发展，同时，大量的成果也凸显出海洋中存在着巨大的资源。现代高精密仪器、现代波谱学、现代色谱学及现代分子生物学等相关研究技术的不断突破和迅猛发展为海洋药物研究带来了勃勃生机，大大加速了海洋药物的研究进程。21 世纪，在不断进步的科研技术的支持下，海洋药物将继续快速发展。

# 第二章　海洋药物研究的一般方法

海洋药物研究是 20 世纪中叶派生于天然药物研究的一门新兴学科，早期的研究手段和方法完全借鉴和模仿了天然药物研究方法，一般的研究方法至今也没有脱离天然药物研究的领域和范畴，但基于海洋生物生存环境的艰难苛刻（高盐、高压、缺氧、缺少光照等）以及海洋生物和生物活性物质的多样性等特点，海洋药物研究又有着自身显著的特点：海洋生物中蕴藏着大量化学结构新颖、生物活性极其强烈的物质，活性物质含量极低，导致药源问题一直是海洋药物研究与开发的制约因素之一，寻找可人工再生的、对环境无破坏的、稳定的、经济的药源已成为海洋药物研究领域最紧迫的课题；一些海洋物质活性极强但毒性较大，后续的结构改造和药理研究工作量较大。一般来讲，海洋药物研究的一般方法包括海洋生物样品的采集、活性筛选与活性先导化合物的发现、化合物的结构优化及构效关系研究、临床前药理和毒理研究及临床试验等几个主要步骤。其中，先导物的发现是海洋药物开发的基础和源泉，对于某些存在着活性较低或毒性较大的活性成分，通过结构优化以获得活性更高、毒性更小的新的化学成分。药理学研究为阐明药物作用机制、改善药物质量、提高药物疗效、开发新药、发现药物新用途和探索细胞生理生化及病理过程提供实验资料等。

## 第一节　样品采集

### 一、文献调研

文献调研主要是指搜集、鉴别、整理文献，并通过对文献的研究形成对事实的科学认识的方法。文献调研是一种古老而又富有生命力的科学研究方法。由于海洋生物种类繁多，在自然界 36 个动物门中，海洋生物就有 35 个门，其中 13 个是海洋特有的门类。地球上 81% 的动物栖息在海洋中，此外，还存在大量的海洋植物和海洋微生物，因此，海洋生物中蕴藏着大量化学结构新颖、生物活性极强的物质。

我国是海洋大国，海域辽阔，纵跨暖温带、亚热带和热带 3 个气候带，存在的生物物种、生态类型和群落结构方面有显著的多样性特点。因此，在进行海洋生物样品的采集前，要进行必要的文献调研，主要包括调研采集样品的动物学、生态学分布；采集样品的生物资源利用度；了解生物的种属特性、外观特征、分布海域、生长环境以及采集时需要注意的事项；了解其化学成分、活性报道等学术研究方面的内容；充分调研后方可进行样品采集。

## 二、采集方式与采样记录

### （一）采集方式

海洋生物样品采集与陆地生物采集的方法具有很大区别，采集样品的时候，具体的采集方法视所采集的生物种类、生物特征和生存条件的不同而异，采集方法主要包括以下几种。

**1. 海洋动物样品的采集**

海洋动物大多生存在海平面下 30～300 m 的领域，这给采集带来了很大困难，特别是对于新鲜样品的采集，采集后应立即冷冻保存或加无水乙醇进行防腐，装入准备好的密封容器。在采集某些海洋动物的分泌物或毒液时，如海蛇毒液、芋螺毒液等，采集时应尽量保证捕捉到活的生物个体，并采用与其栖息环境相似的条件饲养，也可在现场即刻采取毒液等样品，如在研究毒芋螺的过程中，有人用艾本德（Eppendorf）试管挖去盖子，放入鱼鳍，再在鱼鳍上覆一层薄膜，吸引毒芋螺吮吸试管使其将毒液排入试管中。应挑选体长大致相似的个体，如果壳上有附着物，应用不锈钢刀或较硬的毛刷去除，彼此相连的个体应用刀分开，用现场海水冲刷干净后，放入双层聚乙烯袋中冷冻保存。

**2. 海洋植物样品的采集**

海洋植物大多生存在海底，少数浮游在海洋中层，也有一些漂浮在海面。采集海底植物样品后，用适量海水冲洗干净，放入双层聚乙烯袋中冷冻保存或现场摊晾、晒干后包装。对于水体中的微藻类植物可直接采集海水，通过滤膜过滤（孔径 0.6 μm）富集微藻；对于较大的浮游微藻可用浮游生物网（孔径 10 μm）采集和浓缩；水表漂浮的微藻可用无菌的平板将表层海水转入无菌容器中获得；对于生活在生物或非生物结构表面的微藻，可用无菌小刀将微生物的表面膜刮下，也可将琼脂平板放在微生物定居的表面；微藻寄生的较小的植物和动物可潜水获得；浮游动物可用网收集；底柄型微藻可用载玻片收集，将载玻片放于水体底积物中一段时间，让附着型微藻定居在上面；对沉积物中的微藻也可采用将沉积物铺于琼脂平板表面的方法收集，或将沉积物悬液涂布于分离平板；对空气中的微藻可用敞开的液体培养基或平板收集。样品采集后必须在短时间内进行观察、鉴定和分离，因为有些重要的藻体在几小时后就开始解体，导致样品中藻类的多样性下降，存活种类减少。

### 3. 海洋微生物样品的采集

海洋微生物主要存在于海水、海底沉积物、浸泡于海水中的纤维物质、木头、碎石、植物根部、红树植物、微藻类、海草、含有孢子的海水泡沫、海洋动物及动物尸体等。对于海水和海泥，可用采样器采集，采集后进行剥离、过滤等操作；对于纤维物质、木头等，可直接采集，进行剥离；对于植物、动物等样品最好立即或尽快进行目的菌的分离，如无条件，则要将样品暂存于 4~8℃的低温环境中。

## （二）采样记录

采样记录是指采集样品时做的必要记录，记录的完整性对海洋资源的考察及生物样本的富集都有重要作用。首先要记录样品的地理位置（海域、深度等），这是因为很多生物活性物质受环境的影响较大，有时比受遗传的影响还大；其次，记录采样时间，因为某些海洋生物离开海洋后，由于生存条件的变化，自身可能发生相应的生理生化改变；此外，还要记录生物的性别、长度、颜色、生长阶段等，这些也是影响其代谢产物活性的重要因素。

采集样品时尽量保持生物个体不受损伤。栖息在岩石或其他附着物上的个体，要用凿子凿取；栖息在沙底或泥底的生物个体可用铲子铲取或用铁钩子扒取。如条件许可，应尽量挑选完好且大小相近的生物个体并记录体长（贝类应记录壳长、壳高和壳宽）。

# 三、采集方法

采集方法是指对特殊的采取样本进行采集时所应用的不同的技术手段。从潮汐地带到水深千米的世界各大海洋区域均有海洋生物的存在，原料的采集常需使用船只，离海岸远的则要使用大型船只，采集深水生物甚至需要使用潜水器等设备。常用的样品采集方式主要有三种，即潜水采集、拖网采集、机械手等深海采集方式。

（一）潜水采集

潜水采集必须由经过科研潜水培训且有生物学知识的潜水员或者具有丰富实践经验的渔民来完成，常受以下因素的限制：天气因素、潜水深度、每天下水次数、连续采集的人数以及潜水的危险性。海洋生物采集的危险性比陆地生物样品的采集大得多，故需要周密计划，并对人员进行专业培训。

对于浅水区域（<30 m），一般采取浮潜或者佩戴水肺等便携设备的潜水方式。过去由于技术原因，样品采集只能在浅水海域，现在这个障碍已经被突破，人工操作潜水器的应用使得采集者可以深入水下 1000 m 采集样品。尽管目前样品采集工作还要靠潜水员人工进行，但今后的趋势是越来越多地运用新技术，比如 20 世纪 90 年代，无人遥控潜水装置（remote operated vehicles，ROV）的应用已使采集可以到达更深的海域。

（二）拖网采集

拖网采集不需要专业的科研人员进行采集，主要依靠渔民。渔民采用拖网作业时，渔网在捕捞鱼群的同时，亦可以捕获到多种多样的其他海洋生物，包括一些在海底生存的低等生物。专业人员可随船对捕获物进行辨识、捡拾及存储，以获得所需的研究样品。为了大量采集某一特定的海洋生物样品，可以雇用专门的海洋科考船到该生物富集海域进行拖网捕捞；如仅以收集多种海洋生物样本进行活性筛选为目的，研究人员可以搭乘远洋渔船，在其捕捞作业时进行收集，这可节省研究成本。

拖网采集也有一定的局限性。比如小型的鱼类虾类可以从渔网漏出，难以采集；浮游生物很容易破碎而漏出渔网，因此长期未被人们发现；还有一些大型鱼类容易挣脱渔网而逃走。直到 1985 年使用人工操作的潜水装置采集并进行活性筛选后，才引起科学家的兴趣。

（三）机械手等深海采集

21 世纪，机械自动化、机器人以及对于海洋认识程度的提升发展，对于海洋活性物质样本的研究不单单停留在浅水区域，深海区域的样本也越来越引起了科研工作者的关注，但是随着下潜深度的增加，海水产生的巨大压力以及低温环境对潜水设备的要求也越来越高，例如我国研发的"蛟龙号"载人潜水器设计最大下潜深度为 8000 m，工作范围可覆盖全球海洋区域的99.8%，对于深海样本的采集研究有着重大的意义。

### （四）其他采集方式

所要研究的生物样品不同，采样的采集方式也会有所区别：对于一些生存于滩涂或潮汐地区的生物样品，可以在落潮时直接去捡拾、挖掘，而不必动用船只；有些生物喜附生于水产养殖的缆绳或鱼箱上，可请渔民协助收集；在某些特殊的气候条件下，如台风过后，海底的生物常会被大量卷集到岸边，可趁机去捡拾。

## 四、样品的处理与保存

海洋生物样品采集后要进行相关记录，包括品种鉴定、处理并运输至实验室，在研究前还要经历一段储藏期，存储条件需要进行充分准备，以免发生样品腐败或者降解。

### （一）处理

生物样品采集后，在使用前应尽可能保持原料的新鲜状态，避免晒干或风干。在海上采集到的样品运输到实验室通常要花费较长时间，这给原料保存带来了难度。因此，采集后最好立即用液氮或干冰冻结，或保存在其他冷冻设施中，以冷冻状态带回实验室；也可以用乙醇等合适的有机溶剂浸渍保存。为了保持生物材料中的活性成分免遭破坏，最好避免长时间保存不用。

#### 1. 冷冻保存

采集过程中可携带液氮罐或干冰储器来保存样品，如无条件也可在保温桶或泡沫塑料箱中放入冰块来存放。少量样品可置聚乙烯袋中，压出袋内空气，将袋口打结，与样品标签一起放入另一聚乙烯袋（或洁净广口玻璃瓶）中，封口，冷冻保存。对于成分未知或含肽类等易变活性成分的生物样品应尽量采用此种方式。

#### 2. 有机溶剂浸渍保存

样品采集后浸渍乙醇等有机溶剂，密封入塑料袋或桶中，可防止腐败变质现象的发生，运回实验室后也可直接用于提取活性成分。此法简易，便于操作，是海洋生物样品的常规处理保存方法，但对含有有机溶剂变性成分（如多肽）的样品不适用。

#### 3. 晒干或晾干保存

晒干或晾干处理经常会损失部分有效成分，但在已知活性成分较稳定或大批量采集时也可使用。在晴朗天气采集后立即摊晾在沙滩上晒干或风干，可防腐败霉变，利于保存及运输。一些大型藻类采集时常用此法。

### 4．活体饲养

需用活体样品研究时，采集后应营造与生物个体生存环境相近的条件饲养，并尽早运回实验室。物种不同，饲养条件也有很大差异，有些物种可能难以饲养或饲养的代价高昂。

## （二）运输

样品采集后应尽早运回实验室处理。在前述现场处理的基础上，把样品放入样品箱（或塑料桶）中，封闭严实，并对照采样记录和样品登记表清点，填好装箱单和送样单，由专人负责。采用适合的交通工具，将样品运回实验室冷冻（−20℃以下的冰柜）保存或进行提取。

## （三）生物种类鉴定

生物材料采集后，必须确定种属。由于海洋生物种类繁多，鉴定比较困难。首先可对照文献图谱辨认，但对于非生物分类学家而言，即使有图谱亦难以确定种类，更何况很多海洋生物没有现成的图谱可供借鉴，因此，有必要请海洋生物分类学专家帮助鉴定。如无专家同行，应制作并保存好完整标本以待鉴定。

# 第二节　活性先导化合物的发现

海洋生物活性物质是指从海洋生物中分离的具有生物活性的天然物质，探索药用活性物质是当前最活跃的研究领域之一。海洋生物活性物质有与陆地天然产物或合成产物不同的特点，如微量、高活性及活性多样性等。因此，海洋生物样品的初筛需要多种筛选模型，在活性确定后的分离纯化研究中也要尽量贯彻活性跟踪的原则，如此才会有满意的结果。

## 一、有效部位的处理

通常采用海洋生物的提取部位进行活性筛选，而非通常的总提取物。这是因为，海洋生物中含有大量的无机盐（海水中就含有 3.0%），这些无机盐会干扰某些分析结果，此外，由无机盐引起的皂化也是一个问题。

海洋生物样品的处理有其特殊性，如常用的动物性样品多需在低温下进行匀浆处理，或进行冷冻干燥粉碎等。但是，总体处理方法与陆地生物样品是相似的，其提取体系也包括水相提取体系和有机相提取体系两种，纯化过程也多用柱色谱体系，近些年来，超临界 $CO_2$ 萃取技术在海洋生物活性物质的提取分离中已得到应用，在分离纯化鱼油和多管藻中不饱和脂肪酸的研究开发方面已获得成功。

超临界 $CO_2$ 萃取法（supercritical $CO_2$ fluid extraction，SFE-$CO_2$）的优点是用无毒、不残留的 $CO_2$ 代替有机溶剂或水作为萃取介质并在接近室温的条件下萃取；超临界 $CO_2$ 溶剂的性质，在很广的范围内可以调控，只要简单地改变温度或压力就可使溶质在 $CO_2$ 中的溶解度发生很大的变化，这为高度选择性提取和分离提供了可能性；其最大的优点是将萃取、分离、纯化和除去溶剂等过程合而为一，从而简化工艺流程、提高效率，不像有机溶剂会污染环境，又不像水的提取物有变质腐烂等问题。

## 二、活性初筛

海洋生物种类繁多，数量巨大，它们产生的千万种代谢产物亦结构各异、功能不同。如何从中发现我们所需要的活性代谢产物是一个高度技术性、技巧性和工作量甚大的工程。可见，在海洋生物活性物质研究的过程中，活性筛选的作用至关重要。

活性筛选的发展经历了三个不同的阶段。第一阶段：仅是有目的地寻找某类已知的活性化合物及其类似物，通过测定不同生物中感兴趣的化合物的含量就可达到目的，活性测定方法仅作为参考证据。第二阶段：研究目的是寻找具有某种生物活性的物质，但这种物质可能为未知物，这需要采用某一筛选模型对大量样品进行广泛筛选，在确定样品具有活性后再开展深入研究。当前多数研究尚处于此阶段。但这种筛选模式仅采用某一特定的药理模型（如抗癌活性模型），会造成很多不具有该药理作用的活性成分被漏筛。为此，常采用高通量筛选方法（high throughput screening，HTS），即采用多种药理模型，在分子、受体水平上对大量样品进行快速、高效、低成本的活性筛选工作。近年来，人类基因组计划的成功实施，使生物医学领域进入了一个崭新的时代，高内涵筛选（high content screening，HCS）正逐步成为一种全新的新药研究手段（第三阶段）。通过研究基因编码的蛋白质在生理或病理状态下的功能变化、与其他生物大分子（如 RNA、DNA 等）的相互作用以及对信号转导途径的影响，有助于深入认识各种疾病发生发展的分子机制，发现新的药物作用靶点。

## （一）常用的筛选模型

根据所选用的材料、药物作用对象以及操作特点的不同，又可将活性筛选模型分为三大类：整体动物水平模型、组织器官水平模型、细胞及分子水平模型。

（1）整体动物水平模型与传统筛选程序  用整体动物进行药物筛选，是长期以来备受重视的方法，单纯从新药筛选的角度看，此模型的最大优点是可以从整体水平直观地反映药物的治疗作用、不良反应以及毒性作用。由整体动物模型获得的筛选结果，对预测被筛选样品的临床价值和应用前景具有重要价值。

由于整体动物的特殊性，决定了筛选过程主要依赖于手工操作，且样品量有限，特别是目前在实验动物身上复制出的病理模型太少，因此，此模型具有显著的局限性、低效率和高成本等不足之处。

（2）组织器官水平模型和体外药物筛选方法  通过观察药物对特定组织或器官的作用，可以分析药物的作用原理和可能具有的药理作用。应用组织器官模型筛选药物，是药物筛选技术的一大进步。其缺点主要是规模小、效率低、反映药物作用有限、对样品的需求量仍然较大、不易实现一药多筛等，此外，人工操作技术要求高等也是影响这种方法在药物筛选中应用的主要原因之一。

（3）细胞、分子水平模型和高通量药物筛选  细胞生物学、分子药理学、分子生物学、生物化学、病理学等学科的发展，为观察药物作用提供了新的方法，大量分子细胞水平的药物筛选模型不断出现并应用到药物研究和药物筛选实践中。细胞、分子水平的药物筛选模型具有材料用量少、药物作用机制比较明确、可实现大规模筛选等特点，已成为目前药物筛选的主要方法。此模型的应用为自动化奠定了基础，由传统的手工筛选形式转变为由计算机控制的自动化大规模筛选的新技术体系，形成了高通量药物筛选。

（4）高内涵筛选  所谓高内涵筛选是指在保持细胞结构和功能完整性的前提下，同时检测被筛样品对细胞形态、生长、分化、迁移、凋亡、代谢途径及信号转导等各个环节的影响，在单一实验中获取大量相关信息，确定其生物活性和潜在毒性。从技术层面而言，高内涵筛选是一种应用高分辨率的荧光数码影像系统，在细胞水平上检测多个指标的多元化、功能性筛选技术，并获得被筛样品对细胞产生的多维立体和实时快速的生物效应信息。高内涵筛选技术的检测范围包括靶点激活、细胞凋亡、分裂指数、蛋白转位、细胞活力、细胞迁移、受体内化、细胞毒性、细胞周期和信号转导等。虽然高通量药物筛选的结果较为准确，易于评价，但其检测模型均建立在单个药物作用靶分子的基础上，无法全面反映被筛样品的生物活性特征，如化合物对细胞产生的多种特异效应包括毒性作用。通过同步应用报告基因、荧光标记、酶学反应和细胞可视化等高内涵筛选常规检测技术，研究人员可以在新药研究的早期阶段获得活性化合物对细胞产生的多重效应的详细数据，包括细胞毒性、代谢调节和对其他靶点的非特异性作用等，从而显著提高发现先导化合物的速率。

## （二）常用的筛选方法

生物活性的筛选方法各式各样，筛选效率直接与实验的设计有关，靶标越明确，越有可能获得特定活性的产物，因此，如果对病理和药理方面有越深入越具体的了解，就越有利于筛选，以下筛选模型大多已被海洋生物活性物质研究者采用。

### 1. 抗菌活性

抗菌活性筛选是目前应用非常广泛的活性筛选方法之一，特别是在药用微生物和抗生素的筛选上，本方法起着举足轻重的作用。抗菌活性筛选主要包括抗细菌、抗真菌和抗支原体药物的筛选。

（1）抗细菌药物筛选　一般根据 WHO 规定的标准方法，即 Bauer-Kirby 纸片法进行药效测定。而厌氧菌是一类对游离氧敏感的衍生物，生长需要一定的厌氧环境，目前对抗厌氧菌药物筛选尚无一种公认的标准方法。筛选中心采用微量液体稀释法筛选抗变形链球菌药物和琼脂稀释法筛选抗幽门螺杆菌药物。

（2）抗真菌药物筛选　真菌是高级进化的微生物，种类多，生长发育过程复杂，菌体可分化成菌丝型和酵母型，对药物的敏感性不同。在新药筛选时，除用纸片法或稀释法测定药效、测量抑菌丝外，还要仔细观察被测物质是否阻止分生孢子萌发，抑制菌丝生长扩散，或造成菌丝畸形等。筛选中心采用琼脂稀释法进行药物筛选和活性测定。

（3）抗支原体药物筛选　支原体是介于病毒和细菌之间没有细胞壁的微生物，广泛分布于自然界，能引起人类和动植物的感染以及各种组织细胞培养的污染。支原体能在特殊的培养条件下生长繁殖，引起 pH 变化，故采用颜色改变单位测定其生长状况。当被测物质发挥生长抑制效应或杀灭支原体时，含有指示剂的培养基不再变色，据此判断药效。

**2．观察对动物的影响**

（1）对动物幼体的定殖或变态的抑制 环节动物、鲍鱼以及咸水虾的幼体可用于检测样品对动物的毒性或其他影响。通常把多个幼体置于样品液中，然后观察对致死性或对变态过程、定殖效果、虫室形成等方面的影响。

（2）对无脊椎动物运动的影响 在加有样品的溶液中，如果一个饲养着的水螅或其他动物总是保持收缩状态，则认为是遇到了有毒性的代谢物。

（3）金鱼毒性试验 样品对小金鱼的影响，可表现为致死或失去平衡等。

（4）通过器官和生理系统检测 检测对心脏、血压、肌肉等的作用活性。

**3．细胞水平筛选**

利用多种来源清楚、病理分析明确且对药物敏感的人恶性肿瘤细胞株，在细胞培养板上观察被测物质在体外对肿瘤细胞的生长抑制或杀伤作用；采用四氮唑盐酶还原法或磺酰罗丹明 B 法测定化合物对肿瘤细胞的生物效应。

**4．酶抑制剂筛选法**

已知多种病症是因为特定酶的活性增强或减弱而引起的，以该酶为靶标筛选抑制剂或激动剂，将大大增加获得适用的活性代谢物的可能性。这是一种针对具体靶标分子的筛选方法，比起应用整个动物或整个细胞作为试验靶标有其优越之处。

应用酶抑制剂（激动剂）筛选法，可以获得具有抗肿瘤、抗血栓、抗糖尿病、抗病毒、抗炎以及降血脂、降血压等活性的代谢物；抗肿瘤活性筛选的靶酶有 DNA 拓扑异构酶、芳香酶、法尼基转移酶、蛋白激酶等；抗血栓形成活性筛选的靶酶有凝血酶、血小板活化因子酰基转移酶等；抗病毒活性筛选的靶酶有蛋白酶、与复制有关的酶等；抗糖尿病活性筛选的靶酶有醛糖还原酶等；抗炎活性筛选的靶酶有溶磷脂酶、磷脂酶 $A_2$、脂氨酶等；抗神经退化活性筛选的靶酶有乙酰胆碱酯酶（需要同时筛选对丁酰胆碱酯酶不抑制的活性）；降血脂活性筛选的靶酶有鲨烯合成酶、脂酰辅酶 A、胆固醇酰基转移酶（A-CAT）、$p$-羟基-$p$-甲基戊二酰辅酶 A（HMG-CoA）等；降血压活性筛选的靶酶有肾上腺素合成酶、内皮素转换酶等。

**5．免疫调节活性代谢物的筛选法**

免疫调节分为免疫活性增强和免疫活性抑制，在医学上分别有极其重要的作用，可通过皮肤注射反应来观察样品对抗原免疫反应的增强或抑制作用，也可在体外应用淋巴细胞进行免疫试验。

### 6. 受体拮抗活性筛选

每一生化反应系统都有严密的机制进行调控，信号分子往往需要与受体分子结合而启动生理、生化过程。如样品能与受体亲和结合，则会与正常信号分子产生竞争，从而抑制该生化过程。用于抗肿瘤活性筛选的受体包括非甾类雌激素受体或雄激素受体等；用于抗血栓活性筛选的受体包括纤维蛋白原受体；用于降血压活性筛选的受体包括内皮素受体、血管紧张素受体。

### 7. 抗病毒的活性筛选

通过体外抗病毒实验和体内抗病毒药效得出样品的细胞毒性、细胞抗病毒作用（如以细胞致病效应及感染细胞保护率为指标）和体内抗病毒药效。

### 8. 其他活性筛选

其他如神经系统、抗炎、心血管疾病药物、抗氧化等筛选均是采取离体实验（离体的细胞、组织和器官等病理模型）和在体实验（病理动物模型）进行多方法、多指标结合的筛选。根据筛选内容的不同在不同筛选方法上各有侧重。

## 三、活性化合物的分离纯化

按照上述提取法得到的海洋生物粗提物通常是一种混合物，需要进一步分离、纯化才能获得单一的化合物。具体做法随着海洋生物物种及其活性物质性质的不同而异。

### （一）溶剂分离法

通常总提取物是一种浸膏（溶于水、乙醇或 $CO_2$），这些浸膏常常是胶状物，难以均匀地分散在低极性溶剂中而影响分离效果。此时可拌入适量硅藻土或纤维粉等惰性填料。然后低温或自然干燥，经粉碎后，选用 3～4 种不同极性的溶剂，由低极性到高极性分别进行分离。此种溶剂分离法（solvent isolation）可使其活性物质在不同极性的溶剂中由于溶解度的差异而得到分离。

如果是水浓缩液，可以一次选择几种与水不相混溶的有机溶剂，分成若干部位，或者析出某杂质，从而达到分离纯化的目的。目前，海藻多糖和甲壳质多糖等的提取分离，多数是采用水溶解、浓缩、加入乙醇或丙酮析出的办法。此外，也可以利用某些成分能在酸或碱中溶解，又通过加碱或加酸改变溶液的 pH，成为不溶物而析出，从而达到分离纯化的目的。

常用有机溶剂的极性大小顺序为：甲醇>乙醇>丙酮>正丁醇>乙酸乙酯>乙醚>氯仿>苯>环己烷>石油醚。

### （二）沉淀法

在海洋生物的水提取物中加入某些无机盐（铅盐、氯化钠、硫酸钠、硫酸铵、氯化钙等）或某些试剂（氢氧化钡、氢氧化铝、明矾、乙醇），可以使有机酸、氨基酸、蛋白质、酸性苷类和部分黄酮或生物碱产生沉淀，这种沉淀法（deposition）可得到有效成分或除去杂质。乙醇是使用最广泛的沉淀剂，乙醇沉淀法既可以定量回收多糖，又是一种简单的分级分离方法。如果使用铅盐要注意彻底脱除铅。脱铅的试剂有硫化氢、硫酸、磷酸、硫酸钠、磷酸钠等，硫化氢脱铅比较彻底，但要设法除去溶液中过量的硫化氢。如从海人草中获得海人草酸就是使用铅盐沉淀法。

### （三）透析法

透析法（dialysis）是利用无机盐、单糖、二糖等小分子物质在溶液中可通过膜（透析、超滤、反渗透等），而大分子物质不能通过膜的性质，从而达到分离纯化的目的。膜分离过程具有在常温、无相变的条件下实现物质分离和可利用低品位原料以及不产生环境污染等特点，是一项高效、节能的新技术，常使用此方法分离纯化海洋生物中的多糖、多肽、苷类和蛋白质等。膜的分离效率与透析膜、超滤膜、反渗透膜的类型和质量有关。

透析膜有天然的蛋白质胶膜、动物膜、火棉胶膜和高分子合成材料的超滤膜和反渗透膜（纤维素膜、硅橡胶膜）。在透析过程中要经常更换试剂，使膜内外溶液的浓度差大，必要时可通过加热或搅拌来提高透过率。有时还可以采用点透析法，即在渗透膜等两边的溶剂上放置两个电极，接通电路，膜内带正电荷的无机阳离子、生物碱等向阴极移动，而带负电荷的无机阴离子、有机酸等向阳极移动，中性化合物及高分子化合物仍留在渗透膜内。透析法已广泛应用于制备多糖时的脱盐、浓缩工作，已成功地从海洋动物中提取分离出具有抗肿瘤作用的黏多糖和从海带中制取甘露醇等。

### （四）重结晶法

多数海洋生物活性物质在常温下是固体物质，可以根据溶解度的不同，使用结晶法来达到分离纯化的目的。一般被结晶出来的晶体，大部分是比较纯的化合物，但并不一定是单一化合物，有时结晶体也有混合物，此时可考虑通过多次重结晶的办法得到比较纯的单一化合物。如果结晶后的化合物纯度还不够高，就必须改用其他办法。另外，有些化合物即使达到很纯的程度，还是不能被结晶，只是呈无定形粉末状固体。例如，海洋生物中的苷类、多糖类等物质。

通常来说，将并不是结晶状的物质处理成结晶状物质的过程叫结晶，而将比较不纯的结晶体用结晶法精制得到较纯的结晶体叫重结晶。海洋生物中的活性产物通常用重结晶法（recrystallization）进行纯化。要做好这样两个过程必须选择合适的条件：①一般来说，活性物质在被结晶的混合物中含量越高越容易结晶，所以海洋生物的总提取物需要进行必要的除杂过程才能进行结晶；②要注意选择合适的溶剂和适量的溶剂，合适的溶剂最好是在热时对所需要成分的溶解度大，在冷时溶解度小，溶剂的沸点亦不宜太高；③有些化合物不易结晶，可制备成盐类（有机酸盐）或乙酰衍生物（含羟基化合物等），则变得容易结晶。

方法是使用适量的溶剂，在加热的情况下将混合物溶解，放置至室温，即达到过饱和溶液状态，让其结晶。如果在室温下还不能析出结晶体，可放置在冰箱中。有时结晶体的形成常常需要 2～3 天，甚至更长时间才能结晶。制备结晶溶液可以选用单一溶剂，也可以选用混合溶剂。通常是先将混合物溶于易溶的溶剂中，再在室温下滴加适量的难溶溶剂，直到溶液呈浑浊状态，并将此溶液微微加热，使溶液完全澄清后放置，让其结晶。

### （五）色谱法

#### 1. 薄层色谱法（thin layer chromatography，TLC）

薄层色谱法通常是将吸附剂均匀地分布在平面板如玻璃板上，用毛细管把分析的样品（少量溶剂溶解）点加到薄层上，使溶剂挥发，然后在装有合适溶剂的密封器中展开，当展开剂的前沿到达适当的位置后，取出薄层板并使展开剂完全挥发，显色检查薄层板上的斑点，判断某一化合物是否纯或者某些成分的分离效果如何。这是一种快速、微量、简便的色谱方法。如用柱色谱难以将某些混合物分离或样品较少（数十毫克）时，往往采用 TCL 能获得纯的化合物。

注意：①展开剂与柱色谱的冲洗剂相同；②展开时点在薄层板上的样品，切勿浸入溶剂中，展开剂的展开高度以 3/4 为宜；③显色的方法有紫外线灯、碘蒸气和喷洒显色剂等；④某一成分的最适分离条件通常是 $R_f=0.2～0.6$。

#### 2. 柱色谱法（column chromatography）

通常装有填充剂的柱色谱分离方法是一种广泛用于海洋生物活性物质的实验室分离纯化的方法。由于填充剂的不同，可分为吸附柱色谱、离子交换柱色谱、凝胶柱色谱等。填充剂是决定柱效的重要因素，要根据被分离化合物的类型来决定选用何种类型的柱色谱法。

（1）吸附柱色谱（adsorption chromatography）　吸附柱色谱一般是将分离的物质吸附在色谱柱内的吸附剂（填充剂）上，然后用冲洗剂进行冲洗，收集各种流分，按照被分离的物质的特性进行检测（可用 TCL），来判断其分离效果。由于吸附剂对不同化合物的吸附、解脱能力大小不同，从而达到分离纯化的目的。吸附剂有硅胶、氧化铝和活性炭等。洗脱剂与溶剂分离法中常用的溶剂相同，多采用混合溶剂。吸附剂的颗粒直径越小，直径范围越窄，其分离效果越好。如果吸附剂的颗粒太小，冲洗剂的流速太慢，可以采用加压或者减压的方法，提高冲洗剂的流速。

（2）离子交换柱色谱（ion exchange chromatography）　离子交换柱色谱用离子型的合成树脂作为固定相，用水溶液作为流动相。在洗脱过程中，流动相中的离子性物质与固定相中的交换基进行离子交换反应而被吸附，当遇到新的交换溶液时发生解脱作用，这是一个动态的平衡过程，利用各种物质的洗脱能力的不同，经过多次的吸附、解脱过程，从而达到分离纯化的目的。此方法适合氨基酸、蛋白质、多糖等化合物的分离纯化。

固定相为离子交换树脂，可分为阳离子交换树脂（含—$SO_3H$、—COOH、—$PO_3H_2$ 等基团的树脂）和阴离子交换树脂［含—$N(CH_3)_3X$、—$NR_2$、—NHR、—$NH_2$ 等基团的树脂］。

固定相为大孔吸附树脂（macroporous adsorption resin），这是一种不含离子交换基团的、具有大孔结构的高分子吸附材料。大孔树脂分为低极性吸附树脂和高极性吸附树脂两种，这种树脂是一种吸附、洗脱能力较强的树脂，适用于水溶性的低极性和非极性化合物的分离纯化，其脱盐效果比其他树脂都好。

流动相多数是使用水，有时也使用水-甲醇混合溶剂，甚至有时还在溶液中加入乙酸、氨水等缓冲剂。

（3）凝胶柱色谱（gel filtration chromatography）

① 葡聚糖凝胶 G　通常是以葡聚糖凝胶 G 和聚丙烯酰胺凝胶作为固定相。凝胶是一种具有一定交联度的多羟基多孔三维空间网状结构的聚合物。这种凝胶柱色谱均在水溶液中进行，凝胶颗粒在适当的水溶液中浸泡，待充分膨胀后装入色谱柱，加样后用相同的溶液进行冲洗。在冲洗过程中，样品较小的分子进入凝胶的网孔中，较大的分子不能进入网孔而随着流动相流动，这是一个动态平衡过程。由于被分离物质的分子量不同，所以流出液的各种组分是按照分子量的大小顺序排列的，从而达到分离纯化的目的。

② 葡聚糖凝胶 $LH_2$　　固定相是在葡聚糖凝胶 G 的分子中引入羟丙基基团的凝胶，它既具有亲水性，又具有亲脂性，可以在多种有机溶剂中膨胀，适用于一些难溶于水、亲脂性的有机物的分离纯化。流动相使用的是甲醇、氯仿等有机溶剂。

（4）高效液相色谱法（high performance liquid chromatography，HPLC）　现代高效液相色谱法采用的色谱柱是内径为 1～3 mm、长为 10~30 cm 的内壁抛光的不锈钢管，内装有 2～10 μm 微粒的固定相，用输液泵在高压（30～60 MPa）下将洗脱剂输入柱内，流动相快速（1～10 mL/min）流出。同时，配有高灵敏度的检测器和自动扫描仪及馏分收集仪。从进样品到检测过程都在一个封闭体系中进行，实现了仪器化、连续化操作。

现代高效液相色谱法与气相色谱法和经典液相色谱法相比，具有分析速度快、分离效率高、检测灵敏度高和应用范围广泛等优点，特别适合于大分子、高沸点、极性大和稳定性较差的海洋生物活性物质的分析和制备工作。通常是在室温下操作，只要样品在流动相中有一定的溶解度便可以进行工作，有时为了提高柱效或改善分离效果可以升高柱温，但不应超过 65℃。

## 四、活性化合物的结构鉴定

所需要的生物活性物质分离纯化之后要进行结构测定，只有确切地了解活性物质的化学结构，才可能更好地了解其结构与功能之间的关系，从而有可能对分子进行修饰，增强其活性或进行化学合成。

测定结构常用到红外光谱（IR）、紫外光谱（UV）、核磁共振谱（NMR）、质谱（MS）、旋光谱（ORD）、圆二色谱（CD）、蛋白质和核酸序列分析，以及 X 射线晶体衍射分析等技术。仅靠一种分析方法通常难以确定分子结构，常常需要多种方法相互配合才有可能确定，特别是要确定一种未知化合物的分子结构更是如此。红外光谱是记录有机分子吸收红外光后产生化学键振动而形成的吸收光谱，常用来确定各种羰基、烷基、芳环及炔烃等基团的特征吸收峰；紫外光谱是记录有机分子在吸收紫外光后产生电子振动而形成的吸收光谱，常用来测定分子内的共轭系统；质谱是研究物质粒子的质量谱，使用质谱仪，仅需几微克甚至更少的样品，就能精密地得到化合物的分子量和分子式，同时，因为各类化合物在质谱裂解中有一定的规律，从质谱的碎片及其相互关系可以得到分子结构的线索，质谱在海洋生物活性物质的结构测定中成了不可缺少的工具。近年来，质谱技术发展很快，现在已有很多种离子源的质谱技术，如电子轰击质谱（EI-MS）、场离子质谱（FI-MS）、场解析质谱（FD-MS）、化学离子质谱（CI-MS）、快原子轰击质谱（FAB-MS）、电喷雾电离质谱（ESI-MS）等。质谱除可用来确定分子量外，还可得到大量的结构信息，可用来推导结构，目前新发展的一种激光解吸飞行时间质谱（MAL-TOF-MS）对生物分子分析十分有用。

核磁共振谱也许是有机分子结构测定中最重要也是发展最快的，表现在两个方面：一是采用超导磁铁如 500 MHz、600 MHz 或 1000 MHz 等高磁场 NMR 技术的开发应用；二是采用脉冲傅里叶变换的脉冲技术开发。迄今已开发了数百种脉冲系列及各种二维（2D-NMR）及三维（3D-NMR）技术。有机分子一般由碳、氢组成，氢谱和碳谱及相关谱对有机分子测定至为重要。氢谱（$^1$H NMR）提供了分子中氢原子的数目及其化学环境以及氢与氢之间的一些关系。碳谱（$^{13}$C NMR）可以提供很多信息，包括碳原子数目、所处的化学环境。碳谱的一些技术，如 DEPT 技术能指定分子中 CH$_3$、CH$_2$、CH 以及季碳、双键羰基等功能团。二维磁共振中最常用的有质子-质子相关谱（$^1$H-$^1$H - COSY）、杂原子相关谱（如同碳的碳氢相关 HMQC、远程碳-氢相关谱如 HMBC 等），还有 NOESY、ROESY 相关谱等，用这些技术可以显示分子中质子与质子、质子与碳原子等的相关系统，从而对推导分子骨架结构与功能团的位置起到重要作用。

三维共振技术是近年发展起来的最新技术。对于分子量很大又非常复杂的化合物，2D-NMR 谱上各种峰之间存在严重重叠，以致无法解释和归属，3D-NMR 技术的发明，极大地提高了信号的分辨率，它是在 2D-NMR 上引入第三领域，理想地减少 2D-NMR 的重叠度。利用 3D-NMR 技术可测定分子量近 15000 的蛋白质的一、二级结构。旋光谱和圆二色谱可用来推定化合物的构型；蛋白质和核酸序列自动分析技术用于确定氨基酸和核苷酸分别在蛋白质和核酸分子中的排列顺序；X 射线晶体衍射技术则用来测定晶体的空间结构。如岩沙海葵毒素的分子量达到 2680，分子式为 C$_{129}$H$_{223}$O$_{54}$N$_3$，其结构测定就是先把它分裂为几个碎片，分别测碎片结构后根据现代波谱数据把它们连接起来，其结构测定于 1981 年年底完成，被誉为当今产物化学的一个重大成果。

# 第三节　新药的临床前研究及临床试验

## 一、新药临床前研究

新药的临床前研究要经历药学研究、药理学研究、毒理学研究、药物生产工艺研究与药物代谢研究五个阶段。根据新药的类别，各阶段的研究侧重点有所不同。

### （一）药学研究

药学研究工作是新药研究的最基本工作。在进行临床研究以前，首先应该确证新药的化学结构或组分，在此基础上研究药物的制备工艺、制剂处方，需进行药物理化常数、纯度检查、含量测定、稳定性、杂质检测等质量研究，保证试验样品质量的一致性和进入临床试验后的安全性。系统的药学研究可阐明所研制药物的药学性质，确定其质量标准，从而为药理学与毒理学研究奠定基础。

### （二）药理学研究

药理学研究包括药物的一般药理学研究、主要药效学研究以及药物动力学研究，以阐明药物作用的主要药理特征，对机体主要系统（如神经、心血管及呼吸系统等）的影响及其作用靶器官等，并研究机体对受试药物的处置规律，这是药物向临床研究过渡的重要实验依据；系统的药理学研究，应当在药学研究得以完善后进行。

### （三）毒理学研究

毒理学研究是药物安全性评价的重要部分，提供药物有关试验研究的安全剂量范围、药物毒性作用的靶器官以及毒性的可逆性等情况，为临床试验提供安全性依据，主要包括动物急性毒性试验和动物长期毒性试验。动物急性毒性试验：观察一次给药后动物出现的毒性反应并测定半数致死量。动物长期毒性试验：观察动物连续用药而产生的毒性反应、中毒时首先出现的症状及停药后功能损害的发展和恢复情况。根据《药品注册管理办法》对不同种类药物的要求，毒理学研究有时还要增加局部用药的毒性试验、致突变试验、生殖毒性试验、致癌试验及依赖性试验等。

### （四）药物生产工艺研究

药物生产工艺研究是海洋药物临床前研究极为重要的工作，是海洋药物研究的重要内容之一，包括对新药的药学和药理毒理学性质、临床评价和市场潜力等进行分析和总结，进行化学合成工艺路线的设计、选择或革新，对工艺条件研究的各种方案进行审议。

药物生产工艺路线是药物生产技术的基础和依据。工艺路线的技术先进性和经济合理性，是衡量生产技术水平高低的尺度。对结构复杂、化学合成步骤较多的药物，其工艺路线设计与选择尤其重要。必须探索工艺路线的理论和策略，寻找化学合成药物的最佳途径，使它适合于工业生产；同时，还必须认真地考虑经济问题和清洁化生产问题。一种化学合成药物，由于采用的原料不同，其合成途径与工艺操作方法不同，"三废"治理等亦随之而异，最后所得产品的质量、收率和成本也有所不同，甚至差别悬殊。药物生产工艺路线的设计和选择，必须先对该药物或结构类似的化合物进行国内外文献资料的调查研究和论证。优选一条或若干条技术先进、操作条件切实可行、设备条件容易解决和原辅材料有可靠来源的技术路线，写文献综述报告和生产研究方案。新药的工艺研究还必须与国家药品监督管理局新药审评中心颁布执行的《药品管理法》和国家环保法规相衔接，《药品管理法》要求新药审批材料中要有新药的合成路线、合成条件、精制办法；确证其化学结构的数据和图谱数据；生产过程中可能产生或残留的杂质、质量标准；稳定性试验数据；"三废"治理试验资料等。

### （五）药物代谢研究

近年来，代谢物鉴定已经成为药物发现过程中的主要推动力之一，帮助优化 ADMF 性质，提高药物的成功率。代谢物早期鉴定有多重目的，它可用于考察在体内可能形成的代谢物，分析代谢的物种差异，发现循环中的主要代谢物，选择合适的动物进行临床前毒理学研究，确定药理活性代谢物或毒性代谢物，以及帮助测定药物代谢酶抑制或诱导的效果。在药物发现阶段的早期产生这些信息的能力，作为评价候选化合物是否继续开发的基础，变得越来越重要。代谢物鉴定能够尽早发现潜在的代谢不稳定性或其他问题，这些信息可以引导化学合成人员合成代谢更稳定的化合物，从而使化合物具有更好的动力学性质。

## 二、新药临床研究

新药在动物实验之后和获得"新药证书"之前，必须进行临床试验研究。新药临床试验研究（包括生物等效性试验）必须经过国家食品药品监督管理总局批准，严格执行《药物临床试验质量管理规范》，这是确保我国药品安全、有效、稳定的必要条件。

新药临床研究是新药在上市前，在人体（健康志愿者或患者）进行系统的药物研究，从中可以了解一种新的药物在人体上应用有无疗效、有无毒副作用、毒副作用如何等情况。无论是在中国还是在其他国家，新药上市前都必须进行临床试验。按照美国国家卫生研究院的观点，精心设计、实施的临床试验是寻找有效治疗措施最快捷和最安全的一种途径。

### （一）新药临床研究的一般要求

新药申请临床研究在取得国家食品药品监督管理总局的同意后，按批准的权限，从国家食品药品监督管理总局指定的药物各期临床试验机构中选择承担药物临床试验的单位。在开展临床研究前，新药研制单位要与选定的临床试验负责单位签订临床试验合同，提供研究者手册，参照有关技术指导原则与研究者和设计者完善临床试验方案。新药研制单位应当免费提供临床试验用药品和对照用药品，并承担临床研究所需的一切费用。疫苗类制品、血液制品、其他生物制品以及境外生产的临床试验用药物，必须经国家食品药品监督管理总局指定的药品检验所检验合格后方可用于临床试验。非国家食品药品监督管理总局指定的机构所提供的临床试验材料，只能作为参考，不能作为申请新药的临床研究资料。

根据我国药品现行实际情况，化学药品和中药新药的临床研究有所不同。

### （二）化学药品新药的临床试验

临床试验一般分为Ⅰ、Ⅱ、Ⅲ、Ⅳ期。新药在批准上市前，应当进行Ⅰ、Ⅱ、Ⅲ期临床试验。经批准后，有些情况下可仅进行Ⅱ期和Ⅲ期临床试验或者仅进行Ⅲ期临床试验。

Ⅰ期临床试验（phase I clinical trial）为初步的临床药理学及人体安全性评价试验。目的是观察人体对于新药的耐受程度及药物动力学研究，了解药物在人体内的吸收、分布、消除等，为制订初步的、安全有效的给药方案提供依据。其原则是在最大限度地保护受试者安全的前提下，进行适当的实验室和体格检查，以获得该药的有关试验数据。一般第一、二类新药，含有毒性成分以及毒理试验提示有需要重视的毒性反应的第三类新药，以及某些有特殊情况的第四、五类新药应进行Ⅰ期临床试验。

Ⅱ期临床试验（phase Ⅱ clinical trial）为治疗作用初步评价阶段。目的是在有对照组比较的条件下，初步评价药物对目标适应证患者的治疗作用；评价药物的安全性；观察短期的不良反应；验证短期治疗的最适剂量。Ⅱ期临床试验分为两个阶段，第一阶段先在一个医院少数患者身上试验，采用剂量递增设计，以初步评价药物剂量和效应的关系。第二阶段是对第一阶段的延续，在既往经验的基础上扩大试验范围（多发病一般不应少于300例，其中主要病种不少于100例）（3个及以上）的临床试验。采用公认的平行剂量，确定药物对可能适应证的剂量与效应的关系。试验结果进行统计学处理后，结合其统计学意义，做出评价和相应的结论，并结合Ⅰ期临床试验的结果，汇总写出正式的临床试验报告，经主管部门批准后即可进行新药的试生产。

Ⅱ期临床试验的研究设计可以根据具体的研究目的，采用多种形式，包括随机、盲法、对照试验。通常应该与标准疗法进行比较，使用安慰剂必须以不损害受试对象的健康为前提，受试例数一般不低于100例，参照临床前试验和Ⅰ期临床试验的实际情况制订药物的剂量研究方案。Ⅰ期试验设计和实施必须结合现实条件，符合临床和统计学要求，保证样本的代表性、设计的合理性和结果的可重复性，为大规模临床试验奠定基础。

Ⅲ期临床试验为治疗作用确证阶段。其目的是进一步验证药物对目标适应证患者的治疗作用和安全性，评价利益与风险的关系，最终为药物注册申请的审查提供充分的依据。试验一般应为具有足够样本量的随机盲法对照试验。

本期试验的样本量要远大于之前两期试验，更多样本量有助于获取更丰富的药物安全性和疗效方面的资料，对药物的益处/风险进行评估，为产品获批上市提供支撑。

Ⅳ期临床试验为新药上市后应用研究阶段。其目的是考察在广泛使用条件下药物的疗效和不良反应，评价在普通或者特殊人群中使用的利益与风险的关系以及改进给药剂量等。

## 参 考 文 献

[1] 于广利，谭仁祥. 海洋天然产物与药物研究开发[M]. 北京：科学出版社，2016.

[2] 王长云，邵长伦. 海洋药物学[M]. 北京：科学出版社，2011.

[3] 黄宗国. 中国海洋生物种类与分布[M]. 北京：科学出版社，1994.

[4] 易杨华，焦炳华. 现代海洋药物[M]. 北京：科学出版社，2006.

[5] 徐任生. 天然产物化学[M]. 北京：科学出版社，2003.

[6] Hafiz Ansar Rasul Suleria, Masood Sadiq Butt, Nauman Khalid, Saira Sultan, Ali Raza, Muhammad Aleem, Munawar Abbas. Garlic (*Allium sativum*): diet based therapy of 21st century–a review[J]. Asian Pacific Journal of Tropical Disease, 2015, 5(4): 271-278.

[7] Hafiz Ansar Rasul Suleria, Glenda Gobe, Paul Masci, Simone A Osborne. Marine bioactive compounds and health promoting perspectives; innovation pathways for drug discovery[J]. Trends in Food Science & Technology, 2016, 50: 44-55.

[8] Muhammad Tauseef Sultan, Masood Sadiq Butt, Roselina Karim, Atif Nisar Ahmad, Hafiz Ansar Rasul Suleria, Muhammad Suffyan Saddique. Toxicological and safety evaluation of *Nigella sativa* lipid and volatile fractions in streptozotocin induced diabetes mellitus[J]. Asian Pacific Journal of Tropical Disease, 2014, 4(2): S693-S697.

[9] Sardar Atiq Fawad, Nauman Khalid, Waqas Asghar, Hafiz Ansar Rasul Suleria. *In vitro* comparative study of *Bougainvillea spectabilis* "stand" leaves and *Bougainvillea variegata* leaves in terms of phytochemicals and antimicrobial activity[J]. Chinese Journal of Natural Medicines, 2012, 10(6): 441-447.

[10] Ahmad Raza, Masood Sadiq Butt, Iahtisham-UI-Haq, Hafiz Ansar Rasul Suleria. Jamun (*Syzygium cumini*) seed and fruit extract attenuate hyperglycemia in diabetic rats[J]. Asian Pacific Journal of Tropical Biomedicine, 2017, 7(8): 750-754.

[11] Humaira Ashraf, Masood Sadiq Butt, Muhammad Jawad Iqbal, Hafiz Ansar Rasul Suleria. Citrus peel extract and powder attenuate hypercholesterolemia and hyperglycemia using rodent experimental modeling[J]. Asian Pacific Journal of Tropical Biomedicine, 2017, 7(10): 870-880.

[12] Muhammad Jawad Iqbal, Masood Sadiq Butt, Mir Muhammad Nasir Qayyum, Hafiz Ansar Rasul Suleria. Anti-hypercholesterolemic and anti-hyperglycaemic effects of conventional and supercritical extracts of black cumin (*Nigella sativa*)[J]. Asian Pacific Journal of Tropical Biomedicine, 2017, 7(11): 1014-1022.

[13] Saira Sultan, Faqir Muhammad Anjum, Masood Sadiq Butt, Nuzhat Huma, Hafiz Ansar Rasul Suleria. Concept of double salt fortification; a tool to curtail micronutrient deficiencies and improve human health status[J]. Journal of the Science of Food and Agriculture, 2014, 94(14): 2830-2838.

[14] Hafiz Ansar Rasul Suleria, Paul Masci, Glenda Gobe, Simone Osborne.Current and potential uses of bioactive molecules from marine processing waste[J]. Journal of the Science of Food and Agriculture, 2016, 96(4): 1064-1067.

[15] Iahtisham-UI-Haq, Masood Sadiq Butt, Hafiz Ansar Rasul Suleria,Waqas Ahmed. Physicochemical Behavior of Zinc-Fortified, Sodium Caseinate-Based, Edible-Coated Apricots during Storage in Controlled Atmosphere[J]. Journal of Food Processing and Preservation, 2015, 39(6): 2431-2441.

# 第三章　海洋药用植物

## 第一节　红藻门

### 一、江蓠

【来源】

江蓠（*Gracilaria*）是红藻门、真红藻纲、杉藻目、江蓠科、江蓠属植物的统称，是一种重要的大型底栖经济类海藻。在全世界江蓠有 100 多种，中国有龙须菜、江蓠、芋根江蓠（图 3-1）、脆江蓠、凤尾菜、细基江蓠（图 3-2）和扁江蓠等 10 多种。江蓠原产于我国山东省沿海和日本冲绳岛一带海域，近年来在广东、福建、浙江等省沿海养殖成功并大量养殖，已成为当地的主要经济藻类，具有很高的经济价值和生态作用。

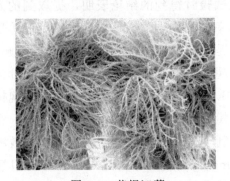

图 3-1　芋根江蓠

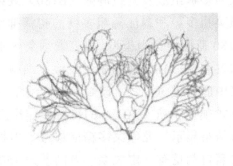

图 3-2　细基江蓠

【化学成分】

江蓠含有丰富的活性物质，如藻胆蛋白、高度不饱和脂肪酸和琼胶多糖等功能活性成分，尤其是藻胆蛋白和多糖，使江蓠具有多种重要的生理功能，可广泛应用于食品、医药和化妆品等领域。

（1）多糖　江蓠富含大量胶质，是提取琼胶的主要原料，并且江蓠所含多糖主要为琼胶。琼胶是从某些红藻类海藻中提取的一种天然多糖，具有由$(1\rightarrow3)$-$\beta$-D-半乳糖和$(1\rightarrow4)$-3,6-内醚-$\alpha$-L-半乳糖等构成的链状聚合物结构。邓志峰等用热水提取江蓠琼胶型多糖，过 DEAE-Sephadex A50 色谱柱使用热水和不同浓度的 NaCl 溶液依次进行洗脱分级，到浓度分别为 0.5 mol/L 和 1.0 mol/L NaCl 洗脱级分，且对各级分做化学分析及 IR 和 $^{13}$C NMR 光谱分析，结果得出江蓠多糖由琼二糖、琼胶糖前体和 6-甲氧基琼二糖组成。

（2）藻胆蛋白　江蓠藻体除了含有丰富的琼胶多糖外，同时还富含藻胆蛋白（主要是藻红蛋白），因此有良好的研究利用价值。藻胆蛋白是由蓝藻、红藻、隐藻和某些甲藻中的辅光色素蛋白、色素基团藻胆素和载体蛋白共价结合而成的，分别为藻红蛋白、藻蓝蛋白、藻红蓝蛋白和别藻蓝蛋白四种。每个分子的藻胆蛋白含有两条多肽链 $\alpha$ 和 $\beta$，少数含有 $\gamma$ 亚单位，它们的分子量约为 17000～18000，每一条多肽链含一个或多个发色团，这些发色团通过共价键连接。

## 【药理作用】

江蓠属是大型底栖海藻，味甘性寒，有软坚化痰、清热利水的功效。据报道，海藻多糖具有免疫调节、降血脂、抗氧化、抗凝血、抗病毒、抗肿瘤、抗菌、抗炎等多种生理活性及药用功能。

（1）抗肿瘤和抗突变作用　邓志峰等在研究以龙须菜和扁江蓠为材料提取的多糖组成及其抗肿瘤（S180）效果试验时得到的结论表明，提取到的龙须菜粗多糖和扁江蓠粗多糖的初筛抑瘤率分别为 45% 和 60%。陈美珍等以S180 荷瘤小鼠为模型，研究龙须菜热水提取的多糖对 S180 肉瘤生长的影响，通过测定 S180 荷瘤小鼠血液红细胞中超氧化物歧化酶（SOD）活性和肝匀浆中脂质过氧化物（LPO）含量评价 PGL 对小鼠抗氧化能力的作用，实现探讨龙须菜多糖（PGL）的抗肿瘤作用及其对荷瘤小鼠抗氧化能力的大小。实验结果显示，龙须菜多糖能够很好地抑制小鼠 S180 肉瘤的生长，抑瘤效率与灌胃剂量有一定关系，当剂量为 150 mg/kg 时抑瘤率可达 63.56%，并且可以明显降低荷瘤小鼠体内脂质过氧化物的含量。因此可得出结论，PLG 能够提高荷瘤小鼠的抗氧化能力，进一步可推断出龙须菜多糖抗氧化能力很可能是实现其抗肿瘤活性的某种机制之一。

陈美珍等采用热水提取、乙醇沉淀、三氯乙酸除蛋白等制备龙须菜粗多糖，观察小鼠经口服粗多糖对环磷酰胺（CP）诱发的骨髓嗜多染红细胞微核和精子畸变的抑制作用。结果显示，粗多糖在 4 g/kg 剂量时，CP 诱发的微核抑制率达 89.8%，能显著地抑制精子畸变（$P<0.05$），表明龙须菜粗多糖有显著的抗突变能力并且存在着量效关系。

藻胆蛋白是一种重要的光动力药物的原料，有光敏作用，用于肿瘤治疗。它对肿瘤细胞具有强于正常细胞的亲和力，当它富集在病灶部位后，吸收光，高效产生自由基和活泼态氧，从而杀伤肿瘤细胞。它只有光毒性而没有暗毒性，在人体内代谢快。张永雨等采用骨髓微核试验研究了龙须菜藻红蛋白粗提物对小鼠的抗突变作用，初步探讨了藻红蛋白对 S180 荷肉瘤小鼠的抑瘤效果。实验结果表明，藻红蛋白粗提物可使环磷酰胺诱发的小鼠骨髓嗜多染红细胞（PCE）微核率明显降低，有显著的抗突变作用，呈现一定的剂量-效应关系，对小鼠 S180 实体瘤的抑瘤率为 44%。

（2）抗病毒　Sutapa Mazumder 等通过结合红外光谱对冷水提取的江蓠多糖进行化学分析，发现这种提取的多糖主要由一种高分子量的硫酸化半乳糖体构成，其生物鉴定显示这种高分子量的硫酸化半乳糖体对 1 型和 2 型病毒表现出选择性的抗病毒活性，很可能是由于其抑制了初始病毒接触宿主细胞所实现的。陈美珍等利用 MTT 法研究不同硫酸基含量的龙须菜精多糖（RPGL）、脱硫多糖和硫酸化多糖抗流感病毒 H1-364 的作用，探讨龙须菜多糖硫酸基含量对其抗病毒活性的影响。结果表明，不同龙须菜多糖均具有抗 H1-364 作用，其中 RPGL 的作用最强，H1-364 抑制率高达 88.82%；龙须菜多糖抗 H1-364 病毒的能力在一定范围内随硫酸基含量的增加而增大，硫酸基含量在 13% 左右时，抗病毒的能力最强，硫酸基含量过高或过低对 H1-364 病毒的抑制作用均有所下降。

（3）抗氧化和提高机体免疫力　杨华等采用微波辅助的方法提取龙须菜多糖，对其提取条件进行响应面优化以及研究了其抗氧化活性。结果显示，微波辅助提取的最佳工艺条件为：功率 495 W，提取时间 17 min，液料比 100∶1，在此条件下提取率达 33.11%，提取的龙须菜多糖能有效清除 DPPH 自由基，具有抗氧化活性作用。Bartolomeu WS Souza 等研究了热水提取江蓠硫酸多糖的化学特性及抗氧化活性，通过测定 DPPH 自由基清除能力来评价江蓠硫酸多糖的抗氧化作用，结果表明这些多糖能减缓自由基的形成。

江蓠多糖具有多种生物活性，且其生物活性与分子量、硫酸基含量以及单糖组成密切相关。杨文鸽采用维生素 C 和过氧化氢体系诱导产生的自由基降解龙须菜多糖,对龙须菜多糖及其降解产物的抗氧化活性进行了研究分析。结果显示，在清除超氧阴离子自由基、DPPH 自由基和还原 $Fe^{3+}$ 方面，龙须菜多糖的抗氧化活性随着分子量的降低而增强；而在清除羟基自由基方面，抗氧化活性随着分子量的降低而减弱。

国内许多研究者主要是通过硫酸铵沉淀来提取龙须菜藻胆蛋白的。陈美珍等采用硫酸铵沉淀的方法提取龙须菜藻胆蛋白粗提物，通过测定小鼠腹腔巨噬细胞的吞噬能力及小鼠脾、胸腺指数和血红细胞 SOD 活性及血清过氧化脂质（LPO）含量，探讨龙须菜藻胆蛋白粗提物对小鼠免疫功能和抗氧化能力的影响。实验结果显示，藻胆蛋白粗提物能够有效增强小鼠腹腔巨噬细胞的吞噬能力，且能显著提高血红细胞 SOD 的活性，降低 LPO 含量。因此可以看出，龙须菜藻胆蛋白粗提物能够提高小鼠的免疫能力，还具有抗氧化作用。

## 【提取工艺】

（1）多糖　王唐洪等通过对江蓠多糖的分离纯化方法的初步研究，得出了江蓠多糖的提取流程：取江蓠粉碎后，溶解，加热至 90℃提取，滤液经浓缩、醇沉、真空干燥得江蓠粗多糖，将江蓠粗多糖溶解，TAB 溶液除杂，真空干燥得江蓠精多糖。其中乙醇醇沉浓度为 75%，CTAB 溶液浓度为 2.0%。

具体操作如下：

取江蓠藻 2.0 kg，洗净、晒干、粉碎、备用。加入 16 倍水量，用 6 mol/L 的 HCl 调 pH 值至 7.0，保持温度为 50℃，加入中性蛋白酶酶解 4 h，酶解结束后加热至 100℃提取 4 h，过滤，滤液减压浓缩至原有滤液量的 40%，过滤，滤液加入 95%乙醇至乙醇终浓度为 75%，静置，离心，沉淀用 95%乙醇和丙酮各洗两次，减压干燥，得江蓠多糖粗品。

取江蓠多糖粗品，加入相当于粗品重 20 倍量的水溶解，过滤，滤液用 10 mol/L 的 NaOH 溶液调 pH 值至 10.5，加入 1% CTAB 溶液至 CTAB 溶液终浓度为 3.0%，静置，离心，沉淀，沉淀用 5 倍的 0.75 mol/L NaCl 溶液溶解，6 mol/L 的 HCl 调 pH 值至 6.0，静置，离心，过滤，滤渣加入 20 倍量的水进行溶解，离心，过滤，滤液加入 95% 乙醇至乙醇终浓度为 70%，静置，沉淀用 95%乙醇和丙酮各洗两次，减压干燥，得江蓠多糖精品。

在江蓠多糖的提取分离过程中，江蓠多糖在干燥过程中很容易氧化，干燥的多糖必须尽量避免与空气直接接触，必须使用真空干燥或冷冻干燥等比较温和的方式进行干燥，目前研制的江蓠多糖的纯度可达到 85%以上。

（2）藻胆蛋白　江蓠藻体经前期处理、细胞粉碎等操作后所得的藻胆蛋白粗提液中往往还会含有较高含量的杂蛋白，还需要进一步纯化。藻胆蛋白纯度的高低一般用 $A_{\lambda max}/A_{280}$ 来表示，其应用与这个比值密切相关，根据比值大小可将藻胆蛋白分为三个等级：食品级>0.7，药品级>3.0，试剂级>4.0。

因此，国内外许多研究者着力加强与改善藻胆蛋白的提取纯化工艺，以期获得相应纯度的藻胆蛋白，实现其综合开发和利用的价值。纵观近些年的研究，藻胆蛋白分离纯化技术由传统的多步硫酸铵盐沉淀结合一系列的色谱分离柱组合纯化藻胆蛋白发展到一步色谱分离（凝胶色谱分离法、吸附色谱分离法和离子交换色谱分离法），不仅简化了色谱分离步骤，而且还出现了利凡诺法和双水相萃取法等新的分离纯化技术。研究发现，两种纯化技术混合使用，大大提高了藻胆蛋白的纯化效率。Ganapathi Patil 等探索了一种简单高效的方法来纯化 C-藻青蛋白，即双水相萃取法和离子交换色谱分离法，C-藻青蛋白粗提取物的纯度为 1.18，经过水相萃取后纯度为 5.22，然而经过离子交换色谱分离后纯度由 5.22 上升至 6.69。另外，王勇等经过反复探索研究建立了 Sephadex G-200、DEAE-Sephadex A-25、羟基磷灰石柱、Sephadex G-200 的分离纯化程序，得到了高纯度的藻蓝蛋白，纯度值（$A_{615}/A_{280}$）高达 14。这些都是将分离纯化技术混合使用的典型例证。

【应用】

（1）多糖 琼胶、卡拉胶和褐藻胶是世界上应用最广泛的三大海藻胶。琼胶具有良好的增稠、稳定和凝胶性能，用作稳定剂、凝固剂、保鲜剂、微生物载体和生物培养基，广泛应用于食品、轻化工和医药等领域中。由于琼胶属于海洋天然多糖物质，有多种人体必需的多糖、矿物质元素和膳食纤维，有排毒养颜和降血糖等保健功能，因而可作为开发保健食品的理想原料。此外，琼胶可被制成琼胶糖，作为免疫扩散很好的介质，在生物化学、微生物学、临床诊断和免疫学的分析和研究上具有重要的应用价值。

（2）藻胆蛋白 近几年的科学研究发现，藻胆蛋白不仅具有良好的捕光特性，而且还具有很好的荧光特性、营养保健功能和药用价值，因而它的综合开发和利用意义重大。藻胆蛋白的用途极为广泛，作为天然色素应用于食品、化妆品等工业；可制成荧光试剂，用于免疫化学和临床医学诊断等领域中。同时，藻胆蛋白还具有抗氧化、抗肿瘤以及提高机体免疫力等重要的生理功能，是保健品及药品等的重要资源。

## 二、蜈蚣藻

【来源】

蜈蚣藻（图 3-3、图 3-4）隶属于红藻门、海膜科、蜈蚣藻属，在我国分布广泛，产于南北各海沿岸，为世界性的暖温带型海藻。

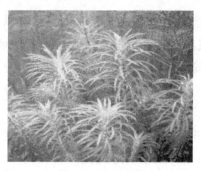 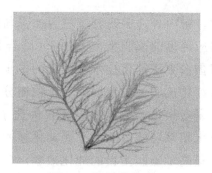

图 3-3　蜈蚣藻　　　　　　　　　　图 3-4　蜈蚣藻标本

【化学成分】

蜈蚣藻是一种重要的经济海藻，含有丰富的蛋白质、碳水化合物、维生素、矿物质等营养成分，其中以多糖为主。其多糖主要由硫酸多糖组成。

【药理作用】

蜈蚣藻多糖具有抗血管生成、抗氧化、抗肿瘤、抗血栓、抗病毒等生物活性。

（1）降血糖及降血脂　蜈蚣藻多糖具有降血糖、降血脂等功效。张婧婧等通过建立四氧嘧啶高血糖小鼠模型和高脂饲料高血脂小鼠模型，进行摄入不同剂量的蜈蚣藻多糖的动物实验，以测定的小鼠空腹血糖值、大鼠血脂水平［胆固醇（TC）、甘油三酯（TG）、高密度脂蛋白胆固醇（HDL-C）、低密度脂蛋白胆固醇（LDL-C）］以及肝脏的生化指标值，探讨蜈蚣藻多糖的降血糖、降血脂活性效果。结果表明，蜈蚣藻多糖能显著降低高血糖小鼠的空腹血糖值及高血脂小鼠的 TC、TG、DL-C 含量，提高 HDL-C 含量。

（2）抗肿瘤活性　蜈蚣藻所含成分具有抗肿瘤活性。李雅琪等在细胞水平上对蜈蚣藻不同提取部位的体外抗肿瘤活性进行了比较，初步确定其石油醚部位的抗肿瘤活性较强。但是，为阐明蜈蚣藻抗肿瘤作用的活性成分及其作用机制，具体到某个化合物的作用或是多个化合物的联合作用，尚需进一步的研究。

【提取工艺】

张婧婧等分别运用水提法、碱液提取法、酶解法和微波辅助提取法等四种方法进行蜈蚣藻的多糖提取，通过比较粗多糖得率，确定最佳的多糖提取工艺。其工艺流程如下：

蜈蚣藻→多糖提取（热水浴浸提、稀碱预处理、水浴浸提、复合酶水解或微波加热）→离心过滤得滤液→旋转蒸发浓缩→加无水乙醇醇沉→冷藏过夜→抽滤得沉淀物→无水乙醇洗涤→冷冻干燥→蜈蚣藻粗多糖。

水提法：料液比 1∶50、提取温度 100℃、提取时间 3 h。碱提法：10% 的氢氧化钾、浸提温度 6℃、浸提时间 2 h。酶解法：2%复合酶添加量、液料比 1∶50、酶解温度 60℃、酶解时间 3 h。微波辅助提取：微波炉功率 700 W、液料比 1∶50、提取次数 2 次、浸提时间 3 min。

【应用】

蜈蚣藻多糖是一种纯天然产物，较合成药具有毒副作用小、活性强的优点，具有资源丰富、容易采集、成本低的优势，因此，蜈蚣藻具有潜在的开发成健康食品、饮料或药物的远大前景。

# 三、凹顶藻

【来源】

凹顶藻属海藻隶属于红藻门（Rhodophyta）、红藻纲（Rhodophyceae）、仙菜目（Ceramiales）、松节藻科（Rhodomalaceae），主要分布于热带和亚热带海域的低潮线附近及深海区，全球约 135 种，其中我国海域已查明的有 31 种。凹顶藻含有丰富的次级代谢产物，它们不仅结构新颖，还具有抗菌、杀虫和细胞毒等活性。三列凹顶藻见图 3-5，冈村凹顶藻见图 3-6。

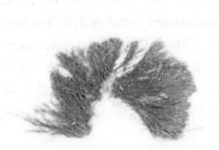
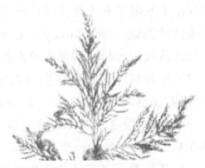

图 3-5　三列凹顶藻　　　　　　　图 3-6　冈村凹顶藻

【化学成分】

凹顶藻次级代谢产物的结构类型主要包括倍半萜、二萜、三萜、$C_{15}$、乙酸原类和生物碱等。

（1）倍半萜类化合物　倍半萜类化合物是凹顶藻中含量最多、种类最为多样的一类化合物，基本骨架可分为 25 种类型；2008～2012 年间发现的恰米烷型新倍半萜较多，如从我国齐藤凹顶藻中发现了化合物 (8β)-10-溴-3-氯-

2,7-环氧花柏-9-烯-8α-醇,从我国冈村凹顶藻中发现了 4 个新化合物 laurokamin B、10-溴-β-花柏烯-8-醇、laurokamin C、10-溴-7α,8α-环氧花柏-1-烯-3-醇,其中 10-溴-7α,8α-环氧花柏-1-烯-3-醇对盐水虾有细胞毒活性。

(2)二萜类化合物 二萜类化合物也是凹顶藻中常见的化合物,总体数量不多,近几年发现的新二萜多为三环二萜,有个别链状二萜。如 neorogioltriol 是从瘤枝凹顶藻中发现的溴化三环二萜,经过体内体外活性测试都具有抗炎作用。还从特内里费加那利岛凹顶藻中发现了两个 $C_{17}$ 二萜 adejen A 和 adejen B。另外,从我国海域复生凹顶藻中分离得到了一种新叶绿醇衍生的链状二萜 2,3-环氧乙酸植醇酯。

(3)三萜类化合物 凹顶藻中发现的三萜均为高度氧化的多羟基、多醚环的鲨烯类似物,近年来发现的新三萜均来自凹顶藻(*L.viridis*),从特内里费加那利岛凹顶藻中发现了两种角鲨烯衍生物——三萜化合物 spirodehydrovenustatriol 和 14-keto-dehydrothyrsiferol。之后又在同海域同凹顶藻种属中发现了四种新聚醚三萜 iubol、22-hydroxy-15-dehydrovenustatriol、1,2-dehydropseudodehydrothyrsiferol、secodehydrothyrsiferol,以上化合物都显示了显著的细胞毒活性。

(4)烯炔类化合物 烯炔类化合物是凹顶藻中一大类结构新颖、活性显著的重要的次级代谢产物。该类化合物多为溴代、氯代产物。从菲律宾未知种属凹顶藻中发现了 6 个具有环内酯的烯炔类化合物 laurefurenynes A~F,通过抗肿瘤活性测试,laurefurenyne C 和 laurefurenyne F 都表现出中等细胞毒活性。最近从我国冈村凹顶藻中分离得到了一种新型 $C_{12}$ 内酯 desepilaurallene。

(5)生物碱 凹顶藻中生物碱含有量较少,发现的新生物碱也不多见。近年来从我国海南凹顶藻(*L. similis*)中发现了两种吲哚类新生物碱 2,2′,5,5′,6,6′-六溴-3,3-二-1*H*-吲哚和 3,5-二溴-1-甲基吲哚,其中 2,2′,5,5′,6,6′-六溴-3,3-二-1*H*-吲哚为一个二聚体。

(6)其他类 最近从凹顶藻中发现了越来越多的新骨架类化合物和新型卤代化合物,而且这些化合物还具有较好的生物活性。如从加那利群岛凹顶藻中发现了四种二环十三烷并环体系 $C_{15}$ 非萜类新骨架化合物 marilzabicycloallenes A~D。

【药理作用】

抑瘤作用:梁惠等采用 Horn 法检测其安全性($LD_{50}$),建立 S180 荷瘤鼠动物模型,采用 LET 低、中、高剂量(25 mg/kg 体重、50 mg/kg 体重、100 mg/kg 体重)灌胃,空白对照组以大豆色拉油灌胃,每日一次,连续 10 d。

测定抑瘤率，计算胸腺指数、脾指数，用 MTT 法测定脾淋巴细胞增殖活性，流式细胞术检测 LET 诱导的 S180 细胞凋亡和对细胞周期的影响。结果显示，凹顶藻萜类化合物（leurencia terpenoid，LET）可通过提高免疫力、诱导瘤细胞凋亡、抑制瘤细胞增殖等多方面的作用对肿瘤的增殖生长进行干预，从而发挥抑瘤作用。

## 【提取工艺】

孙杰等对三列凹顶藻（*Laurencia tristicha*）中的化学成分进行了分离鉴定，供药理活性筛选。方法主要是采用正相和反相硅胶柱色谱、凝胶柱色谱、反相高效液相色谱等方法进行分离。样品采集后，风干并粉碎，用 95% 的乙醇室温浸泡提取 3 次，每次 72 h，提取液合并后减压浓缩（温度低于 45℃），浓缩物混悬于蒸馏水中，用乙酸乙酯进行萃取。乙酸乙酯相经减压浓缩后得到浸膏，将其进行正相硅胶柱色谱分离，以石油醚-乙酸乙酯梯度洗脱，薄层色谱检查合并相似组分。石油醚-乙酸乙酯洗脱部分浓缩后用凝胶柱色谱进行分离，洗脱剂为石油醚-氯仿-甲醇，得到亚组分，亚组分经反相高效液相色谱进一步纯化得到化合物。

# 四、角叉菜

## 【来源】

角叉菜（图 3-7、图 3-8）隶属于红藻门、杉藻科、角叉菜属，自然分布于大西洋沿岸和我国东南沿海以及青岛、大连等海域，是中国的一种重要的经济海藻。

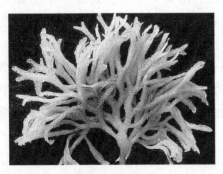

图 3-7　角叉菜

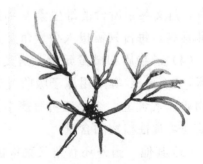

图 3-8　角叉菜标本

## 【化学成分】

角叉菜中脂肪含量很低，蛋白质和粗纤维含量较高，总糖含量非常高，但由于组成海藻的糖大多是非消化性的多糖类，所以角叉菜属于低热、高蛋白食品。

（1）含氮化合物　角叉菜中的各种氨基酸含量均较高，人体所必需的 8 种氨基酸在角叉菜中也都有较高的含量，并且基本都超过联合国粮农组织（FAO）关于人体摄入必需氨基酸组成的推荐标准。高木等从新鲜角叉菜的甲醇提取液中分离出一种新氨基酸 $C_5H_{11}NO_3S$。根据其还原产物对重氮和 Nessler 试剂的反应性及 IR 光谱，判断其结构为 S-羟甲基-L-半高胱氨酸。陶平等从角叉菜中分离出能从 $\mu$-卡拉胶中除去 C-6 位上的硫酸基而生成 $\kappa$-卡拉胶的 3,6-内醚-$\alpha$-D-半乳糖的硫酸水解酶。有许多海藻的乙醇提取物中含氨基磺酸类，它们是牛磺酸的衍生物，在海藻的硫代谢，特别是在硫元素转向含硫酸多糖的代谢中可能起着重要的作用。除了上述的氨基酸和特殊氨基酸以外，海藻中还含有大多数在陆地动植物体内早已检出的含氮化合物，如季铵碱类、核酸、细胞色素等。植物体内的季铵碱类化合物包括甜菜碱类、胆碱等。

（2）脂肪酸　海藻中含有亚油酸和亚麻酸等人体必需的脂肪酸，其中不少是多碳不饱和脂肪酸，对防治动脉硬化及脑血栓的形成十分有益。角叉菜中饱和脂肪酸以棕榈酸（$C_{16:0}$）含量最高，多碳饱和脂肪酸 $C_{20:0}$ 和 $C_{21:0}$ 的含量极低。而不饱和脂肪酸的含量较高，占脂肪酸含量的 54%。不饱和脂肪酸在人体内有促进脂质代谢的作用，可降低血清中的甘油三酯的含量，并能降低总胆固醇和低密度脂蛋白的含量，有保护心脏和血管的功能。

（3）维生素　维生素可维护上皮组织健康生长，减少色素斑点。海藻中维生素的含量普遍比较丰富，陶平也测定了角叉菜中维生素 E 和维生素 C 的含量。角叉菜中所含的维生素 E 和维生素 C 非常丰富，尤其是维生素 E 的含量非常高，每日只需摄入少量角叉菜即可满足人体每天的维生素 E 需要。

（4）矿物质和微量元素　角叉菜中富含人体所必需的各种矿物质和微量元素，Rupérez 等采用原子吸收光谱法测定了角叉菜等可食性海藻灰分中的矿物质元素含量，结果证明海藻中的微量元素和常量元素都显著高于已报道的陆地可食性植物的含量。

（5）其他　国外还有角叉菜中的烃类含量的报道，包括饱和及不饱和烃、正链烷烃（$C_{15}$、$C_{16}$、$C_{17}$）和正烯烃（$C_{15:1}$ 和 $C_{17:1}$）的含量。

【药理作用】

（1）抗菌、抗病毒作用　角叉菜含大量的碘，不仅是维持甲状腺功能必需的元素，而且对人体的抗病能力起着很大的作用，可治疗甲状腺疾病。细菌可通过皮肤、鼻膜、咽喉或通过肠道，甚至通过身体所有的外表面进入血液系统。碘可以起到抗菌作用，因为碘通过甲状腺而进入血液循环系统中，在那里杀死一些活性较弱的细菌，同时减弱另一些细菌的活性。另外，碘在身体内还有其他的功能，比如：可以放松神经尤其是紧张的神经，从而提高整个人体的全面反应。

（2）抗炎和防治溃疡作用　因为角叉菜的强碱性特点，角叉菜曾被用于减轻和治疗姆囊炎（大趾内侧的肿炎），但其碱度并非是由于 $Na_2CO_3$ 和 $K_2CO_3$，而是其中所含的碱性组分，这种特性使得角叉菜和其他掌状红皮藻可用于缓解过量饮酒第 2 天的症状。角叉菜卡拉胶是含 37.3% 的硫酸酯键的多糖，分子量约为 80 万，它的酸性分解物具有抗胃蛋白酶的作用，对由组织诱发的豚鼠和狗胃、十二指肠溃疡有保护作用，因而是治疗胃、十二指肠溃疡的良药。另外，有报道角叉菜可作为一种抗凝剂，可以清理一些肠道疾病。

（3）抗肿瘤作用　Coobe 和 Parish 报道，$\lambda$-角叉菜卡拉胶能抑制大鼠的一种乳腺癌 13762MAT 细胞向肺组织转移，并发现这种抗转移作用与这些硫酸多糖抑制一种由肿瘤细胞产生的所谓"类肝素酶"（heparanase）有关。因为类肝素酶能降解细胞外基质，如透明质酸及硫酸软骨素，使癌细胞 13762MAT 易从受损伤细胞处扩散，而这些硫酸多糖的抗肿瘤活性与它抑制类肝素酶活性及阻碍 13762MAT 癌细胞向肺组织转移有关。

（4）增加机体免疫力　Tellam 报道，硫酸 $\gamma$-角叉菜多糖、$\lambda$-角叉菜多糖、$\kappa$-角叉菜多糖能增加小鼠胸腺细胞和脾细胞内 $Ca^{2+}$ 浓度，而淋巴细胞内 $Ca^{2+}$ 浓度的增加与其细胞增殖、分化有关。作者推测这些糖能与胞外的 $Ca^{2+}$ 配位形成复合物，然后与淋巴细胞膜表面特异性多糖受体结合，通过"胞内化"过程将 $Ca^{2+}$ 带入细胞内，从而通过增加小鼠胸腺细胞和脾细胞内的 $Ca^{2+}$ 浓度来增强机体免疫系统的功能。

（5）降血糖　为了筛选治疗糖尿病的海藻类药物及适宜的采集季节，陶平等对大连地区富产的角叉菜五个不同月份组对四氧嘧啶所造糖尿病小鼠模型的影响进行观察，以红参作阳性对照。结果表明，角叉菜各组及阳性对照组四氧嘧啶造模小鼠的血糖水平明显低于空白对照组，而各观察组间及阳性对照组的小鼠血糖水平无明显差异，由此提示，角叉菜是有效的降糖海产中药，降糖机理有待于进一步探讨。

（6）治疗心血管疾病　有报道，角叉菜卡拉胶具有降低血浆中的胆固醇、降血脂、降血压、抗凝血和抗血栓形成等功效，适用于治疗动脉硬化和高血压，可以预防肥胖。

（7）促进骨骼组织对钙的吸收，防治骨骼疏松　角叉菜等海藻中富含多种微量元素，磷酸钙、钾、钠和镁都是组成大脑、肝脏、肌肉和骨骼所必需的。磷酸钙形成了骨骼的主要不溶性的无机成分。所以这种盐的引入有助于骨骼的完整性并保持牙齿的健康。

【提取工艺】

将角叉菜粉末置于 4 倍于其体积的 90% 乙醇溶液中冷浸 7 天，并连续提取 4 次，合并提取液，50℃下真空旋蒸，得到深绿色油状浸膏。将得到的浸膏加水悬浮，分别用等量的石油醚、乙酸乙酯、正丁醇萃取数次，合并各萃取液并在合适的温度下真空旋蒸得到浸膏。取石油醚萃取相进行硅胶柱色谱分离，分别用不同比例的石油醚、乙酸乙酯、丙酮和甲醇等洗脱剂进行梯度洗脱，对洗脱液进行 TLC 跟踪，根据颜色和 $R_f$ 值进行合并得到提取物。

## 五、软骨藻

【来源】

软骨藻（*Chondria*）隶属于红藻门（Rhodophycota）、红藻纲（Rhodophyceae）、仙菜目（Ceramiales）、松节藻科（Rhodomelaceae）、软骨藻属（*Chondria*）（图 3-9、图 3-10），一般生长在低潮线附近的岩石上，我国沿海均有分布。

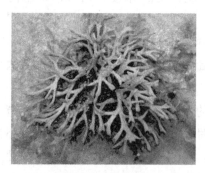
图 3-9　软骨藻

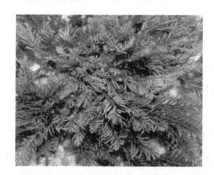
图 3-10　树状软骨藻

【化学成分】

软骨藻属海藻的主要成分包括环状多硫化合物、萜类、氨基酸和吲哚衍生物。

殷帅文等利用多种色谱分离方法，从粗枝软骨藻全藻 95% 乙醇提取物中获得了 10 种化合物，通过理化性质和波谱分析，鉴定为 3,4-丙酮酸-1,3,4-戊三醇、3$\beta$-羟基-胆甾-5-烯、3$\beta$-羟基-胆甾-5,22-二烯、胆甾-5-烯-3$\beta$,7$\alpha$-二醇、1,2-二亚麻酸-3-$O$-$\beta$-D-吡喃半乳糖甘油酯、2-亚麻酸甘油酯、1,3-二亚麻酸二酰甘油、1,2,3-三亚麻酸三酰甘油、植醇十六烷酸酯和软脂酸。

【药理作用】

软骨藻酸（DA）可影响人和动物的消化道、心血管系统、中枢神经系统，它对与内脏功能有关的脑干区域具有兴奋作用，对与记忆有关的脑区域具有明显的神经毒性作用。此外，DA 也会损害脊髓、视网膜。研究发现，组织中 DA 含量达到 40 mg/kg 时可引起食用者中毒，150 mg/kg 时有致死危险，人类通过进食可耐受的最大限量为 20 mg/kg，加拿大首先制定了 DA 的安全限量标准为 20 μg/g 贝肉，欧洲、日本也相继将该种毒素列为贝类常规检测项目。

【提取工艺】

目前国内外所采用的 DA 的检测方法都有进一步完善的必要，例如，对于免疫分析法，未来的发展方向是制作快速检测试剂盒，实现大批量样品的快速、简便分析。虽然现在已经制作出 DA 的免疫检测试剂盒，但还有着改进空间，如果能够结合分子印迹技术、胶体金、生物传感器等新方法，可以使 DA 的检测更简便、更快速、更准确。高效液相色谱-质谱法是目前应用较广的方法，有极好的发展前景，但其对样品预处理的要求较高，因此，想要提高该方法的检测效果，应该从样品预处理方法上进行突破，提高进样溶液的纯度。一般样品预处理采用的是固相萃取法，除了改进固相萃取的各种条件外，寻找能更好地吸附 DA 的固相萃取填充材料也极为重要，可以尝试采用分子模拟技术来筛选填充材料。

# 六、多管藻

【来源】

多管藻［*Polysiphonia urceolata* (Lightf.) Grev.］（见图 3-11、图 3-12），系红藻门多管藻属海藻，在黄海、渤海海域分布广泛。

多管藻属（*Polysiphonia*）分属特征：自匍匐枝向上发生直立藻体，丛生或垫状；假根不被围轴细胞侧壁分隔，或被分隔；枝端顶细胞尖或圆钝；四分孢子囊生在上部小枝上；囊果壶状或卵形；精子囊枝由毛丝体原发育形成。

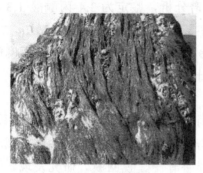

图 3-11　多管藻

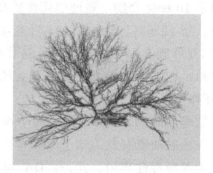

图 3-12　多管藻标本

【化学成分】

　　柳全文等采用硅胶、Sephadex LH-20 柱色谱、反相 HPLC 分离化合物，运用波谱技术分析确定化合物结构。从多管藻乙醇提取物的乙酸乙酯萃取层中分离得到 10 个化合物，分别为 2,2′,3,3′-四溴-4,4′,5,5′-四羟基二苯甲烷（**1**）、2,2′,3-三溴-3′,4,4′,5-四羟基-6′-乙氧甲基二苯甲烷（**2**）、双-(2,3-二溴-4,5-二羟苄基)-醚（**3**）、3-溴-4-(2,3-二溴-4,5-二羟基苯甲基)-5-甲氧甲基苯二酚（**4**）、2,3-二溴-4,5-二羟基苯甲醇（**5**）、2,3-二溴-4,5-二羟基苯甲基甲醚（**6**）、3-溴-4-羟基苯甲酸（**7**）、2-溴-4,5-二羟基苯甲醛（**8**）、2,3-二溴-4,5-二羟基苯甲醛（**9**）、3-溴-4,5-二羟基苯甲醛（**10**）。化合物 1～4、7、8 均为首次从该属海藻中发现的。

【药理作用】

　　（1）抑菌活性　多管藻粗提液具有一定的抑菌活性，对金黄色葡萄球菌的抑制能力优于对大肠杆菌的。

　　（2）抗氧化活性　多管藻的抗氧化活性是很值得注意的，它大大高于常见的两种海藻——裙带菜和海黍子，虽不如银杏叶，但明显强于生姜。

【提取工艺】

　　常温风干的海藻样品 2.0 kg，用 95%乙醇室温浸泡 3 d，提取 3 次，提取液减压浓缩（温度低于 40℃）得乙醇提取物 190 g；然后将乙醇提取物悬浮于蒸馏水中，用乙酸乙酯萃取，回收溶剂得乙酸乙酯萃取物 53 g。对乙酸乙酯萃取物用石油醚脱脂后，乙酸乙酯部位浓缩得浸膏 34 g。此浸膏经硅胶、Sephadex LH-20、制备 HPLC 色谱反复分离，得到化合物。

　　对多管藻多糖提取的具体工艺条件进行了研究。将多管藻用 $H_2O_2$ 脱色后提取，过滤后滤液冷冻，用乙醇解冻脱水后烘干，得到粗多糖。粗多糖脱色除蛋白后，用凝胶色谱分离纯化。先后通过 Sephadex G-75 和 Sephadex G-200 色谱分离柱，含糖组分冷冻干燥后再经无水乙醚、丙酮洗涤，干燥后得白色纤维状多糖精品。

## 七、紫菜

【来源】

紫菜（图 3-13、图 3-14）是红藻门（Rhodophyta）、原红藻纲（Protoflorideophyceae）、红毛菜目（Bangiales）、红毛菜科（Bangiaceae）、紫菜属（*Porphyra*）植物的统称。藻体为薄膜状，卵形、披针形或圆形。色紫红、紫褐或蓝绿。紫菜广泛分布于世界各地，以温带为主，到目前为止发现了 70 余种。条斑紫菜呈卵形和长卵形，紫红色或略带绿色，藻体相对较短，为 12～30 cm。坛紫菜的叶状体呈长叶片状，基部宽大，梢部渐失，叶薄似膜，边缘有一些皱褶，自然生长的长 30～40 cm，宽 3～5 cm。1400 多年前，历史上便有紫菜的记载，如《齐民要术》《本草纲目》等，记载了紫菜的形态和采集方法，并对其功效性能做了描述。

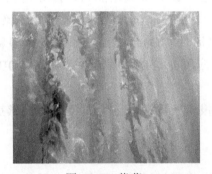 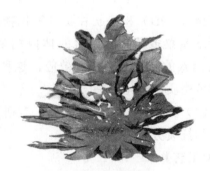

图 3-13　紫菜　　　　　　　　图 3-14　紫菜标本

【化学成分】

（1）多糖　紫菜多糖占紫菜干重的 20%～40%。

（2）紫菜藻红蛋白　藻胆蛋白是红藻和蓝藻特有的捕光色素蛋白，它包括藻红蛋白（$\lambda_{max}$ 565 nm）、藻蓝蛋白（$\lambda_{max}$ 620 nm）和别藻蓝蛋白（$\lambda_{max}$ 650～670 nm）3 类。紫菜中藻红蛋白含量较高，最高可达干重的 2.43%。

【药理作用】

紫菜多糖具有多种生物学活性。早在 20 世纪 90 年代，紫菜多糖降血脂、降血糖、抗凝血、抗血栓、降压及抗衰老的活性已被报道。

（1）抗肿瘤 张陆曦等在体外培养条件下分别用不同浓度的条斑紫菜多糖 PY-D2 处理 4 种人肿瘤细胞，条斑紫菜多糖 PY-D2 诱导 HO-8910、MCF-7、K562 和 7721 肿瘤细胞 72 h 后，对其生长有明显的剂量依赖抑制作用，500 mg/L PY-D2 的抑制率分别为 21.2%、23.6%、19.8% 和 21%（$P<0.001$）。流式细胞仪检测表明，PY-D2 可以阻滞肿瘤细胞的细胞周期于 $G_0/G_1$ 期或 $G_2/M$ 期。

（2）免疫调节 许多研究表明，多糖抗肿瘤活性主要是通过增强机体免疫力而间接实现的。Yoshizawa 等从条斑紫菜中分离得到的多糖能够激活巨噬细胞，有增强免疫作用。郭婷婷等研究发现条斑紫菜粗多糖能够显著地促进大鼠、小鼠脾淋巴细胞和大鼠睾丸支持细胞的增殖，增殖率随多糖浓度的提高而升高。赵婷婷等研究发现坛紫菜多糖及其降解产品对淋巴细胞增殖有显著影响，呈剂量依赖性，两者能显著促进 T 细胞增殖、抑制 B 细胞增殖，且分子量较小的降解产品效果更明显，该作用可能与其分子量有关。

（3）抗氧化 Zhang 等在研究了坛紫菜多糖体外抗氧化活性的基础上，进一步用衰老小鼠模型评价了坛紫菜多糖 F1 和 F2 的体内抗氧化活性，结果表明，坛紫菜多糖 F1 和 F2 均能显著增强小鼠总抗氧化能力，提高超氧化物歧化酶（SOD）和谷胱甘肽过氧化物酶（GSH-Px）活性，呈现剂量依赖性，显示坛紫菜多糖具有显著的体内抗氧化活性。Guo 等报道条斑紫菜多糖对 $CCl_4$ 所致的肝损伤有保护效应，这种效应可能与自由基清除、提高 SOD 活性和抗脂质过氧化有关。

（4）其他生物活性 此外，有研究报道紫菜多糖具有抗甲 1 型流感病毒活性和抗疲劳活性。

【提取工艺】

目前对紫菜多糖的提取方法的研究有很多报道。刘凤等研究了传统热水提取条斑紫菜多糖的几种影响因子：料液比、温度、pH 值和浸提时间，在此基础上用正交试验法得出紫菜多糖的最佳提取条件为 pH 8.0、温度 70℃、料液比 25 mg/mL、时间 5.5 h，提取率可达到 23.23%。张双灵报道了微波辅助提取坛紫菜多糖的研究，最佳工艺条件为微波功率 120 W、提取时间 8 min、料液比 33 mg/mL，多糖提取率为 8.478%。超声波辅助提取是另一种新型萃取技术。杨永利等研究了超声波辅助提取坛紫菜多糖的工艺条件，最佳工艺条件为超声温度 50℃、超声时间 45 min、超声功率 400 W，多糖提取率为 15% 左右，优于常规提取法。

藻胆蛋白属于胞内蛋白质，提取分离时先需破碎紫菜细胞的细胞壁，蛋白质以溶解的状态释放出来并保持其生物活性。细胞破碎的方法有机械法和非机械法两大类，机械法主要有高压均质法、珠磨法和超声波法，非机械法主要有酶溶法、冻融法和化学试剂法等。

【应用】

紫菜多糖和藻红蛋白具有广泛的生物学功能和独特的应用价值。目前紫菜的加工以片状紫菜为主，少数将其粉碎后添加于其他食品中，产品开发的深度不够，品种单一，缺乏竞争力，利用其开发成高附加值的产品很少。因此，将紫菜多糖和藻红蛋白进行规模化生产，进而开发成药品或保健食品等，是目前紫菜深加工领域的迫切需要。

藻红蛋白既可以作为天然色素广泛应用于化妆品、食品、染料等工业，又可制成荧光试剂，用于临床医学诊断和免疫化学及生物工程等研究领域中，是一种最具开发潜力的光敏剂，用于肿瘤的光动力治疗，并在光合作用的原初理论方面具有重要的研究价值。此外，藻胆蛋白还是一种重要的生理活性物质，可制成食品和药品用于医疗保健上。

## 八、鸭毛藻

【来源】

鸭毛藻 ［*Symphyocladia latiuscula* (Harv.)］（见图 3-15）系红藻门（Rhodophycota）、红藻纲（Rhodophyceae）、仙菜目（Geramiales）、松节藻科（Rhodomelaceae）、鸭毛藻属（*Symphyocladia*）海藻。藻体深紫色，丛生，高 8～15 cm，革质，脆而易断，假根纤维状，近基部生出数条主枝，扁平，分枝 3～4 次，对生或互生，呈鸭毛状。囊果着生在小枝顶端。生长于潮间带的岩石上，生长盛期 6~7 月。主要分布于我国黄海沿海，以及日本、韩国沿海地区。

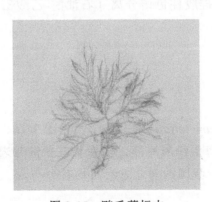

图 3-15 鸭毛藻标本

## 【化学成分】

国内外学者曾对采自中国大连、韩国和日本的鸭毛藻的化学成分进行了研究，从中分离得到了溴酚类化合物。

## 【药理作用】

一些溴酚类化合物具有醛糖还原酶抑制活性、抗菌活性和自由基清除活性。

抗氧化活性：段小娟等对鸭毛藻进行进一步的抗氧化活性研究，发现鸭毛藻乙酸乙酯相的抗氧化活性很强，含量很高，还原能力也很强。鸭毛藻中分离得到的化合物具有显著的 DPPH 自由基清除活性，$IC_{50}$ 值在 8.1~24.7 μmol/L 之间，它们的活性是 BHT（$IC_{50}$ = 81.8 μmol/L）的 3.3～10 倍。另外，有双苯酚结构的化合物比单苯酚结构的化合物的 DPPH 自由基清除活性强。初步的构-效关系研究发现，分子中的羟基数目与活性有直接关系。

## 【提取工艺】

将常温阴干的海藻样品粉碎，95%乙醇室温浸泡提取 3 次，然后再用甲醇-氯仿（1∶1）混合溶剂浸泡提取 3 次，每次 3 天，提取液合并后低温减压浓缩得浸膏。浸膏悬浮于蒸馏水中，分别用石油醚、乙酸乙酯和正丁醇萃取，得石油醚相、乙酸乙酯相和正丁醇相。

石油醚相干法上样进行正相硅胶柱色谱分离，石油醚-乙酸乙酯（100∶0~0∶100）梯度洗脱，得相应组分。各组分分别经葡聚糖凝胶柱色谱分离（Sephadex LH-20，氯仿-醇 1∶1）、反相柱（丙酮）、石油醚-丙酮重结晶得到相应化合物。乙酸乙酯相干法上样进行正相硅胶柱色谱分离，氯仿-甲醇（100∶0~0∶100）梯度洗脱，得相应组分。各组分经再次硅胶柱色谱分离、反相柱（氯仿-甲醇 1∶3）、葡聚糖凝胶柱色谱分离（Sephadex LH-20，氯仿-醇 1∶1）和重结晶、硅胶柱色谱分离（石油醚-乙酸乙酯 5∶1）等操作得到相应化合物。

# 九、海头红

## 【来源】

海头红（*Plocamium telfairiae* Harv.）（见图 3-16、图 3-17）系红藻门、杉藻目、海头红科、海头红属海藻，多生长在低潮带岩石上或石沼中，主要分布在太平洋西海岸，我国的南北方沿海均有分布。

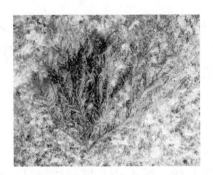

图 3-16 海头红

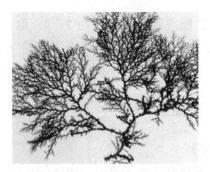

图 3-17 海头红标本

## 【化学成分】

苑辉卿等曾报道过青岛沿海海头红的化学成分，从中分离了 $\beta$-谷甾醇、对羟基苯甲酸、尿嘧啶等 10 个化合物。对其粗组分的药效学研究则表明，低极性的石油醚组分可明显抑制小鼠体内 S180 肉瘤、H22 肝癌、艾氏腹水癌的生长。

## 【药理作用】

苑辉卿等所做的海头红提取物的药效学试验结果表明，极性小的部位显示出良好的抑瘤效果，特别是石油醚部位对 S180 小鼠肉瘤、小鼠 H22 肝癌及艾氏腹水癌均具有明显的抑制作用，且在本试验的剂量范围内有一定的剂量依赖性，在对肿瘤生长产生抑制作用的同时，不影响动物的体重增长，在体外对人宫颈癌 HeLa 细胞和白血病 HL60 细胞也有一定的体外细胞毒作用；而水部分毒性较大，可能与含盐量高有关，这有待于进一步研究。在红藻的研究中，许多有生物活性的化合物是卤代萜类，特别是卤代单萜类，这类化合物的极性较小，易溶于石油醚、乙醚、氯仿等有机溶剂；海头红的低极性部位显示出的良好抑瘤效果，很有可能也是这类化合物的作用。

## 【提取工艺】

海头红全藻自然晾干后，粉碎，用 95% 乙醇回流提取，提取液经减压浓缩过程析出大量白色结晶，经烧灼确定为无机盐，减压过滤并洗涤多次得到白色无机盐，然后浓缩其余提取液得黑色浸膏。浸膏用少量甲醇溶解后，加水稀释，分别用石油醚、氯仿、正丁醇萃取，各萃取液分别减压浓缩后，得石油醚部位、氯仿部位、正丁醇部位和水部位。取石油醚部位样品适量，用硅胶柱色谱进行分离，石油醚-乙酸乙酯梯度洗脱，得 A、B、C、D、E 五部分。取 C 部分，硅胶柱色谱进行分离，得流分 30~34，合并后丙酮重结晶，得白色片状和粉末状结晶，为化合物 1；取 B 部分，经反复硅胶柱色谱分离，石油醚-

乙酸乙酯洗脱，得化合物 **2**、**4**；取 A 部分，反复硅胶柱色谱进行分离，石油醚-乙酸乙酯洗脱，最后合并流分 6～9，薄层色谱分离，正己烷-乙酸乙酯（20∶1）为展开剂，刮板后，石油醚-乙酸乙酯重结晶，得化合物 **3**、**5**。

## 十、珊瑚藻

【来源】

珊瑚藻（*Corallina officinalis*）（见图 3-18、图 3-19）属于红藻门、隐丝藻目、珊瑚藻科，主要分布于我国黄海和东南沿海。

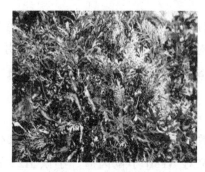
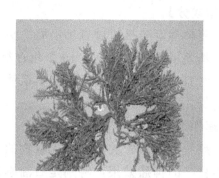

图 3-18　珊瑚藻　　　　　　　　　图 3-19　珊瑚藻标本

【化学成分】

袁兆慧等对红藻小珊瑚藻（*Corallina pilulifera*）进行了化学成分研究。方法：利用正相硅胶柱色谱、Sephadex LH-20 柱色谱、反相 HPLC 及重结晶等方法进行分离纯化。用 MS、$^1$H-NMR、$^{13}$C-NMR、DEPT 等鉴定化合物的结构。通过 MTT 法对单体化合物进行细胞毒活性筛选。从红藻小珊瑚藻中分离并鉴定了 7 种化合物，分别为 E-phytol epoxide、phytenal、phytol、dehydrovomifoliol、loliolide、3β-hydroxy-5α,6α-epoxy-7-megastigmene-9-one、4-hydroxybenzaldehyde。所有化合物均为首次从本种海藻中分离得到。细胞毒活性试验结果显示，所有化合物在质量浓度为 10 μg/mL 时均无明显的细胞毒活性。

【药理作用】

袁兆慧等用 MTT 法对从珊瑚藻中提取得到的 7 种化合物在人肺癌细胞株（A 549）、人肝癌细胞株（Bel 7402）、人胃癌细胞株（BGC 823）、人结肠癌细胞株（HCT-8）和人卵巢癌细胞株（A 2780）上进行了细胞毒活性测试，所有化合物均无明显的细胞毒活性（$IC_{50}$>10 μg/mL）。

# 第二节　蓝藻门

## 一、螺旋藻

### 【来源】

螺旋藻（*Spirulina*，SP）（见图3-20）是一种生长在热带及亚热带碱性和淡水湖泊中的蓝藻门、蓝藻纲、段殖体目、颤藻科、螺旋藻属的微型原核藻类，主要分布在非洲和南美洲等地。目前我们常用于试验和培养的有极大螺旋藻和钝顶螺旋藻。

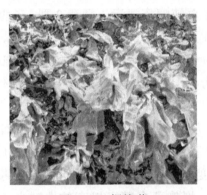

图 3-20　螺旋藻

### 【化学成分】

作为公认的"人类未来的优秀粮食资源"，螺旋藻具有极高的营养价值，是一种高蛋白、低胆固醇、低脂肪的营养产品，而且还能够为人体提供其生命活动所必需的微量营养元素。螺旋藻体内的植物蛋白含量高达其干重的50%～70%，相当于小麦的6倍、玉米的9.3倍、大豆的3.7倍、猪肉的7倍、牛肉的3.5倍、鸡肉的3.2倍、鱼肉的3.7倍、全脂奶粉的2.9倍、蛋类的4.6倍，而且其所含的蛋白质都是优质且易于吸收的，所含的氨基酸种类齐全，其中人体必需氨基酸的比例与联合国粮农组织所规定的最优比例吻合，是人类目前最为理想的蛋白质源。螺旋藻所含的脂肪酸中饱和脂肪酸的含量相当少，但其不饱和脂肪酸的含量却高达其干重的1.7%，特别是亚麻酸的含量更是人体母乳的500倍。螺旋藻的纤维素含量是其干重的2%～4%，它的细胞壁是由蛋白质和胶原纤维组成的，其吸收率达到了95%。螺旋藻还含有8种维生素和 12 种矿物质以及多种生物活性物质，其藻体的消化率高达 84%，这个比例远远高于被誉为"宇宙食品"、消化率为 73.8% 的小球藻。因为螺旋藻所含的营养成分非常全面、丰富且均衡，所以其被营养学家称为"生命营养库"和"地球上的营养冠军"。

【药理作用】

近些年的研究表明，螺旋藻多糖是螺旋藻具有抗辐射、抗肿瘤和免疫调节作用的重要生理活性物质，具有增强免疫力、抗氧化、抗肿瘤和降低血糖等功能。

（1）抗病毒作用　螺旋藻多糖不但具有现在许多抗病毒药物所没有的无毒、高效且纯天然等特点，还同时兼有抗病毒和免疫调节两种功效。近些年来，我们关于螺旋藻多糖对病毒的抗性作用的研究越来越多，其中研究最多的就是螺旋藻多糖对于单纯疱疹病毒 1 型和 2 型、乙型肝炎病毒、柯萨奇 B3 病毒等病毒的体外抗性，对我们的试验结果进行分析，从而了解螺旋藻多糖的抗病毒机制。有些对于单纯疱疹病毒 1 型和 2 型的试验研究表明，虽然螺旋藻多糖对单纯疱疹病毒 1 型和 2 型没有直接的灭活作用，但是螺旋藻多糖不但可以通过改变细胞表面上的病毒吸附蛋白受体或者直接作用于细胞来使细胞处于抗病毒状态，从而干扰单纯疱疹 1 型和 2 型病毒对宿主细胞的吸附，而且其还对单纯疱疹 1 型和 2 型病毒的复制有着显著的抑制作用，且这个抑制作用的效果与其浓度成正比，但是并不能影响病毒的释放。对于乙型肝炎的抗性研究则表明，螺旋藻多糖可以有效地减少乙型肝炎 E 抗原和乙肝表面抗原的分泌，从而抑制其形成，所以螺旋藻多糖可直接地对乙型肝炎病毒造成抑制作用。而对于柯萨奇 B3 病毒的抗性研究则表明螺旋藻多糖对于柯萨奇 B3 病毒的抗性优于病毒唑，并且其主要是通过抑制感染的细胞内病毒的生物合成和抑制病毒的吸附两种手段来表达对柯萨奇 B3 病毒的抗性作用的。螺旋藻多糖对其他的病毒也有抗性作用，在此就不一一列举了。

（2）抗肿瘤作用　目前对螺旋藻多糖的抗肿瘤作用的研究有很多。其中王依涛等的研究结果显示，螺旋藻多糖对 H22 肿瘤的抑制率达到了 74.53%，且在抑癌过程中还提高了脾脏指数、胸腺指数、巨噬细胞的吞噬能力以及 NK 细胞的杀伤活性，这充分表明了螺旋藻多糖不仅有抗 H22 肿瘤的能力，而且还能够提高人体的免疫力。林励的研究表明，螺旋藻多糖对人结肠癌 HT-29 具有抗性作用，可以抑制 HT-29 细胞的生长并促进其细胞的凋亡，这充分表明了螺旋藻多糖对人结肠癌 HT-29 的抑制作用。于红等的另一个研究还表明了螺旋藻多糖能够通过阻断人乳腺癌 MB-231 细胞的细胞周期，从而达到抑制其细胞生长的目的，具有较强的抗肿瘤活性。于红等对宫颈癌 HeLa 细胞及 HwpG2 细胞的螺旋藻多糖抗性试验表明，螺旋藻多糖对肿瘤的抑制作用与其剂量和应用时间成正比关系，且该试验还证明了螺旋藻多糖抗肿瘤的机制除了诱导肿瘤细胞的凋亡外，还有就是对没有除去的细胞具有很强的细胞毒性等。总的来说，螺旋藻多糖的抗肿瘤作用是多种机制共同作用的结果。

（3）免疫调节作用　近些年来对螺旋藻多糖的免疫调节作用的研究也有很多。韦金河等在小鼠身上的试验研究表明，螺旋藻多糖能够增强二硝基氟苯所导致的小鼠迟发性的超敏反应，并提高小鼠的胸腺指数、血清中的半数溶血值以及单核巨噬细胞的吞噬指数，而且这种种现象还都与螺旋藻多糖的剂量成正比关系。于红等的研究表明，螺旋藻多糖能够提高由于环磷酰胺所致免疫力低下的小鼠的免疫功能。于红等用 3 种不同的给药途径分析了螺旋藻多糖对小鼠血清中的 24 种细胞因子的影响，结果表明，螺旋藻多糖在总体上对小鼠起到了增强其免疫力的作用。于红等的研究表明，螺旋藻多糖能够促进小鼠淋巴细胞的增殖，且其能够通过诱生 IFN-V 来发挥它的免疫调节作用。虽然现在还只是在小鼠的身上来证明螺旋藻多糖的免疫调节作用，但相信在不久的将来，螺旋藻多糖一定会存在于人类免疫调节的药物中。

（4）降血糖和降血脂作用　螺旋藻多糖不仅具有抗肿瘤、免疫调节以及抗病毒等作用，还有降低血糖和血脂的作用。如于红等也是通过动物实验证明了螺旋藻多糖具有一定程度的降低血糖的作用。后续在大鼠身上的实验进一步证明了螺旋藻多糖的降血糖作用。林励通过研究螺旋藻多糖对小鼠体内肝糖原的分解作用以及肠道对葡萄糖的吸收作用的影响，从而得出螺旋藻多糖具有一定的降血糖的活性。于红等的另一个试验研究了螺旋藻多糖对四氧嘧啶性糖尿病大鼠的血脂和血糖水平的影响，结果显示螺旋藻多糖能够显著降低四氧嘧啶性糖尿病大鼠的血脂和血糖。总的来说，螺旋藻多糖给糖尿病和高血脂患者带来了福音，因为其是纯天然无毒害的，进一步开发利用的价值很大。

（5）抗氧化、抗辐射以及抗衰老作用　螺旋藻多糖不仅具有上述作用，还具有抗氧化、抗辐射、抗衰老的作用，而且已经被应用于实际了。于红等通过对螺旋藻多糖在润肤露中的抗紫外线效果、保湿性能、抗氧化作用等的测试，评价了其在润肤露中的功效。当然还有大量的科学试验，通过体外检测的方法研究了螺旋藻多糖的抗氧化活性，试验结果也显示了螺旋藻多糖具有较高的抗氧化性能。还有许多科学试验表明螺旋藻多糖也具有较强的抗衰老能力,他们通过体内或者体外检测的方法证实了螺旋藻多糖的高抗衰老性。还有大量关于螺旋藻多糖抗辐射的试验,他们通过研究在小鼠体内灌入螺旋藻多糖或者是体外研究螺旋藻多糖对辐射的抗性,结果都显示螺旋藻多糖对辐射的抗性还是很大的。

【提取工艺】

(1)热水浸提法 热水浸提法是提取螺旋藻粗多糖比较普遍的方式,这种提取方法虽然提取效率不高且耗时、耗能,但是操作起来简单方便且不需要特殊的仪器设备,所以很多人都选用这种方法来提取螺旋藻多糖。利用热水浸提法提取螺旋藻多糖的提取率主要取决于提取次数、温度、时间、固液比等。但是由于各种原因,我们得到的最优提取条件也不尽相同,所以热水浸提法的最优提取工艺还有待我们继续探索。

(2)超声波破碎提取法 超声波能够在局部产生强大的高速射流,从而大大增加了传质效率,使细胞破碎,释放出细胞中的内含物。超声波提取法相比于传统方法具有快速、操作简单、节能、高效等特点。

(3)酶辅助提取法 酶法是利用酶在反应中具有高度专一性的特点,利用酶将细胞壁进行降解从而破坏细胞的细胞壁。而破除细胞壁的效果主要就取决于酶的种类、酶解时间、酶解温度、酶解 pH 及酶的用量等,且一般进行破除细胞壁的试验的时候,往往需要多种酶的复合作用,所以我们就得通过试验来探索其最优的组合方式及用量等,因此,虽然酶辅助提取法具有高效、方便的特点,但是对实验室的要求较高,所以较少用到。

(4)分离与纯化 当螺旋藻多糖被初步提取出来的时候含有大量的杂质如蛋白质、色素、核酸等,所以如果要得到纯品的螺旋藻多糖进而研究它的各种性质及作用,就得将提取到的螺旋藻粗糖进行进一步的分离纯化。实验室中一般用到的螺旋藻多糖的分离纯化方法主要有乙醇沉淀法、盐析法、色谱法、金属配合物法、超滤法、电泳法等。

【应用】

螺旋藻作为一种优质资源,在很多领域都有很好的发展前景,对于科学工作者来说,螺旋藻还有很多地方值得去开发和利用,能够在未来给人类的生活带来更多的福音。螺旋藻不仅具有很高的营养价值,含有大量对人体健康有用的生理活性物质,大量的试验表明,螺旋藻在抗氧化、抗癌、护肝、降低胆固醇和血脂、治疗贫血、养护肠胃、增进免疫、调节新陈代谢等方面都有着积极的作用,所以螺旋藻也具有很强的保健功效,现在已经被广泛地用于食品、饲料、环境保护、生物能源等方面。

（1）在食品方面　目前墨西哥政府已经规定，儿童食品内所含有的螺旋藻必须达到 20%～40%。我国也将螺旋藻制成各种食品，有的是把螺旋藻制成药片直接食用，有的是把螺旋藻干粉或者提取液的原料加到我们日常食用的食物中。

（2）在医学方面　由于螺旋藻中含有多种生物活性成分，如藻胆蛋白、多糖、$\beta$-胡萝卜素、$\gamma$-亚麻酸以及内源性酶等，这些都对人体的健康非常有益。另外，螺旋藻中铁的含量达到了 580～646 mg/kg。所以，目前临床上科学家们已经将螺旋藻应用于儿童，且在改善营养不良、防辐射、补充蛋白质、补充维生素、补充矿物质等方面取得了显著的效果。

（3）在饲料添加方面　由于螺旋藻中含有丰富的营养物质及生物机体生存所必需的营养成分，且含量远远高于其他生物，所以通常被用作饲料的添加剂来用于水产养殖及畜牧业中。已有的研究结果表明，在动物的饲料里添加一定量的螺旋藻可以改善动物的生长状态，提高鱼类等幼苗的成活率，降低育苗的成本，提高幼体的免疫力和生活力，且在相同的情况下，食用含有螺旋藻作为添加剂的饲料的生物增重非常明显，所以螺旋藻在饲料添加剂方面的应用前景很大。

（4）在生物能源方面　相比于其他的生物产氢材料而言，螺旋藻具有更高的光合作用效率、更快的生长繁殖速率、更高的氢酶活性及更长的持续放氢时间等特点，所以是研究生物放氢最理想的材料之一。且随着目前石油资源的枯竭及对清洁、无污染、可再生能源的渴望，相信螺旋藻在生物能源开发领域有着不可限量的前景。目前对螺旋藻在生物能源方面的研究也已取得突破性的进展，尤其是在生产生物乙醇等方面。

（5）在环境保护方面　由于螺旋藻在生长和繁殖过程中需要消耗大量的水中的氮、磷、钾等营养元素，富集水中的重金属，而且也可以利用水中的有机物，其生长繁殖的速度很快，有较高的光合作用能力及较强的环境适应力，螺旋藻的这些特点告诉我们：其可以用废水来进行养殖。这样一方面我们可以让水体得到一定程度的净化，降低水体的富营养化程度及水中的重金属污染；另一方面，我们也能够得到具有高附加价值的螺旋藻产品。所以将螺旋藻用于废水处理是一项很有前景的生物治污措施。而且螺旋藻还有一套很完善的好坏鉴别体系，如气味、颜色、滋味、水溶观察等。

总而言之，螺旋藻作为一种优质资源，在很多领域都有很好的发展前景，对于科学工作者来说，螺旋藻还有很多地方值得去开发和利用，能够在未来给人类的生活带来更多的福音。

## 二、念珠藻

### 【来源】

念珠藻（图 3-21）是常见的淡水丝状藻类，在潮湿的土表也可生长。该属藻类广泛分布于世界各地，属于蓝藻门、蓝藻纲、段殖藻目、念珠藻科。野生念珠藻常呈胶状群体，主要是胶质鞘包裹大量藻丝形成的膜状体。其中，食药两用的地木耳（*Nostoc commune*，普通念珠藻，又称地皮菜）、葛仙米（*Nostoc sphaeroides*，拟球状念珠藻）和发菜（*Nostoc flagelliforme*，发状念珠藻）具有食用和药用价值，在《本草纲目》《本草纲目拾遗》《名医别录》《药性考》《野菜博录》《孔府名馔》等众多古籍中有详细记载，具有除疲劳、利肠胃、消神解热、益精悦神、降脂明目等功效，且久服延年，能治疗夜盲症、久痢脱肛、痔疮等疾病，外用也可以治疗烫伤等症。由于念珠藻的野生资源有限，一些念珠藻品种如葛仙米等已开始通过人工养殖实现规模化开发和利用。

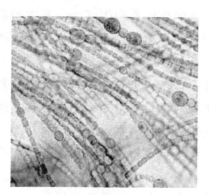

图 3-21　念珠藻

### 【化学成分】

李海峰等对地木耳、葛仙米和发菜野生群体和实验室悬浮培养物的多糖进行了比较研究，结果表明，这三种念珠藻野生群体多糖的主要单糖组分均为葡萄糖、木糖和半乳糖，其比例约为 2：1：1，还含有甘露糖，但在不同种类中该组分所占比例不同；而在实验室悬浮培养条件下的念珠藻多糖组成比野生条件下的更为复杂，悬浮培养的地木耳多糖含有大量的阿拉伯糖、2-O-甲基葡萄糖和葡萄糖醛酸，而且糖链分支点的葡萄糖基连接方式与野生地木耳的也不尽相同，前者是 1→3,6 连接，而后者是 1→4,6 连接。此外，由于念珠藻藻丝中分布有间生或顶生的异形胞，可固氮，因此，在悬浮培养条件下，培养基中有无氮源对藻体多糖的含量和组成影响不大。Kanekiyo 等从发菜中分离得到一种酸性多糖，命名为 nostoflan，其结构主要由→4)-β-D-Glcp-(1→4)-D-Xylp-(1→和→4)-[β-D-GlcAp-(1→6)-]-β-D-Glcp-(1→4)-D-Galp-(1→两种片段构成。

　　对悬浮培养条件下地木耳培养液中的胞外多糖进行了详细研究，发现该多糖以 1,4-糖苷键连接的木糖-半乳糖-葡萄糖为骨架，侧链为 D-呋喃核糖和 3-O-[(R)-1-羧乙基]-D-葡萄糖醛酸，并将后者命名为念珠藻糖醛酸（nosturonic acid），在天然多糖中是一种非常罕见的结构。Jia 等分离得到的发菜胞外多糖也主要由葡萄糖、木糖、半乳糖和甘露糖组成，含有 β-连接的糖苷键。Volk 等从 Nostoc insulare 培养液中分离得到的胞外多糖含有葡萄糖醛酸、葡萄糖和阿拉伯糖，并首次在蓝藻多糖中发现 3-O-甲基阿拉伯糖；多糖部分结构为枝状的 1,3,4-葡萄糖，在其 3 位上连有 3-O-甲基阿拉伯糖形成的侧链。念珠藻胞外多糖这些特殊的结构特征，对维持胞外基质流变学特征及提高念珠藻对特殊环境的耐受力具有重要意义，同时也可能赋予它们一些独特的生物活性，这些将是未来念珠藻胞外多糖研究中的一个重点。

【药理作用】

　　现代研究表明，念珠藻所含有的多糖类、蛋白质类、脂类、色素类等成分具有抗氧化、抗炎、抗肿瘤、抗菌、神经保护等多种生物活性，在生物医药领域具有广泛的开发应用前景。

　　（1）抗氧化作用　研究表明，念珠藻中的多种成分不仅能够在体外直接清除自由基，而且还能够通过增强细胞内抗氧化酶活性和抑制过氧化产物生成来减少氧化损伤。例如，点状念珠藻中的过氧化氢酶和铁蛋白能够分别缓解超氧阴离子诱导剂百草枯和强光辐射对藻细胞的氧化损伤作用。此外，念珠藻分泌的大量多糖类物质有助于其群体抵御干旱、辐射等胁迫，而这些胁迫能够诱导细胞内活性氧自由基的过量生成，因此，我们曾采用多种模型研究了念珠藻多糖的抗氧化活性，发现地木耳多糖不仅能在体外清除超氧阴离子自由基和羟自由基，还能延长模式生物秀丽隐杆线虫在百草枯胁迫下的存活率，同时还证明其体内抗氧化作用与提高抗氧化酶活性和抑制脂质过氧化有关。

　　（2）抗炎作用　念珠藻中的多种成分可以通过调控 MAP K、PI3K/Akt、NF-κB 等炎症相关信号通路来抑制炎症因子表达并提高抗炎因子表达，从而发挥其抗炎作用。例如，地木耳多糖能缓解脂多糖对人急性单核细胞白血病细胞 THP-1 活力的抑制，并能抑制细胞外调节蛋白激酶 ERK1/2 和蛋白激酶 B（Akt）的过度磷酸化，减少促炎因子白介素-6 的分泌。

（3）抗病毒和抗菌作用　一些多糖可以通过抑制病毒吸附和穿入宿主细胞、直接杀伤病毒、增强机体免疫系统等途径达到抗病毒作用，影响其抗病毒作用的因素主要包括分子量、结构和修饰基团等。从发菜中分离得到的多糖nostoflan可选择性地抑制单纯疱疹病毒在宿主细胞上的吸附，减小流感病毒 A 感染小鼠的致死率，而且用 nostoflan 处理的小鼠血清中和抗体滴度高于用阳性对照奥司他韦处理组，这些结果表明，nostoflan 对单纯疱疹病毒、人巨细胞病毒和流感病毒 A 等包膜病毒均具有强抑制作用，这种抗病毒能力取决于多糖的分子量、硫酸基或羧基的含量。一些念珠藻多糖具有潜在的抗菌防腐活性，例如，从葛仙米中提取的水溶性多糖对金黄色葡萄球菌、大肠杆菌、铜绿假单胞菌和霉菌均有抑制作用，其中对铜绿假单胞菌的抑制作用最为明显。

（4）免疫调节作用　李海峰等发现地木耳等中的念珠藻多糖具有很强的补体激活活性，其中野生群体酸性多糖的活性高于从大车钱叶片中分离出来的具有较高活性的果胶型酸性多糖 PM-Ⅱ，表明念珠藻多糖具有通过活化补体系统而增强机体免疫力的潜在活性。最近有研究显示，葛仙米多糖能够显著抑制小鼠肿瘤的生长，对肿瘤所致小鼠细胞免疫力下降，包括脾淋巴细胞转化、NK 细胞活性和迟发型变态反应下降均有显著的抑制作用，另外也发现葛仙米分泌的胞外聚合物（主要成分为多糖）能够显著抑制人胃腺癌细胞BGC-823、人白血病细胞 HL-60 和 K562 等多种肿瘤细胞的生长（结果未发表）。最近有研究表明，发菜多糖具有抗突变作用，能够显著抑制丝裂霉素诱发的微核发生率，在肿瘤的预防和治疗方面具有重要意义。

（5）降血脂作用　早期有研究显示，地木耳可以显著抑制大鼠血清胆固醇水平，而这种活性可能是由于地木耳的"食物纤维"在起作用。最近有研究发现，地木耳能够降低小鼠血浆中总胆固醇和甘油三酯的含量，其作用途径涉及抑制胆固醇吸收、提高脂肪酸氧化以及上调羟甲基戊二酰辅酶 A 还原酶和低密度脂蛋白受体的表达，但地木耳脂质提取物对小鼠的血脂含量没有影响，说明地木耳降血脂的作用可能与其非脂质部分有关。这些结果也说明地木耳等念珠藻中发挥降血脂作用的可能是其多糖等水溶性成分。

【提取工艺】

念珠藻水溶性多糖主要采取水提醇沉法进行粗提，包括脱色除杂、热水浸提、乙醇沉淀和真空干燥等步骤。在此过程中，原料预处理、料液比、提取温度、时间、次数和醇沉浓度等均会影响多糖的提取效率。对念珠藻原料进行适当预处理，既可以提高多糖的提取效率，又可以去除部分杂质，从而给后续的纯化工作带来一定的便利。例如，在进行热水浸提前，利用酒精和甲醇分别对葛仙米进行脱色和脱脂，能提高其多糖得率。采用碱提法有利于念珠藻酸性多糖的提取，但需要严格控制碱的浓度和提取时间等因素，以避免多糖结构的破坏。由于直接水提法需要高温和长时间处理，酶法提取以及超声波、微波等辅助提取方法逐渐受到重视，在提高多糖得率上有一定的效果。

念珠藻在生长过程中会向其培养液分泌大量的胞外多糖，对这类胞外多糖一般采用先离心去除藻细胞、再对脱藻培养液进行减压蒸馏浓缩的方法获得，然后依次经脱色、除蛋白和醇沉等步骤进行纯化。但该方法在处理大体积培养液时耗时长、效率低、成本高，不利于胞外多糖的规模化分离制备。而采用膜分离技术，利用微滤获得大量的脱藻培养液，再通过超滤进行快速连续浓缩，并选择性地去除特定截留分子量以下的蛋白质、色素和盐类等杂质，操作简便、能耗低、分离效率高，实现了胞外物质的规模化分离。在此基础上，将超滤浓缩与乙醇沉淀联合使用，即在超滤进行到一定程度后对浓缩液进行乙醇沉淀，可以缩短超滤过程并达到快速分离胞外多糖的目的。

【应用】

近年来，随着微藻生物技术产业的迅速发展，微藻多糖所具有的抗肿瘤、抗病毒、抗氧化、降血糖等功效正逐步被发现，在食品、日用品、药品等工农业领域的应用将会被逐渐开发和拓展。念珠藻多糖在食品和医药保健品领域也有着巨大的潜力。同时，念珠藻多糖对多种 ROS 均有较强的清除作用，还具有优良的吸水保湿功效，能起到防皱、防晒和抗衰老及抗菌作用，因此，可以作为保湿剂、抗氧化剂、抗衰老剂等应用于皮肤护理和化妆品领域。另外，念珠藻多糖具有较高的黏度及对盐离子和 pH 的稳定性，可以作为增稠剂、润滑剂、乳化剂等应用于日用化工领域。此外，念珠藻多糖具有较强的结合金属离子的能力，可用作络合剂、吸附剂等处理工业污染物；能够改善土壤质量、促进作物增产，可用作农用肥料和植物生长调节剂，从而提高种子发芽率、促进种芽健康成长、提高作物产量、改善作物品质。

# 第三节　褐藻门

## 一、海带

【来源】

海带（图 3-22、图 3-23），又名江白菜，药名称"昆布"，是一种具有食用

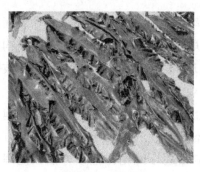

图 3-22　海带

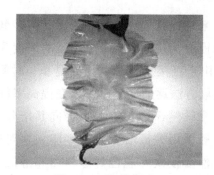

图 3-23　海带标本

和药用价值的大型海藻，属于褐藻门。我国海带的产量和养殖量居亚洲之最，年产约 23 万吨干品，我国福建、辽宁、山东、浙江及广东省北部沿海均有养殖。

## 【化学成分】

它富含蛋白质、脂肪、碳水化合物等宏量营养素以及碘、钙、磷、铁、胡萝卜素、B 族维生素等多种微量元素，显著的药用价值在《本草纲目》《食用本草》《中国中草药汇编》等医书中均有记载。

杨会成对海带多酚的分离纯化及其各部分进行活性检测：利用有机溶剂萃取分离、AB-8 大孔树脂吸附分离、Sephadex LH-20 凝胶色谱分离等技术对 KP 进行分离纯化，最后得到 4 个峰组分，分别为 A1、A2、B1、B2，并筛选出了具有较高活性的多酚组分。各组分的肿瘤抑制活性大小依次为 A2>A1>B2>B1，浓度为 70.42 μg/mL 时，组分 A2 对 BEL-7402 和 P388 的抑制率分别为 61.96%±7.02%、40.47%±8.70%；各组分的抑菌活性大小依次为 A2>B2>A1>B1，在酚浓度为 70.42 μg/mL、45.68 μg/mL 的条件下，对 4 种菌均有抑制效果，且比粗提物和树脂分离产物同等浓度下的抑菌圈直径大。对海带多酚的理化性质进行初步研究：对 KP 的物理化学性质如溶解性、折射率、特征显色反应、pH 稳定性、热稳定性及光谱特征进行了初步研究，结果表明，KP 易溶于中极性溶剂，而在非极性溶剂和极性溶剂中的溶解性较差；在不同溶剂中的折射率大小依次为乙酸乙酯>乙醇>丙酮>甲醇>水>氯仿=乙醚；特征显色反应表明 KP 具有酚类物质的共性。另外，KP 在 pH 2.0～11.0 和 40～100℃的范围内都有肿瘤抑制活性，具有良好的 pH 稳定性和热稳定性。组分 A2 与 PG、间苯三酚的紫外吸收谱图具有相似之处。组分 A1、A2、B2 与 PG、连苯三酚的红外谱图都具有明显的酚羟基伸缩振动；都有芳香环骨架伸缩振动；在指纹区都有酚的特征吸收峰，在官能团区也较为相似，初步推断 KP 具有与 PG 或连苯三酚相近或相似的结构。

【药理作用】

杨会成对海带多酚粗提物的抗肿瘤、抗菌活性进行研究，以 MTT 法分别测定了 KP 粗提物对人肺腺癌 A549 细胞、小鼠白血病 P388 细胞、人肝癌 BEL-7402 细胞和人宫颈癌 HeLa 细胞的抗肿瘤活性；以平板打孔抑制法分别测定了 KP 粗提物对金黄色葡萄球菌、枯草芽孢杆菌、大肠杆菌、铜绿假单胞菌、痢疾志贺菌、产气肠杆菌、普通变形杆菌、白色念珠菌、青霉、灰霉、黄曲霉的抑菌活性。结果表明，KP 粗提物具有一定的抗肿瘤活性，在 100 μg/mL 时，对 A549、P388、BEL-7402、HeLa 细胞的抑制率分别为 27.40%±4.71%、43.44%±1.86%、30.20%±1.16%、29.68%±2.61%。镜检发现细胞形态都发生不同程度的变化。肿瘤细胞的生长抑制活性的量效关系表明，KP 对 P388 的 $IC_{50}$ 为 120 μg/mL，对 BEL-7402 的 $IC_{50}$ 大于 200 μg/mL，细胞毒作用呈剂量和时间依赖性，对 P388 的抑制活性要高于对 BEL-7402 的抑制活性。抑菌实验也显示 KP 具有广谱抗微生物性能，对供试的 2 种革兰氏阳性菌和 5 种革兰氏阴性菌都有一定程度的抑制活性，量效关系均呈剂量依赖型，最小抑菌浓度（MIC）为 10~40 μg/mL。另外，多酚对革兰氏阴性菌中的大肠杆菌、铜绿假单胞菌的抑制效果较明显，对真菌如青霉、白色念珠菌亦有抑制作用。

【提取工艺】

将干海带粉碎过筛，经乙醚回流脱脂后，热水浸提，过滤，合并滤液，减压浓缩，加入 5 倍体积的 95%乙醇沉淀，低温静置过夜，离心（转速 4000 r/min），沉淀蒸馏水溶解，再次重复乙醇沉淀的步骤 2 次，最后 1 次得到的沉淀用少量水溶解，活性炭脱色后，Sevag 法脱蛋白 4 次，浓缩，冷冻干燥，得到海带多糖。

何传波等的研究表明，与常规多糖提取方法相比，酶解方法能有效降低提取温度，微波萃取方法能明显缩短提取时间，这两种方法均具有节能、提取效率高等优点。并且，适当的酶与微波处理不会降低其抗氧化活性，是值得大规模开发利用的多糖提取新技术。单因素试验表明，海带多糖的提取率与酶用量、酶解时间、微波萃取时间的变化趋势相似，都是先升高然后持平，随微波萃取温度的升高先升后降。正交优化试验确定的最佳酶法提取工艺条件为：酶用量 1.5%、温度 40℃、pH 5、时间 2.5 h，多糖提取率为 3.46%。

## 二、马尾藻

【来源】

马尾藻属（见图 3-24、图 3-25）隶属于褐藻门、墨角藻目、马尾藻科，

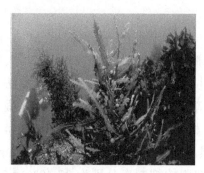

图 3-24　马尾藻

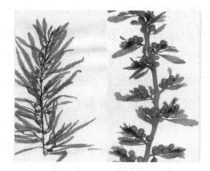

图 3-25　马尾藻标本

由瑞典藻类学家 C. Agardh 于 1820 年建立。该属海藻起源于澳大利亚海,向3 个不同的方向发展。第一个方向向东,东太平洋;第二个方向向西,南印度洋,后到大西洋;第三个方向亦是最重要的方向,南中国海,向北到中国和日本。因此,中国海实际上是马尾藻属的分布中心,中国是世界马尾藻的主要产地之一。据统计,全世界约有 250 多种马尾藻属海藻,中国有 130 种,以西沙群岛、南沙群岛、海南岛、硇洲岛和涠洲岛的马尾藻资源最为丰富。

【化学成分】

马尾藻属植物富含甘油糖脂、植物甾醇、混源萜类、褐藻多酚、含氮化合物等成分。

（1）甘油糖脂　甘油糖脂主要存在于植物界和微生物中,是植物叶绿体类囊膜和细菌原生质膜的主要组成成分,参与细胞识别、信号转导等活动。目前已从马尾藻属植物中分离鉴定出多个甘油糖脂,结构研究表明,所含糖片段的种类基本为半乳糖和硫代异鼠李糖,个别是葡萄糖;所含脂肪酸片段的种类多为 $C_{14}$~$C_{20}$ 的饱和或不饱和脂肪酸。

（2）植物甾醇　植物甾醇是一类广泛存在于植物中的天然活性物质,是植物体内构成细胞膜的成分之一,也是多种激素、维生素 D 及甾族化合物合成的前体。岩藻甾醇在马尾藻属植物中广泛分布,而马尾藻甾醇、$5\alpha,\alpha$-过氧麦角甾-6,22-二烯-3$\beta$-醇、24-氢过氧基-24-乙烯基胆甾醇、24$R$,28$R$-环氧-24-乙基胆甾醇和 24$S$,28$S$-环氧-24-乙基胆甾醇亦较为常见。

（3）萜类　萜类化合物是迄今从褐藻中分离得到最多的化合物类型。除少量的倍半萜外,主要为二萜,包括线型二萜、dolabellane 型二萜、dolastane型二萜和混源型二萜等结构类型。在马尾藻属植物中,已报道的混源二萜类化合物较多。

（4）多酚类　褐藻中富含多酚,称为褐藻单宁。由于间苯三酚的连接方式和数目常受植物种类、季节等的影响，此多酚的结构极其复杂多变。根据其聚合方式，主要分为 4 种类型：多羟基联苯型、多羟基苯醚型、混合多羟基联苯多苯醚型和多（间、邻）羟基苯醚型；研究表明，马尾藻属中的多酚以后 3 种为主，有抗氧化作用。

（5）其他化合物　文献还表明，海蒿子含有 4-苯基香豆素衍生物 melanettin 和 stevenin，酮类化合物 caylcosin 和 liquiritigenin，以及二肽。此外，从中国南海产瓦氏马尾藻中得到 1 个高氮十一元杂环化合物；从半叶马尾藻中得到含氮化合物；从果叶马尾藻中得到戈米辛 N。

【药理作用】

马尾藻多糖的研究与提取其生物活性物质尚处于起始阶段。其生物活性是指免疫活性、抗凝血活性、抗体活性、抗肿瘤活性、抗炎活性及降低血糖活性等。目前，对于马尾藻多糖抗肿瘤活性研究得比较多，免疫活性研究得比较少。

周贞兵等发现马尾藻多糖对小鼠有免疫促进作用，多糖剂量为 600 mg/(kg·d)时，肝、脾增重极显著，效果最明显（$P<0.01$），淋巴结增重也显著（$P<0.05$），与对照组比较具有统计学意义；当多糖剂量为 400 mg/(kg·d)时，脾增重极显著（$P<0.01$），淋巴结增重显著（$P<0.05$），肝增重不显著。马尾藻多糖对小鼠单核巨噬细胞的吞噬功能也有显著作用，当多糖剂量为 600 mg/(kg·d)时，对小鼠单核巨噬细胞的吞噬功能有极显著的影响（$P<0.01$）。马尾藻多糖可以明显增加淋巴小结中的巨噬细胞，当多糖剂量为 600 mg/(kg·d)时，在淋巴结的组织切片中发现有明显的淋巴小结，而且巨噬细胞大量形成，数量明显增多。由于巨噬细胞能够吞噬病毒和癌细胞，抵抗各种感染和抗肿瘤，因而激活巨噬细胞可提高机体抗病毒和抗肿瘤能力，提高机体的免疫调节作用。该研究结果表明，马尾藻多糖确实有免疫促进作用，这对于开发广西北海涠洲岛的抗肿瘤海洋药物有很大的参考价值。

【提取工艺】

马尾藻多糖的提取工艺路线为：马尾藻烘干→粉碎→水浴→过滤→离心→真空浓缩→沉淀→离心→真空干燥→成品。具体步骤如下：①用流动水冲去马尾藻的杂质，晾干后 65℃粉碎，置于干燥处备用；②按 1：20（藻粉：水）的比例于 80℃水浴搅拌提取；③提取液经粗滤后，离心，所得上清液真空浓缩至 1/4 体积；④浓缩液加入 3 倍体积的 95%酒精，离心，所得沉淀真空干燥，即得马尾藻多糖粗品。考虑到提取液的 pH 值、胶体磨的破壁时间、提取时间、酒精浓度对多糖提取率的影响，试验方法设计如下：①当提取液的 pH 值为 1～6 六个梯度时，研究 80℃水浴 3 h 对马尾藻多糖提取率的影响；②当马尾藻用胶体磨磨 2 min、5 min、10 min、15 min 时，研究 80℃水浴 10 h 对马尾藻多糖提取率的影响；③当马尾藻用胶体磨磨 2 min 后，80℃水浴，研究提取时间分别为 2 h、4 h、6 h、8 h、10 h、12 h 时对多糖提取率的影响；④95%酒精的体积不同对多糖沉淀的影响。

## 三、喇叭藻

### 【来源】

喇叭藻属于褐藻门，分布于南沙群岛附近海域和坦桑尼亚桑给巴尔海域。

### 【化学成分】

傅明辉等分离得到的喇叭藻多糖粗干品为深褐色的粉末，无味，易溶于水，不溶于有机溶剂，1% 粗多糖的黏度为 21.1 mPa·s（25℃）。

### 【药理作用】

有研究表明，取自喇叭藻属的硫酸多糖具有多种生物活性，如保护老鼠心脏对抗心肌损伤、缓和胰腺癌进程、抗 HIV 病毒等；其水提取物具有 $\alpha$-葡萄糖苷酶抑制活性，有望用于治疗高血糖等疾病。

丁琅等对坦桑尼亚桑给巴尔海域来源的喇叭藻进行多糖提取、基本理化性质分析以及 $\alpha$-葡萄糖苷酶抑制活性的筛选，得到 2 种活性较好的褐藻多糖 TCP 和 TOP，$IC_{50}$ 值均小于阳性对照药阿卡波糖，对 $\alpha$-葡萄糖苷酶活性的抑制方式均为混合型，研究结果为将喇叭藻多糖用于治疗糖尿病提供了科学依据。

### 【提取工艺】

（1）喇叭藻多糖的提取　100℃的水，pH=7，提取 4 h，喇叭藻多糖的得率为 5.8%，与其他几种褐藻（马尾藻 22.7%，待发表，羊栖菜 8.5%）相比，喇叭藻中多糖含量较少。

（2）喇叭藻多糖的初步纯化　关于粗多糖中蛋白质的去除，傅明辉等采用 Sevage 法，该法条件较温和，但效率不高，一般至少重复 5 次才能除去大部分蛋白质。有文献报道，去蛋白质可用三氯乙酸法，但这种方法较为剧烈，往往会引起某些多糖的降解。

# 第四节 绿藻门

## 一、石莼

### 【来源】

石莼（见图 3-26、图 3-27）属绿藻门、绿藻纲、石莼目、石莼科、石莼属，其藻体呈黄绿色，有两层细胞组成的膜状体，边缘宽可达 30 cm 左右。石莼多生长在中、低潮带的岩石上或石沼中，南方种类颜色偏黄，北方种类颜色偏绿，藻体含有多种维生素、麦角固醇，以及丙酸、丁酸、戊酸、十四酸、十六酸等。石莼是一种大型海藻，广泛分布于西太平洋沿海。其适温范围为 0～35℃，适盐范围为 15%～35%，具有很强的生命力和再生力，生长极泼辣，在水质较肥的内湾生长更为旺盛，是我国野生藻类中资源极为丰富的一种。它不仅藻体鲜艳、味道鲜美，而且富含许多营养物质，具有很高的经济价值。

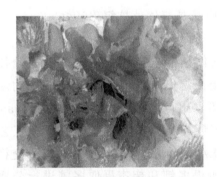
图 3-26 石莼

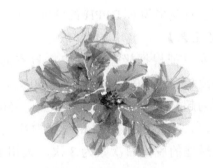
图 3-27 石莼标本

### 【化学成分】

化学分析表明，干石莼主要成分有粗纤维、碳水化合物、蛋白质及灰分，并含有少量脂肪。石莼中还含有 K、Na、Ca、Mg、Ni、Zn、Mo、Cu 等多种微量元素。从粗蛋白中分析出 12 种氨基酸，其中有 8 种为人体必需氨基酸。因品种、产地、采集时间不同，其成分也略有差异。

冯学珍等采用薄层色谱法和 PMP 柱前衍生化 HPLC 法两种方法分析超声提取的石莼多糖的单糖组成，薄层色谱法结果显示，初步推断石莼多糖的单糖组成为鼠李糖、木糖、半乳糖、核糖、葡萄糖和甘露糖。PMP 柱前衍生化

HPLC 法结果显示，石莼多糖主要由鼠李糖、葡萄糖和木糖组成，此外还含有少量的甘露糖、核糖和半乳糖，单糖 Man、Rib、Rha、Glc、Gal、Xyl 之间的摩尔比为 0.08∶0.08∶1.00∶0.97∶0.04∶0.68。

【药理作用】

石莼功用始载于《本草拾遗》，曰"石莼生南海，附石而生，似紫菜，色青""味甘无毒，入水，利小便"，《本草纲目》中记载谓"出闽、浙者，大叶似菜"，故也名海青菜，有软坚散结、清热解毒、利水降脂等功效。药理研究表明，石莼藻体或多糖具有降胆固醇、抗病毒、抗凝血等作用。石莼可作海菜食用，有清口、解毒、消炎等功效，也可以用于防治中暑、消肿，治喉痛、肠胃炎，除口臭等。

安卫征采用细胞病变（CPE）抑制法和 MTT 比色法，研究所提取石莼多糖对 HeLa 细胞的毒性及抗病毒活性。结果显示，所有样品均表现出较强的抗病毒活性，且对 HeLa 细胞的毒副作用较小。

对石莼多糖进行体外抗氧化活性研究，通过对石莼多糖还原能力的测定分析了它们的抗氧化活性；用邻二氮菲·金属铁离子—$H_2O_2$ 体系测定石莼多糖清除—OH 的能力；用邻苯三酚自氧化法测定石莼多糖对 $O^{2-}$ 的清除作用；分析了石莼多糖对 DPPH 的清除作用。样品具有体外抗氧化活性。

【提取工艺】

安卫征根据极差分析和实验室的具体情况确定了热水浸提法的最佳工艺为浸提时间 40 h、加水量为 50 倍、浸提温度 90℃；超声波提取法的最佳工艺为超声功率 800 W、加水量为 50 倍、提取时间 20 min。采用 Sevag 法除蛋白，以多糖损失率和脱蛋白率为衡量指标来研究最佳的脱蛋白工艺，得出最佳的脱蛋白次数为 3 次。采用 DEAE-Sepharose Fast Flow 离子交换柱和 Sephadex G-200 凝胶柱依次对热水所提多糖和超声提取多糖进行分离纯化，通过比较以验证超声提取方法的可行性。结果表明，与热水浸提法相比，超声提取多糖的提取率高，效率高，且提取更加充分，所提取多糖与热水浸提法无差别。

## 二、基根硬毛藻

【来源】

基根硬毛藻（*Chaetomorpha basiretorsa* Setchell）（见图 3-28）属绿藻门（Chlorophyta）、刚毛藻目（Cladophorales）、刚毛藻科（Cladophoraceae），主要分布于热带和亚热带海域低潮间带，我国南海海域分布广泛。

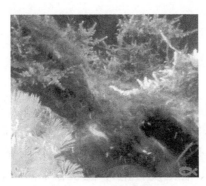

图 3-28　基根硬毛藻

【化学成分】

史大永等对采自我国南海海域的基根硬毛藻的化学成分进行了初步研究，从中分离得到 5 个化合物，分别鉴定为 euphol（Ⅰ）、loloilide（Ⅱ）、4-cumylphenol（Ⅲ）、zeaxanthin（Ⅳ）、lactucaxanthin（Ⅴ），这些化合物均为首次从本属海藻中分离得到，其中 4-cumylphenol（Ⅲ）为新天然产物。另外，对分离得到的单体化合物进行了人肿瘤细胞毒活性测试以及血管平滑肌细胞增殖抑制活性测试。

【提取工艺】

风干的基根硬毛藻样品（14.3 kg）粉碎后用 95%乙醇提取，提取液减压浓缩得膏状物 574 g；提取物用蒸馏水悬浮后，用乙酸乙酯萃取，乙酸乙酯相减压浓缩得浸膏 370 g。乙酸乙酯萃取部位进行硅胶柱色谱，以石油醚-乙酸乙酯梯度洗脱，薄层色谱检查，合并成分相似的洗脱液，减压浓缩得 7 个部分 A1～A7。A2 [石油醚-乙酸乙酯（50∶1）洗脱部分] 先后经过 Sephadex LH-20 色谱（石油醚-氯仿-甲醇，5∶5∶1）、硅胶色谱（石油醚-丙酮，30∶1）和 HPLC（100%甲醇）纯化，最后在甲醇中重结晶得到化合物Ⅰ（25 mg）；A4 [石油醚-乙酸乙酯（20∶1）洗脱部分] 依次经过氧化铝色谱（丙酮）、Sephadex LH-20 色谱（石油醚-氯仿-甲醇，5∶5∶1）和硅胶色谱（石油醚-丙酮，15∶1）纯化得到化合物Ⅱ（23 mg）、Ⅲ（18 mg）；A5 [石油醚-乙酸乙酯（5∶1）洗脱部分] 经反相中压色谱（85%甲醇）、Sephadex LH-20 色谱（石油醚-氯仿-甲醇，5∶5∶1）、硅胶色谱（石油醚-丙酮，8∶1）及 HPLC（75%甲醇）纯化得到化合物Ⅳ（15 mg）、Ⅴ（8 mg）和Ⅵ（15 mg）；A6 [石油醚-乙酸乙酯（2∶1）洗脱部分] 经过反相中压色谱（水）、Sephadex LH-20 色谱（氯仿-甲醇，1∶1）、硅胶色谱（氯仿-甲醇，10∶1）及 HPLC（65%甲醇）纯化得到化合物Ⅶ（24 mg）、Ⅷ（43 mg）和Ⅸ（30 mg）。

## 三、礁膜

### 【来源】

礁膜（图 3-29）又名石菜、青苔菜、绿苔等。藻体为膜状，绿色或淡黄色，片状，膜质，两层细胞，可达 15 cm 高。礁膜广泛分布于全球热带与亚热带海域，亚洲主要分布于韩国、日本等地。我国主要分布于东海、南海（浙江、福建、厦门、广东、香港及台湾），生长在中潮带岩石上。鲜食或漂洗净晒成干品。

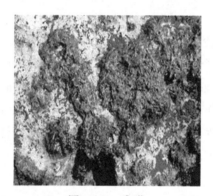

图 3-29　礁膜

### 【化学成分】

礁膜含有较多的多糖、维生素、氨基酸、多种矿物质。礁膜性味咸寒，有清热化痰、利水解毒、软坚散结的功效。现已证实礁膜（*Monostroma nitidum*）的活性成分主要为礁膜多糖，文献报道了礁膜多糖的活性成分是硫酸酯化的鼠李聚糖，主要是由 α-1,3-连接的 L-鼠李糖组成的，硫酸基团存在于 C-2 位上。

房芳采用脱硫酸基反应、高碘酸氧化、Smith 降解、甲基化反应、高效液相色谱、气质联用技术、红外光谱和核磁共振波谱等方法，研究多糖样品 WF1 和 WF3 的连接方式、各种连接方式的比例及硫酸基的取代位置。结果表明，WF1 的糖链主要是以 1,2-Rha 为主，含有 1,4-Rha 和 1,3-Rha，硫酸基的位置位于 C-3 位、C-4 位较多，C-2 位相对较少，也可能 C-3 位、C-4 位均带有硫酸基。WF3 的糖链主要是以 1,3-Rha 的连接方式为主，其次是 1,2-Rha，存在 1→2,3 连接的 Rha 分支点，硫酸基的位置可能 C-4 位较多，C-2 位、C-3 位相对较少，也可能 C-3 位、C-4 位或 C-2 位、C-4 位均带有硫酸基。脱硫前后的红外谱图对比分析表明 WF1 和 WF3 的构型为 $\alpha$ 型。核磁共振谱图进一步说明 WF3 是 $\alpha$ 构型，C-3 位是糖链的连接位点，C-2 位、C-4 位可能有硫酸基取代。

## 【药理作用】

房芳通过测定礁膜多糖样品 WF1 和 WF3 对 APTT、TT、PT 的影响，研究两者的抗凝血活性，与肝素的抗凝血活性进行比较。结果揭示，WF1 和 WF3 主要抑制内源性凝血途径或共有凝血途径，以及抑制凝血酶活性或纤维蛋白原转化为纤维蛋白，对外源性凝血途径没有影响。但是，WF3 的抗凝血活性高于 WF1。分子量大小、硫酸基的取代度及位置和糖苷键的连接方式等结构特征是导致两者活性差异的主要因素。

## 【提取工艺】

礁膜多糖主要是由硫酸化的多糖组成的，在水中的溶解性较好，对于分子量较大的多糖则较难溶解于冷水，溶于热水。采用冷水、热水分别提取的方法可以更加充分地将礁膜中的水溶性多糖组分提取出来。冷水提取液经乙醇沉淀后得到的多糖为较小的颗粒状物质，干燥后的冷水提取粗多糖 CW 为乳白色的粉末状，颜色较浅，色素含量极少，较易溶于水。热水提取液经乙醇沉淀后得到的多糖 HW1 为絮状且粘连在一起，产量较高，干燥后的 HW1 经蒸馏水溶解后冻干呈淡黄色絮状，有少量色素，溶解后有点黏稠；其上层溶液呈乳浊液，将其浓缩再次乙醇沉淀，得到热水提取粗多糖 HW2，干燥后呈乳白色颗粒状。冷水和热水提取后，所得残渣再分别经 0.5 mol/L NaOH 和 3 mol/L NaOH 提取，由于碱能使细胞壁中的纤维素释放出来，故能得到不溶于水的稀碱提取粗多糖 AM1 和浓碱提取粗多糖 AM2，含色素较多，产量少，为墨绿色。

# 第五节　红树林

## 一、玉蕊

## 【来源】

玉蕊属（*Barringtonia*）（见图 3-30、图 3-31）是玉蕊科（Lecythidaceae）中一类重要的木本红树植物，有 20 种，非洲、南亚、太平洋热带区域、澳大利亚北部到我国台湾均有分布。我国仅有一种（*Barringtonia racemosa*），主要分布在海南岛，台湾南部也有少量分布(海南称玉蕊，台湾称水茄)。玉蕊在生态学上属嗜热广布种，其分布最北端的最低月均温为 16~18℃，通常生长在高潮滩中上部。玉蕊属有不少种可药用，在我国、印度以及东南亚各国的民间均有广泛应用，如 *B. racemosa*、*B. acutangula*、*B. asiatica*（*syn. B. speciosa*)、*B. ceylanica* 和 *B. butonica*。海南岛民间将玉蕊作为药用植物，其根可退热，果可止咳。玉蕊有一定的毒性，其种子有毒鱼作用。

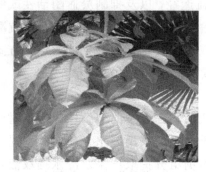

图 3-30　玉蕊植物

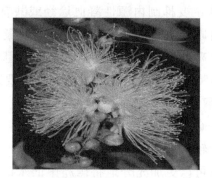

图 3-31　玉蕊花

【化学成分】

（1）二萜类化合物　Hasan 等从 *B. racemosa* 根的 95%乙醇提取物中分离到两种 *neo*-clerodane 二萜，即 nasimalun A 和 nasimalun B。

（2）三萜类化合物　从玉蕊中分离到许多新的多羟基 $\beta$-香树醇和多羟基齐墩果-12-烯-三萜酸，这些三萜类化合物都是齐墩果烷型三萜。

（3）皂苷类化合物　Anjaneyelu 等从 *B. acutangula* 种子的甲醇提取物中分离到一种三萜葡萄糖苷，其苷元是 barrinicacid。从 *B. acutangula* 种子中还提取到三个 barringtogenol C 的皂苷，即 barringtoside A、barringtoside B、barringtoside C。*B. asiatica* Kurz 在印度尼西亚等地被称为"杀鱼树"，当其种子成熟后落入水中表现出毒鱼作用，这一现象被当地渔民广泛应用于捕鱼业。Herlt 等从该植物种子的甲醇提取物中分离得到两种三萜皂苷（**1**、2）。

化合物 Ⅰ 为 3-*O*-{[$\beta$-D-吡喃半乳糖基(1→3)-$\beta$-D-吡喃葡萄糖基-(1→2)]-$\beta$-D-吡喃葡糖醛酰氧基}-22-*O*-(2-甲基丁酰氧基)-15,16,28-三羟基(3$\beta$,15$\alpha$,16$\alpha$,22$\alpha$)-齐墩果-12-烯；化合物 **2** 为 3-*O*-{[$\beta$-D-吡喃半乳糖基(1→3)-$\beta$-D-吡喃葡萄糖基-(1→2)]- $\beta$-D-吡喃葡糖醛酰氧基}-22-*O*-[2(*E*)-甲基-2-丁烯酰氧基]-15,16,28-三羟基- (3$\beta$,15$\alpha$,16$\alpha$,22$\alpha$)-齐墩果-12-烯。此外，Anjaneyulu 等从 *B. acutangula* 中还分离到豆甾醇-3$\beta$-*O*-D(+)-葡萄糖苷。

（4）其他化合物 从 *B. acutangula* 中还分离到 *β*-谷甾醇、*γ*-谷甾醇等。

【药理作用】

（1）民间药用 *B. asiatica* 的果汁可以用于抑制疥疮的形成，叶子适用于治疗胃痛和风湿，坚果用于止痛、咳嗽、流行性感冒、喉咙痛、痢疾和痢疾过后的脾脏肿胀，树皮用于治疗结核病。*B. racemosa* 的根具有与金鸡纳树相似的药效，果可以有效治疗咳嗽、哮喘、痢疾，种子具有芳香味并对疝气（colic）、opthalmia 有一定的治疗作用。*B. speciosa* Forst 的浆果被用作堕胎药。

（2）抗肿瘤活性 在印度民间玉蕊种子常被用于抗肿瘤。采用道尔顿腹水淋巴瘤细胞（Dalton's Lymphoma Ascitic，DLA）感染过的小鼠作为动物实验模型（$1 \times 10^6$ 细胞/只小鼠），Thomas 等测试了 *B. racemosa* Roxb 种子的 50% 甲醇提取液的抗肿瘤活性。实验结果表明，腹腔注射该提取液后（连续注射 14 d），实验小鼠表现出明显的剂量依赖性抗 DLA 活性，且其抗肿瘤活性强于阳性对照药长春碱（vincristine）。当玉蕊提取物剂量为 6 mg/kg 时，抗肿瘤活性最强，所有小鼠都存活；当剂量为 3 mg/kg 时，40%的小鼠可以存活；当剂量为 9 mg/kg 时，存活率是 60%。未治愈的小鼠 20 d 后死亡，治愈的小鼠则恢复正常，没有异常症状出现，40 d 后腹腔内已不含 DLA 细胞。而阳性对照药长春碱在其最佳剂量 1 mg/kg 时，小鼠存活率仅为 40%。与腹腔注射相比，口服给药的效果较差，原因可能是药物在胃肠道内被降解而失活或不能被完全吸收。Thomas 等还报道了动物毒性实验，当上述玉蕊提取物剂量为 18 mg/kg 或以下时，小鼠无任何不良反应。但当剂量为 24 mg/kg 或更高时，小鼠呈现毒副症状，包括不活跃、头昏、动作迟缓、头毛竖起、体温过低、饮食摄水明显下降。半数致死剂量 $LD_{50}$ 为 36 mg/kg。

（3）抗微生物活性 Khan 等采用圆盘散布法（disc diffusion）测试了 *B. racemosa* 根部的乙醇提取液、氯仿萃取部分和二萜 nasimalun A 对 *Bacillus cereus*（革兰氏阳性菌）和 *E. coli*（革兰氏阴性菌）等 19 种细菌的作用，结果发现它们都表现出不同程度的抗菌活性，而以乙醇提取液的抗菌活性最高。Khan 等采用圆盘散布法考察了 *B. asiatica* 的叶子、果肉、种子、树皮及根皮的甲醇提取液及其石油醚、二氯甲烷、乙酸乙酯和正丁醇萃取部分对 25 种细菌、10 种真菌和 1 种滴虫的抑制作用，结果显示，它们均表现出较高的广谱抗细菌活性和一定的抗真菌活性。其中叶子的正丁醇萃取部分，叶子和树皮的二氯甲烷萃取部分，种子、果实和根皮的乙酸乙酯萃取部分的抗菌活性尤其明显。Chakrabarty 等研究了 *B. ceylanica* 树皮提取物的抗真菌活性，结果表明，该提取物能抑制许多植物病原体真菌的生长，证明玉蕊具有良好的抗真菌活性。其对弯孢霉（*Curvularia* sp.）和刺盘孢菌（*Colletotrichum gloeosporioides*，番茄等蔬菜的炭疽病原菌）的抑制作用达到100%。

（4）虫鱼毒性　Chakraborty等报道，*B. acutangula* 茎皮、种子和根皮提取物对鱼塘的害鱼均有一定的抑制作用。在加药2 h内即起作用，而这一毒鱼效果仅在水中保持48 h。*B. asiatica* 的果实和种子可以作为鱼毒素。通常认为 *B. asiatica* 的毒鱼活性与其破坏鱼鳃毛细血管有关，它使鱼类无法呼吸到水中的溶解氧。最近的研究表明，把 *B. asiatica* 种子的甲醇提取物包在不同茄属植物的叶子上，它对 *Epilachna* 幼虫均表现出很强的昆虫拒食剂（antifeedant）作用。而后者是番茄等农作物的重要虫害之一，因此，玉蕊作为专一的、生态友好型的控制方法比传统的杀虫剂更具优势。Herlt等进一步将化合物1、2（三萜皂苷）分别配制成不同浓度的甲醇溶液，研究它们的昆虫拒食剂作用，结果表明，玉蕊三萜皂苷有明显的抑制 *Epilachna* 幼虫生长的作用，且化合物2比化合物1的作用更加显著。*B. racemosa* 树皮的乙醇和水提取物对蚜虫（*Toxoptera aurantii* Boy）有抑制作用，种子和树皮被用于毒鱼，在菲律宾，其种子被用于毒捕野猪。

## 二、海芒果

### 【来源】

海芒果（*Cerbera manghas*）别名黄金茄、牛心茄子，为夹竹桃科（Apocynaceae）海芒果属（*Cerbera*）植物，因果实形似芒果，又生长于海岸林，故得其名。海芒果（见图3-32）为常绿小乔木；叶丛生于枝顶，披针形或倒披针形；顶生聚伞花序，花高脚碟状，花冠白色，中央淡红色，裂片；核果卵

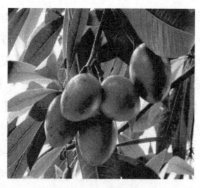

图 3-32　海芒果

形，成熟时橙黄色。全株有毒，其中果仁的毒性最大。海芒果原产于印度塞席尔群岛至热带太平洋区域，现广泛分布于亚洲热带地区、澳大利亚及马达加斯加岛，在我国主要分布于广东、广西、海南、台湾等省（区）。

## 【化学成分】

海芒果的毒性在于海芒果毒素，其分子结构与异羟洋地黄毒苷（一种强心剂）非常相似，会阻断钙离子在心肌中的传输通道，造成中毒者迅速死亡。显然，了解海芒果毒素的毒理、药理及其影响因素对开发海芒果有重要意义。对海芒果化学成分进行分离鉴定，分离得到海芒果醛（cerbinal）、$5\alpha$-豆甾-3,6-二酮、$\beta$-谷甾醇、$\alpha$-香树脂醇、棕榈酸、水杨酸、胡萝卜苷、黄夹环烯醚萜苷（theviridoside）、D-葡萄糖。其中，化合物 $5\alpha$-豆甾-3,6-二酮、$\beta$-谷甾醇、$\alpha$-香树脂醇为首次从该属植物中分离得到，化合物棕榈酸、水杨酸为首次从该植物中分离得到。

## 【药理作用】

海芒果在医药方面也有开发价值。海芒果中含有多种强心苷类化合物，均为甲型强心苷。强心苷是一类对心肌有兴奋作用、具有强心生理活性的甾体化合物，能选择性地作用于心肌，加强心肌收缩力，临床上用于治疗充血性心力衰竭及某些心律失常。但强心苷作为有毒物其毒性也非常强，若超过安全剂量，可使心脏中毒而停止跳动。曾从白花海芒果果仁中提取出四种多糖强心苷类化合物，经水解得到四种单糖苷。海芒果植株还含具有抗皮肤癌、乳腺癌和肺癌活性的强心苷。Laphookhieo 等从白花海芒果种子中成功分离出一系列具有抗癌活性的强心苷类化合物。从海芒果根中也分离出类似的化合物，并利用紫外光谱、红外光谱、核磁共振仪和质谱测定出其结构。许多药物即使在治疗剂量范围内也不可避免地具有毒性和不良反应。许多情况下，药用植物同时也是有毒植物，海芒果也不例外。我们从一系列化合物结构特征可以看出，海芒果毒素属于强心苷的一种，确切地说，其中某个官能团可能是决定一种化合物是毒物还是药物的关键。

海芒果化学成分的药理和毒理活性，尤其是在抗肿瘤方面非常值得关注。对其活性成分的深入研究，不仅对开发安全有效的抗肿瘤药物具有重要价值，而且对设计合成低毒高效的药物具有重要的指导作用。虽然海芒果对人类及哺乳类动物的毒性较大，不能直接加工作为农药，但可以从海芒果中探寻新的活性先导物或新的作用靶标，通过类推合成或生物合理设计，降低对温血动物的毒性，进行新农药开发。因此，对海芒果化学成分的生物活性进行广泛研究和药理作用筛选，对充分利用我国丰富的海芒果植物资源具有重要意义。

## 三、木榄

### 【来源】

*Bruguiera gymnorhiza*（*B. gymnorhiza*），俗名大叶橙红树，植物学分类为红树科（Rhizophoraceae）、木榄属（*Bruguiera*）。木榄（见图 3-33、图 3-34）主要分布于非洲大陆、东南亚、美洲的加勒比等地区的海岸线附近，在我国主要分布于海南、香港、广东、广西、台湾、福建等地。它的种子在还没有离开母树的果实中就开始萌芽，并生长发育成绿色的棒状胚轴，伸出并悬挂在果实的下端，一般长 10～30 cm 或更长，下端粗重，上端稍细而轻，胚轴有单一和成对而居的，以单一居多，偶见成对。当胚轴成熟后，脱离果实母体而自行坠落，扎于滩涂淤泥，瞬即生根固着，发育生长，此为木榄独特的胎生繁殖方式。新鲜或晒干的木榄果实可少量食用，有收敛作用，能治疗肠滑久泻；木榄叶有解毒截疟的效用，以水煎服可用于治疗疟疾；木榄皮有清热解毒、止泻止血的功效，水煎服以治疗咽喉肿痛、热毒泻痢、内出血，并可外用，煎汤洗或鲜品捣敷以止血消炎、治疗小疮肿等。因此，木榄作为红树林的主要群落，其药用价值应是一个重要的探索方向。研究表明，天然植物的药物作用源自其所含有的物质成分。因此，我们对木榄的不同部位进行了一系列物质成分的研究，以期认识和掌握木榄的生物活性有效部位和有效成分。

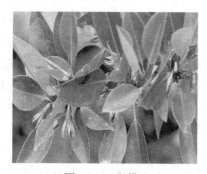

图 3-33　木榄

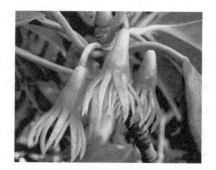

图 3-34　木榄花

### 【化学成分】

由木榄胚轴中测得了 16 种氨基酸，其总量为 25.005 μg/g，其中精氨酸含量最高，为 10.045 μg/g，占氨基酸总含量的 41.6%；其次是丙氨酸 8.845 μg/g，占氨基酸总含量的 35.4%。在测得的 16 种氨基酸中，人体必需氨基酸有 7 种，占氨基酸总含量的 7.9%。与木榄叶中的氨基酸含量相比，木榄胚轴中的氨基酸含量明显较低，但胚轴中也含有对人体很有益处的氨基酸，如精氨酸，且含量最高。精氨酸既是一种营养物质，又具有多种独特的生理与药理作用，它能提高机体免疫功能，促进蛋白质合成，降低分解代谢，保护胃肠黏膜，在临床营养治疗中发挥着重要作用。精氨酸对人体的创伤修复和免疫调节有着十分重要的作用。研究发现，在肝癌患者的手术期，精氨酸的应用可改善患者的免疫功能。丙氨酸属非必需氨基酸，但可与丙酮酸发生可逆转化，并与糖代谢有关，在生理代谢过程中是很重要的物质，有缓冲、螯合、抗菌、解毒和防止其他氨基酸褐变的作用，可防止油类和油类食品氧化，是食品防腐剂的复配组分之一。丙氨酸还能促进血液中酒精的代谢作用，增强肝功能，有保肝护肝作用。由此可知，木榄胚轴也是含有具有重要生理功能的氨基酸的有效部位。采用电感耦合等离子发射光谱法（ICP-OES）由木榄胚轴中检测并定量测定了 13 种微量元素，测得的 As、Co、Cr、Cu、Fe、Mg、Mn、Ni、Pb、Se、Ti、Ba、Sr 等 13 种微量元素的总含量为 1.116 mg/g，其中含量明显较高的 4 种元素依次为镁（900.351 μg/g）、铁（82.376 μg/g）、铜（52.766 μg/g）和镍（36.158 μg/g）。镁、铁、铜、镍皆是构成人体组织和维持正常生理功能所必需的矿物质元素，在人体内具有非常重要的生理功能。如镁是骨骼和牙齿的重要成分；人体重要的生命活动过程中很多需要镁的参与，如在 DNA 和 RNA 以及蛋白质的合成过程中，都需要镁的参加；在糖类和脂质的合成中，一些酶的作用需要镁作为激活剂；镁通过影响离子转运，和钙离子协调工作，共同完成肌肉的收缩与舒张过程。缺镁在导致肥胖、高脂血症、高血压、糖尿病及心脑血管病中均有影响。铁是构成具有特殊生理功能的血红蛋白和细胞色素的重要成分，是组织代谢不可缺少的物质，缺铁可引起多种组织改变和功能失调，机体免疫功能受损，出现诸如疲劳、失眠、缺铁性贫血、抵抗力下降等症状；铜在体内影响铁的吸收、运送和利用，还可以加速血红蛋白的合成，严重缺乏铜和长期边缘性缺乏铜会引起小儿发育不良及地方病（如膝外翻症），同时还会诱发冠心病、营养性贫血、皮肤脱色等疾病。近期美国科学家公布了一项惊人的研究成果，铜具有杀菌功能。由此可见，在木榄胚轴中含有人体必需的重要的矿物质元素。

【药理作用】

（1）抗癌 研究发现，木榄根部分离得到四环甜菊醇，其中甜菊醇是植物生长调节因子，可以抑制对氨基马尿酸盐在肾近曲小管的跨膜转运，对抗十四碳酰基乙酸诱导的小鼠炎症，还强烈抑制对二甲基苯并蒽引发的小鼠皮肤肿瘤的促生长作用。采用气相色谱技术，对木榄胚轴中的挥发性成分进行了分析测定；其中有一种多聚二硫大环化合物即木榄六硫醇是防癌、抗衰老、预防心血管疾病的稀有物质。不饱和脂肪亚油酸也具有防止动脉粥样硬化的作用。

（2）抑菌　1972年，从木榄的皮和根中分离出的木榄醇和异木榄醇具有弱的抗真菌活性，还有杀虫活性。在木榄树干中发现了一种含氧芳香化合物木榄醇，其具有抗菌作用，并且对包括结核杆菌和大肠杆菌在内的革兰氏阳性菌和阴性菌均有抑制作用。Yamauchi等利用红树植物粗提物进行抑菌活性实验，发现木榄提取物对3种病原菌（香蕉黑星菌、辣椒疫霉菌、西瓜蔓枯菌）均有较高的抑制率。Abe等测定了多种红树植物对动物病原菌的抑制细菌生长的效果，结果表明，木榄对痢疾志贺菌、藤黄微球菌、蜡样芽孢杆菌有一定的抑菌能力。

（3）抗氧化　通过正丁醇法降解反应制备了花青定粗产品，并研究了酸解转化产物对铁离子的还原和抗氧化能力；说明其制备的花青定粗品有较高的抗氧化和自由基清除能力。

## 四、黄槿

### 【来源】

半红树植物黄槿（*Hibiscus tiliaceus* Linn.）为锦葵科（Malvaceae）木槿属植物，多生于滨海地区，为海岸防沙、防潮、防风之优良树种，主要分布于中国海南和广东、菲律宾群岛、太平洋群岛、南洋群岛、印度等地。黄槿（见图 3-35）为《全国中草药汇编》收录的两种红树林药用植物之一，药用

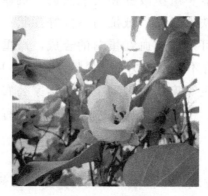

图 3-35　黄槿

部位为叶、树皮和花，其味甘、淡，微寒，具有清热解毒、散瘀和消肿之效用，民间用来治木薯中毒。

**【化学成分】**

张小坡等对黄槿枝叶的化学成分进行研究，从中分离得到 14 种化合物，通过理化常数测定、光谱数据分析，鉴定了其结构，分别为木栓酮（friedelin，**1**）、$\beta$-谷甾醇（$\beta$-sitosterol，**2**）、香草醛（vanillin，**3**）、syriacusin A（**4**）、hibiscolactone（**5**）、莨菪亭（scopoletin，**6**）、臭矢菜素 C（cleomiscosin C，**7**）、反式丁烯二酸（fumaric acid，**8**）、山奈酚（kaempferol，**9**）、槲皮素（quercetin，**10**）、胡萝卜苷（daucosterol，**11**）、壬二酸（azelaic acid，**12**）、丁二酸（succinic acid，**13**）、芦丁（rutin，**14**）。其中化合物 7、9、10 为首次从该属植物中分离得到，化合物 3～5、8、12～14 为首次从该植物中分离得到。

**【药理作用】**

王忠昭对半红树植物黄槿的化学成分及生物活性进行了初步研究，发现了一些具有抗肿瘤活性的有效成分，为药用半红树植物黄槿的开发利用提供了依据。他从半红树植物黄槿的甲醇提取物石油醚-乙酸乙酯部分分离得到 21 种化合物，并鉴定了这些化合物的结构，其中 3 种新化合物，除新化合物外，另有 12 种化合物为首次从该种植物中分得。新化合物的发现及其波谱数据的归属丰富了天然药物化学的内容。采用活性跟踪的方法，王忠昭对分离自黄槿中的单体化合物进行了体外细胞水平抗肿瘤细胞毒活性筛选试验。化合物 2、13、18、20 对小鼠白血病细胞（P388）表现较强的细胞毒活性；化合物 2、20 对一肝癌细胞株（BEL-7402）表现较强的细胞毒活性。化合物 1、2 侧链双键的位置比较新颖，有进一步进行抗肿瘤活性筛选和修饰改造的潜力。

**参 考 文 献**

[1] 张峻甫，夏邦美. 中国江蓠属植物地理学的初步研究[J]. 海洋与湖沼，1962(Z2): 189-198.
[2] 赵谋明. 江蓠琼胶加工中碱处理的作用及机理[J]. 食品科学，1991(11): 14-17.
[3] Yasuhara-Bell J, Lu Y. Marine compounds and their antivities[J]. Antivir Res, 2010, 86(3): 231-240.
[4] 赵素芬，孙会强. 微课在海藻与海藻栽培学实验教学中的应用[J]. 安徽农业科学，2017, 45(05): 253-255.
[5] 邓志峰，纪明侯. 龙须菜和扁江蓠多糖的组成及其抗肿瘤效果[J]. 海洋与湖沼，1995(06): 575-581.
[6] 陈美珍，张永雨，余杰，谢雄彬. 龙须菜藻胆蛋白的分离及其清除自由基作用的初步研究[J]. 食品科学，2004(3): 159-162.
[7] 潘江球，李思东. 江蓠的资源开发利用新进展[J]. 热带农业科学，2010, 30(10): 47-50+89.
[8] 王仲孚，赵谋明，彭志英，田庚元. 藻胆蛋白研究[J]. 生命的化学，2000(02): 72-75.
[9] 刘名求，杨贤庆，戚勃，邓建朝，宋莹. 江蓠活性多糖与藻胆蛋白的研究现状与展望[J]. 食品工业科技，2013, 34(13): 338-341.

[10] 谢苗, 钟剑霞, 甘纯玑. 海藻多糖的药用功能与展望[J]. 中国药学杂志, 2001(08): 11-14.

[11] 陈美珍, 余杰, 廖灶辉, 王欣. 龙须菜多糖抑瘤活性及对荷瘤小鼠抗氧化作用的研究[J]. 中国海洋药物, 2008(02): 46-49.

[12] Mazumder S, Ghosal P K, Pujol C A, et al. Isolation, chemical investigation and antiviral activity of polysaccharides from *Gracilaria corticata*(Gracilariaceae, Rhodophyta)[J]. International Journal of Biological Macromolecules, 2002, 31: 87-95.

[13] 陈美珍, 廖灶辉, 陈鸿霖. 龙须菜多糖硫酸基含量对抗流感病毒活性的影响[J]. 食品科学, 2008(08): 587-590.

[14] 杨华, 庄陈丰. 响应面法优化微波辅助提取龙须菜多糖工艺及其抗氧化活性研究[J]. 食品科学, 2011, 32(20): 79-83.

[15] Souza B W S, Cerqueira M A, Bourbon A I, et al. Chemical characterization and antioxidant activity of sulfated polysaccharide from the red seaweed *Gracilaria birdiae*[J]. Food Hydrocolloids, 2012, 27(2): 287-292.

[16] 陈美珍, 余杰, 龙梓洁, 罗奇斌. 龙须菜多糖抗突变和清除自由基作用的研究[J]. 食品科学, 2005(07): 219-222.

[17] 杨文鸽, 谢果凰, 徐大伦, 竺巧玲, 卢佳芳, 周星宇. 龙须菜多糖的降解及其降解产物的抗氧化活性[J]. 水产学报, 2009, 33(02): 342-347.

[18] 金玉林, 吴文婷, 陈伟洲. 不同温度和盐度条件对脆江蓠生长及其生化组分的影响[J]. 南方水产科学, 2012, 8(02): 51-57.

[19] 黄中坚, 宋志民, 杨晓, 赖学文, 刘涛, 陈伟洲. 生态因子对芋根江蓠的生长及生化组分的影响[J]. 南方水产科学, 2014, 10(01): 27-34.

[20] 张永雨, 陈美珍, 余杰, 林元喜. 龙须菜藻胆蛋白抗突变与抗肿瘤作用的研究[J]. 中国海洋药物, 2005(03): 36-38.

[21] 陈美珍, 余杰, 钟秋玲, 陈杰良, 葛安山. 龙须菜藻胆蛋白免疫功能和抗氧化作用的研究[J]. 食品科学, 2005(09): 438-441.

[22] 王唐洪, 向东, 张光颖, 王柳花. 江蓠多糖分离提取工艺的研究[J]. 轻工科技, 2012, 28(01): 15-16.

[23] Patil G, Chethana S, Sridevi A S, et al. Method to obtain C-phycocyanin of high purity[J]. Journal of Chromatography A, 2006, 127: 76-81.

[24] 王勇, 钱凯先, 董强. 高纯度藻蓝蛋白分离纯化及光谱特性研究[J]. 生物化学与生物物理进展, 1999(05): 457-460.

[25] 吴湛霞, 董静静, 李思东, 张琳. 国内江蓠提取琼胶加工工艺的研究进展[J]. 广西轻工业, 2010, 26(09): 19-20+22.

[26] 中国科学院海洋研究所. 中国经济海藻志[M]. 北京: 科学出版社, 1962: 129.

[27] 喻乾明, 施松善, 李莉莉, 沈凯凯, 秦坤, 王顺春. 蜈蚣藻多糖的体外抗血管生成作用[J]. 中国海洋药物, 2010, 29(01): 13-16.

[28] 芮雯, 岑颖洲, 李药兰, 伍秋明, 王一飞, 张美英. 带形蜈蚣藻硫酸多糖的提取、分析及其抗病毒活性[J]. 中国海洋药物, 2006(02): 12-16.

[29] 张治业. 蜈蚣藻多糖对人神经胶质瘤 U87 细胞及其裸鼠移植瘤生长的抑制作用[J]. 重庆医科大学学报, 2011, 36(09): 1051-1053.

[30] 张婧婧, 刘秋凤, 吴成业. 蜈蚣藻多糖降血糖及降血脂活性的研究[J]. 福建水产, 2014, 36(01): 21-28.

[31] 李雅琪, 张朝晖, 潘俊芳, 王顺春, 陈伊蕾, 周巧云. 蜈蚣藻抗肿瘤活性及其化学成分研究[J].

中国海洋药物, 2010, 29(06): 29-33.

[32] Ji N Y, Li X M, Li K. Halogenated Sesquiterpenes from the Marine Red Alga *Laurencia saitoi* (Rhodomelaceae)[J]. Helv Chim Acta, 2009, 92: 1873-1879.

[33] Li X D, Miao F P, Li K, et al. Sesquiterpenes and acetogenins from the marine red alga *Laurencia okamurai*[J]. Fitoterapia, 2012, 83: 518-522.

[34] Chatter R, Othman R B, Rabhi S, et al. *In vivo* and *in vitro* anti-inflammatory activity of neorogioltriol, a new diterpene extracted from the red algae *Laurencia glandulifera*[J]. Mar Drugs, 2010, 8: 1178-1188.

[35] Cen-Pacheco F, Nordstrom L, Luisa Souto M. Studies on polyethers produced by red algae[J]. Mar. Drugs, 2010, 8: 1178-1188.

[36] Liang Y, Li X M. A new rearranged chamigrane sesquiterpenes from Chinese red alga *Laurencia okamurai*[J]. Chin Lett, 2009, 20: 190-192.

[37] Cen Pacheco F, Villa-Pulgarin J A, Mollinedo F. New polyether triterpenoids from *Laurencia viridis* and their biological evaluation[J]. Mar Drugs, 2011, 9: 2220-2235.

[38] Abdel-Mageed W, Ebel R, Valeriote F. Laurefurenynes A-F, new cyclic ether acetogenins from a marine red alga *Laurencia* sp[J]. Tetrahedron, 2010, 66: 2855-2862.

[39] Kladi M, Vagias C, Stavri M. C15 acetogenins with antistaphylococal activity from the alga *Laurencia andulifera*[J]. Phytochemistry Lett, 2008, 1: 31-36.

[40] Su H, Yuan Z H, Li J, et al. Two new bromoindoles from red alga *Laurencia similis*[J]. Chin Lett, 2009, 20: 456-458.

[41] 梁惠, 贺娟, 董春景, 马爱国. 凹顶藻萜类化合物抑瘤作用及其机制研究[J]. 营养学报, 2005(06): 502-505.

[42] 孙杰, 韩丽君, 史大永, 范晓, 杨永春, 石建功. 三列凹顶藻化学成分研究[J]. 中国中药杂志, 2007(02): 120-123.

[43] 陶平, 贺凤伟. 大连沿海 3 种大型速生海藻的营养组成分析[J]. 中国水产科学, 2001(04): 60-63.

[44] 孔娜娜, 周革非, 王长海. 角叉菜提取物的抑菌和免疫活性的研究[J]. 食品科技, 2010, 35(11): 219-222.

[45] 殷帅文, 师彦平, 李晓明, 王斌贵. 粗枝软骨藻化学成分研究[J]. 天然产物研究与开发, 2007(06): 944-947.

[46] Pulido O M. Domoic acid toxicologic pathology: A review[J]. Marine Drugs, 2008, 6:180-219.

[47] 陈西平, 刘江. 水生态环境中神经毒性生物毒素——软骨藻酸[J]. 国外医学(卫生学分册), 2001(02): 92-95.

[48] Rue E, Bruland K. Domoic acid binds iron and copper: a possible role for the toxin produced by the marine diatom *Pseudo-nitzschia*[J]. Marine Chemistry, 2001, 76: 127-134.

[49] 王萍亚, 赵华, 陈皓, 夏松养. 水产品中赤潮毒素残留的风险评价[J]. 浙江海洋学院学报(自然科学版), 2008(02): 144-450.

[50] 顾佳萍, 袁涛. 赤潮毒素软骨藻酸检测方法研究进展[J]. 海洋通报, 2010, 29(04): 472-477.

[51] 项斯端. 中国多管藻属及新管藻属的研究[J]. 浙江大学学报(理学版), 2004(01): 88-97.

[52] 柳全文, 李桂华, 刘珂, 张婷, 范晓, 郭红艳. 多管藻化学成分研究[J]. 中草药, 2006(10): 1462-1465.

[53] 张立新, 杭瑚, 赵爱云. 两种多管藻中总氨基酸含量的分析[J]. 海洋科学, 1999(02): 6-7.

[54] 张陆曦, 徐红丽, 周赟, 顾佳雯, 郭婷婷, 何培民. 条斑紫菜多糖 PY-D2 对 4 种人肿瘤细胞株

生长的影响[J]. 生物技术通讯, 2007(04): 608-611.

[55] Yoshizawa Y, Ametani A, Tsunehiro J, et al. Macrophage stimulation activity of the polysac-charide fraction from a marine alga(*Porphyra yezoensis*): structure-function relationships and improved solubility[J]. Biosci Biotechnol Biochem, 1995, 9(10): 1933-1937.

[56] 郭婷婷, 张陆曦, 顾佳雯, 刘凤, 何培民. 条斑紫菜粗多糖对淋巴细胞和支持细胞的增殖作用[J]. 生物技术通讯, 2006(03): 359-361.

[57] 赵婷婷, 张全斌, 李智恩, 徐祖洪. 坛紫菜多糖及其降解产品对免疫细胞增殖的影响[J]. 中药新药与临床药理, 2009, 20(01): 30-32.

[58] Zhang Q, Li N, Zhou G, et al. *In vivo* antioxidant activity of polysaccharide fraction from *Porphyra haitanesis* (Rhodephyta) in aging mice[J]. Pharmacol Res, 2003, 48(2): 151-155.

[59] Zhang Q, Li N, Liu X, et al. The structure of a sulfated galactan from *Porphyra haitanensis* and its *in vivo* antioxidant activity[J]. Carbohydr Res, 2004, 339(1): 105-111.

[60] Guo T T, Xu H L, Zhang L X, et al. *In vivo* protective effect of *Porphyra yezoensis* polysaccharide against carbon tetrachloride induced hepatotoxicity in mice[J]. Regul Toxicol Pharmacol, 2007, 49(2): 101-106

[61] 刘凤, 顾中凯, 何培民. 影响紫菜多糖提取的几种因子[J]. 上海水产大学学报, 2005(01): 89-92.

[62] 张双灵. 微波辅助提取紫菜多糖的工艺研究[J]. 饮料工业, 2009, 12(02): 3-6.

[63] 杨永利, 郭守军, 马瑞君, 章雪丹. 超声波辅助提取坛紫菜多糖的工艺优化[J]. 食品研究与开发, 2007(08): 20-23.

[64] 段小娟, 李晓明, 王斌贵. 海洋红藻鸭毛藻化学成分研究[J]. 海洋科学, 2007(05): 17-19+38.

[65] 段小娟. 海洋红藻鸭毛藻化学成分及抗氧化活性的研究[D]. 青岛: 中国科学院研究生院(海洋研究所), 2007.

[66] Yuan H Q, Shi Y P, Qu X J, et al. Studies on the pharmacology and constituents of *Plocamium telfairiae* Harv[J]. Chin J Mar Drugs(中国海洋药物), 2010, 19(5): 7-11.

[67] Yuan H Q, Yan M T, Wei X G, et al. Studies on the chemical constituents of *Plocamium telfairiae*[J]. Chin Pharm J(中国药学杂志), 2010, 36(12): 806-808.

[68] 苑辉卿, 时岩鹏, 曲显俊, 姚庆强, 韦兴光. 红藻海头红药效学及化学成分的研究(Ⅰ)[J].中国海洋药物, 2000(05): 7-11.

[69] 袁兆慧, 韩丽君, 范晓, 李帅, 史大永, 孙杰, 马明, 杨永春, 石建功. 红藻小珊瑚藻化学成分研究[J]. 中国中药杂志, 2006(21): 1787-1790.

[70] Carmichael J, DeGraff W G, Gazdar A F, et al. Evaluation of a tetrozolium based semiautomated colorimetric assay: Assessment of chemosensitivity testing[J]. Cancer Res, 1987, 47(4): 936.

[71] Yu Guangli, Yang Bo, Zhao Xia, et al. A comparative analysis of four kinds of polysaccharides purified from *Furcellaria lumbricalis*[J]. Journal of Ocean University of China, 2007, 6(1): 16-20.

[72] 张少斌, 依晓楠, 刘英, 刘慧. 螺旋藻藻胆蛋白不同提取方法的比较[J]. 吉林农业大学学报, 2007(04): 381-383.

[73] 王依涛, 孟春晓. 螺旋藻研究现状及展望[J]. 江苏农业科学, 2010(5): 343-345.

[74] 林励. 螺旋藻——一种高蛋白的水生植物[J]. 海南大学学报(自然科学版), 1985(04): 106-109.

[75] 于红, 吕锐, 张学成. 螺旋藻多糖对肿瘤细胞生长及 HeLa 细胞早期凋亡作用的实验研究[J]. 海洋科学, 2008(01): 38-40+87.

[76] 于红, 张学成. 螺旋藻多糖抗肿瘤作用的实验研究[J]. 高技术通讯, 2003(07): 83-86.

[77] 于红, 张学成. 螺旋藻多糖对 HeLa 细胞生长的影响[J]. 中国海洋药物, 2003(01): 26-29.

[78] 于红，张文卿，赵磊，刘冰. 钝顶螺旋藻多糖抗病毒作用的试验研究[J]. 中国海洋药物，2006(05): 19-24.

[79] 于红，张学成. 螺旋藻多糖抗 HSV-1 作用的体外试验研究[J]. 高技术通讯，2002(09): 65-69.

[80] Dodds W K, Gudder D A, Mollenhauer D. The ecology of *Nostoc*[J]. Phycol, 2005, 31(1): 2-18.

[81] 李海峰，李章伟，刘永梅，黄泽波. 念珠藻多糖的研究现状与应用展望[J]. 中国农业科技导报，2011, 13(01): 105-110.

[82] Brüll L P, Huang Z, Thomas-Oates J E, et al. Studies of polysaccharides from three edible species of *Nostoc* (cyanobacteria) with different colony morphologies: structural character ization and effect on the complement system of polysaccharides from *Nostoc commune*[J]. J Phycol, 2000, 36(5): 871-881.

[83] Huang Z, LiuY, Paulsen B S, et al. Studies on polysaccharides from three edible species of *Nostoc* (cyanobacteria) with different colony morphologies: comparison of monosaccharide compositions and viscosities of polysaccharides from field colonies and suspension cultures[J]. J Phycol, 1998, 34(6): 962-968.

[84] Kanekiyo K, Lee J B, Hayashi K, et al. Isolation of an antiviral polysaccharide, nostoflan, from a terrestrial cyanobacterium, *Nostoc flagelliforme*[J]. J Nat Prod, 2005, 68(7): 1037-1041.

[85] Helm R F, Huang Z, Edwards D, et al. Structural characterization of the released polysaccharide of desiccation-tolerant *Nostoc commune* DRH-1[J]. J Bacteriol, 2000, 182(4): 974-982.

[86] Huang Z, Prickett T, Potts M, et al. The use of the 2-aminobenzoic acid tag for oligosaccharide gel electrophoresis[J]. Carbohydr Res, 2000, 328(1): 77-83.

[87] Jia S R, Yu H F, Lin Y X, et al. Characterization of extracellular polysaccharides from *Nostocfla-gelli forme* cells in liquid suspension culture[J]. Biotechnol Bioproc Eng, 2007, 12(3): 271-275.

[88] Volk R B, Venzke K, Blaschek W. Structural investigation of a polysaccharide released by the cyanobacterium *Nostoc insulare*[J]. J Appl Phycol, 2007, 19(3): 255-262.

[89] Kanekiyo K, Hayashi K, Lee J B, et al. Structure and antiviral activity of an acidic polysaccharide from an edible blue-green alga, *Nostoc flagelliforme*[J]. Yakugaku Zasshi, 2008, 128(5): 725-731.

[90] 常向东，李冰冰，邓伊苓，赵倩. 葛仙米水溶性多糖的抗菌性实验研究[J]. 医学理论与实践，2009, 22(09): 1032-1034.

[91] 莫开菊，谢笔钧，龚晨睿. 葛仙米多糖体内抑瘤及对免疫的影响[J]. 食品科学，2008(04): 392-396.

[92] 孙强，纪志娜，黄辉. 发状念珠藻(*Nosto cflagelliforme*)多糖的抗氧化与抗突变性质分析[J]. 食品研究与开发，2010, 31(02):159- 162.

[93] 王文杰，姚旦，赵辰红，薛静，沈颂东. 氮磷营养盐对四种淡水丝状蓝藻生长的影响[J]. 生态科学，2008(04): 202-207.

[94] 莫开菊，谢笔钧，汪兴平，刘怀臣. 葛仙米多糖的提取、分离与纯化技术研究[J]. 食品科学，2004(10): 103-108.

[95] 莫开菊，周志，汪兴平，谢笔钧. 碱液和木瓜蛋白酶预处理对葛仙米多糖提取效果的影响[J]. 食品科学，2007(11): 194-198.

[96] 黄泽波，刘永梅，李章伟，等. 一种微藻胞外多糖的膜分离方法[P]. 中国发明专利，201010184670. 5.

[97] 金振辉，刘岩，张静，宫庆礼，崔竞进，刘涛. 中国海带养殖现状与发展趋势[J]. 海洋湖沼通报，2009(01): 141-150.

[98] 刘树立，王春艳，王华. 我国海带的加工利用和开发[J]. 食品与药品，2007(05): 34-36.

[99] 叶盛英, 李宏. 海带药用研究进展[J]. 天津药学, 2003(06): 58-61.

[100] 杨会成. 海带(*Laminaria japonica* Aresch)多酚的提取、分离及其抗肿瘤、抗菌活性研究[D]. 青岛: 中国海洋大学, 2008.

[101] 何传波, 魏好程, 熊何健, 汤凤霞, 吴国宏. 酶与微波处理对海带多糖提取及抗氧化活性的影响[J]. 食品科学, 2013, 34(18):51-55.

[102] 曾呈奎, 陆保仁. 褐藻门: 第2册[M]//中国海藻志: 第3卷. 北京: 科学出版社, 2000: 35.

[103] 王长云, 邵长伦. 海洋药物学[M]. 北京: 科学出版社, 2011: 125.

[104] 汤海峰, 易杨华, 姚新生. 褐藻某些化学组分研究新进展[J]. 中国海洋药物, 2002(01): 34-42.

[105] 刘红兵, 崔征, 李玉山, 袁丹. 半叶马尾藻化学成分的研究II[J]. 中国药学杂志, 1999(08): 45.

[106] 汤海峰, 易杨华, 姚新生, 许强芝, 张淑瑜, 孙鹏. 褐藻果叶马尾藻化学成分的研究[J]. 中国海洋药物, 2002(06): 11-15.

[107] 姚福汉, 将伯诚. 海藻中具有免疫赋活作用的多糖[J]. 中国野生植物资源, 1997(03): 8-9.

[108] 周贞兵, 戴腾飞, 王士长, 梁珠民. 马尾藻多糖的提取及免疫研究[J]. 安徽农业科学, 2009, 37(16): 7467-7470.

[109] 崔征, 李玉山, 肇文荣, 陆保仁. 中药海藻商品药材的调查及原植物鉴定[J]. 中国药学杂志, 1995(08): 459-460.

[110] 傅明辉, 佘纲哲, 彭达聪. 喇叭藻(*T.ornate* J.Ag)多糖的分离及纯化[J]. 生物学杂志, 2000(04): 24-25.

[111] 丁琅, 单鑫迪, 郝杰杰, 吕友晶, 凡飞, 赵小亮, 蔡超, 于广利. 拟小叶喇叭藻和喇叭藻多糖对α-葡萄糖苷酶活性的影响[J]. 中国海洋药物, 2016, 35(03): 81-86.

[112] 陈绍瑷, 莫卫民, 潘远江, 陈耀祖. 海洋药物研究(III)-羊栖菜多糖[J]. 兰州大学学报, 1998(04): 115-118.

[113] 方积平. 多糖的分离纯化及其纯度鉴别与分子量测定[J]. 中国药学杂志, 1984(10): 46-49.

[114] 张起信, 浅谈石莼资源的开发与利用[J]. 海洋科学, 1998(03): 1-2.

[115] 冯学珍, 陈颖, 伍善广. 石莼多糖的单糖组成成分分析[J]. 食品工业科技, 2014, 35(07): 91-94.

[116] 安卫征. 石莼多糖的提取、纯化及生物活性初步研究[D]. 广州: 暨南大学, 2008.

[117] Tseng C K. Common seaweeds of China[M]. Beijing: Science Press, 1983: 262.

[118] 史大永, 韩丽君, 孙杰, 杨永春, 石建功, 范晓. 绿藻基根硬毛藻的化学成分及其活性[J]. 中国中药杂志, 2005(15): 1162-1165.

[119] Shanmugam M, Mody K H, Siddhanta A K. Blood anticoagulant sulphated polysaccharides of the marine green algae *Codium dwarkense*(Boergs)and *C. tomentosum*(Huds)Stackh[J]. Indian Journal of Experimental Biology, 2011, 39(4): 365-370.

[120] Kaplan D, Christiaen D, Arad S M. Chelating Properties of Extracellular Polysaccharides from *Chlorella* spp. [J]. Applied and Environmental Microbiology, 1987, 53(12): 2953-2956.

[121] Wu S, Pan C. Preparation of algal-oligosaccharide mixtures by bacterial agarases and their antioxidative properties[J]. Fisheries Science, 2004, 70(6): 1164-1173.

[122] 房芳. 礁膜（*Monostroma nitidum*）多糖的提取分离、结构和抗凝血活性研究[D]. 青岛: 中国海洋大学, 2008.

[123] 凡丁. 出入风波红树林——评《中国红树林环境生态及经济利用》[J]. 博览群书, 1996(04): 40-41.

[124] Hasan C M, Khan S, Jabbar A, et al. Nasimaluns A and B: neo-Clerodane Diterpenoids from

*Barringtonia racemosa*[J]. J Nat Prod, 2000, 63: 410-411.

[125] Anjaneyulu A S R, Sastry C S P, Narayan G K A S S, et al. New triterpenes from *Barringtonia acutangula* Gaertn[J]. J Indian Chem Soc, 1978, 55: 1169-1174.

[126] Row L R, Sastry C S P. Isolation of tanginol-a new hexahydroxy triterpene from *Barringtonia acutangula* Gaertn[J]. Indian J Chem, 1963, 1: 322-324.

[127] Sastry C S P, Row L R. The constitution of tanginol, a new hexahydroxy triterpene[J]. Tetrahedron, 1967, 23: 3837-3846.

[128] Herlt A J, Mander L N, Pongoh E, et al. Two major saponins from seeds of *Barringtonia asiatica*: Putative Antifeedants toward *Epilachna* sp. Larvae[J]. J Nat Prod, 2002, 65: 115-120.

[129] Rao G S R S, Prasanna S, Kumar V P S, et al. New triterpenes from *Barringtonia speciosa* Forst[J]. Indian J Chem, 1986, 25B: 113-122.

[130] Pal B C, Chaudhuri T, Yoshikawa K. Saponins from *Barringtonia acutangula*[J]. Phytochemistry, 1994, 35: 1315-1318.

[131] Thomas T J, Panikkar B, Subramoniam A, et al. Antitumor property and toxicity of *Barringtonia racemosa* Roxb seed extract in mice[J]. J Ethnopharmacology, 2002, 82: 223-227.

[132] Khan S, Jabbar A, Hasan C M, et al. Antibacterial activity of *Barringtonia racemosa*[J]. Fito-terapia, 2007, 72: 162-164.

[133] Khan M R, Omoloso A D. Antibacterial, antifungal activities of *Barringtonia asiatica*[J]. Fitoterapia, 2002, 73: 255-260.

[134] Chakraborty D P, Nandy A C, Philipose M T. *Barringtonia acutangula*(L)Gaertn as a fish poison [J]. Indian Journal of Experimental Biology, 1972, 10(1): 78-80.

[135] 廖宝文, 张乔民. 中国红树林的分布、面积和树种组成[J]. 湿地科学, 2014, 12(04): 435-440.

[136] 李榕涛, 卢刚, 陈沂章, 蒋帅, 朱平, 郑希龙. 海南植物新资料(Ⅲ)[J]. 西北植物学报, 2014, 34(10): 2127-2129.

[137] Yamauchi T, Abe F, Wan Alfred S C. Cardenolide monoglycoside from the leaves of *Cerbera odollam* and *Cerbera manghas* L. (CerberaⅢ) [J]. Chem Pharm Bull, 1987, 35(7): 2744-2749.

[138] Abe F, Yamauchi T, Wan Alfred S C. Studies on Cerbera Ⅸ. Cerberalignans J-N and trilignans from stems of *Cerbera manghas* L[J]. Phytochemistry, 1989, 28 (12):3473-3476.

[139] Kumar U S, et al. Free-radical-scavenging and xanthine oxidase inhibitory constituents from *Stereospermum personatum*[J]. J Nat Prod, 2015, 68: 1615-1621.

[140] 张小坡, 张俊清, 等. 黄槿化学成分的研究[J]. 中草药, 2012, 43(3): 440-443.

[141] 王忠昭. 半红树植物黄槿的化学成分及生物活性研究[D]. 青岛: 中国海洋大学, 2009.

# 第四章　海洋药用动物

## 第一节　棘皮动物

### 一、海胆

**【来源】**

海胆（图 4-1）是一种低等的海洋无脊椎动物，属于棘皮动物门（Echino-dermata）海胆纲（Echinoidea）。全世界现存的海胆约有 850 种，但迄今已被较好地开发利用并能形成规模性渔获量的经济种类不超过 30 种。中国是海胆资源比较丰富的国家，主要分布在黄渤海沿岸、浙江、福建沿海，包括 8 目 27 科 69 属共 100 多种，常见的有球海胆科、刻肋海胆科、长海胆科、毒棘海胆科和蛛网海胆科等，其中具有一定的经济价值、可供食用的大型海胆约 10 种。

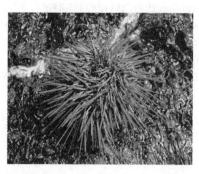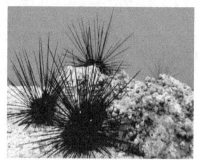

图 4-1　海胆

**【化学成分】**

（1）多糖　迄今为止，海胆多糖的提取分离尤其是结构鉴定研究取得了显著的进展，已经鉴定了硫酸岩藻聚糖、硫酸半乳聚糖、杂多糖、糖胺聚糖及中性葡聚糖，其中具有种属特异性的硫酸岩藻聚糖和硫酸半乳聚糖的化学结构研究最为系统和深入。

① 硫酸岩藻聚糖。1948 年，Vasseur 最早从 3 种海胆（*Strongylocentrotus droebachiensis*、*Echinus esculentus*、*Echinocardium cordatum*）的卵胶膜（jelly coats）中分离得到了不同的胶状物质，含 20%～25%的蛋白质、75%～80%的多糖，其结构未被阐明。SeGall 等利用凝胶过滤和离子交换色谱分离技术分离得到了一种富含岩藻糖的硫酸多糖。

② 硫酸半乳聚糖。海胆卵胶膜中另一种重要的硫酸多糖是硫酸半乳聚糖，多糖同样具有确定的重复单元结构。例如，长海胆（*Echinometra lucunter*）具有一种 2-硫酸化、3-连接的 α-L-半乳聚糖；黄海胆（*Glyptocidaris crenularis*）则具有一种由 2-硫酸化和非硫酸化 β-D-半乳糖（Gal）残基组成的二糖重复单元形成的半乳聚糖，是第一次报道海胆中存在 β-半乳聚糖。

③ 杂多糖。从绿海胆（*Lytechinus pictus*）的胚胎中分离得到 3 种杂聚糖组分 580000（g 580）、150000（g 150）和 2000（g 2），其中 g 580 为高度硫酸化的，含 N-乙酰葡萄糖胺（GlcNAc）、N-乙酰半乳糖胺（GalNAc）、葡萄糖醛酸（GlcA）和 Fuc；g 150 比 g 580 的酸性小，含大量的氨基糖、木糖（Xyl）和甘露糖（Man）；g 2 为中性糖，含 GlcNAc、Man 和 Gal。g 580 和 150 对糖胺聚糖降解酶有抗性，表明它们的结构与糖胺聚糖的差别较大；g 580 可以部分（12%）被肝素酶降解，表明其含少量与能被肝素酶作用的肝素类似的结构；g 150 与 g 2 不能被各种糖苷酶降解。免疫学实验表明，g 580 携带与海绵吸附表位类似的糖抗原表位。从另一种绿海胆（*Lytechinus variegatus*）体液中分离到 3 种复杂的硫酸多糖，几种多糖具有相似的单糖组成，主要包括 Gal、葡萄糖胺（GlcN）和 Man，并与蛋白质结合形成复合物。硫酸化杂多糖不同于脊椎动物的糖胺聚糖，也与以前报道的无脊椎动物多糖有所不同。

④ 糖胺聚糖。未受精的紫海胆（*Strongylocentrotus purpuratus*）卵被一层硫酸岩藻聚糖包围。令人感兴趣的是，受精之后不久岩藻聚糖消失，24 h 后胚胎含有大量的硫酸皮肤素，这种糖胺聚糖含有与哺乳动物相同的骨架结构，即[4-α-L-IdoA-1→3-β-D-GalNAc-1]$_n$，但具有不同的硫酸化模式。海胆的硫酸皮肤素含大量的 4-O-脱硫酸化和 6-O-脱硫酸化的半乳糖胺单元，其链长比脊椎动物组织的更长；成年的海胆组织含大量的硫酸多糖，但硫酸皮肤素仅限于体壁，只占总硫酸多糖的 10%～20%；与幼体聚糖相比，成年海胆的 4-O-硫酸化半乳糖胺显著减少。总体而言，海洋无脊椎动物中具有独特的硫

酸化模式的硫酸皮肤素是因为其细胞外基质处于比脊椎动物更高的盐浓度环境，因此需要携带更多电荷的糖胺聚糖。

⑤ 葡聚糖。Alves 等以产自山东沿海的光棘球海胆（*Strongylocentrotus nudus*）为原料，将海胆黄先经丙酮脱脂处理，然后热水提取、去蛋白，最后经超滤、DEAE Sepharose Fast Flow 及 Sephacryl S-400 柱色谱分离纯化得到一种多糖组分 SEP，该多糖的分子量高达 2000000。在分析其理化性质的基础上，利用完全酸水解、高碘酸氧化与 Smith 降解、甲基化分析等化学分析技术及 $^1$D NMR 及 $^2$D NMR 谱确定了 SEP 重复单元的结构。SEP 为首次从海胆中分离得到的一种结构新颖的中性葡聚糖，无硫酸化。

（2）多肽　宋愈佳等以大连紫海胆为原料，用木瓜蛋白酶（酶加量 2500 U/g，底物浓度 8%，pH 7.0，55℃，水解 3 h）对其海胆黄进行水解，水解物进行超滤得到分子量分布范围分别为小于 1000、1000～3000、5000～10000 和大于 10000 的五种海胆多肽组分。

海胆壳棘色素包含萘醌类色素、类胡萝卜素等。萘醌类色素为规则海胆壳棘的主要色素，类胡萝卜素为不规则海胆壳棘的主要色素，少数不规则海胆壳棘中仅含类胡萝卜素。

【药理作用】

（1）抗凝与抗血栓活性　肝素作为抗凝药物应用于临床已有 50 多年，销量已超过 70 亿美元。但其存在不良反应和原材料限制等不足。心血管疾病已经成为全球头号杀手，致死人数占全球死亡总数的 30%，因此，研究新型的抗凝和抗血栓药物迫在眉睫。研究表明，褐藻硫酸岩藻聚糖以及来源于红藻、绿藻的硫酸半乳聚糖因具有调节凝血作用而备受关注。除了来源于绿藻的半乳聚糖的抗凝作用是 serpin-非依赖型的，大多数海藻聚糖的活性是由抗血栓和肝素辅因子Ⅱ共同调节的。但硫酸岩藻聚糖和半乳聚糖为结构复杂的杂多糖，难以确定其重复单元和活性结构基元。药理活性测定表明，海胆等无脊椎动物的硫酸岩藻聚糖和半乳聚糖均具有显著的抗凝活性。

与大多数海藻多糖相比，海胆岩藻聚糖和半乳聚糖结构具有规律的、确定的单元，适合对这类硫酸多糖进行构-效关系研究和药物的合理设计，可阐明触发抗凝过程的血液凝血蛋白发生特异性相互作用的结构单元。一系列研究的结果表明，抗凝活性不只是由岩藻聚糖和半乳聚糖的电荷密度和硫酸根含量决定的：①糖残基类型（Gal 或 Fuc）显著调节抗凝活性，如 2-硫酸化-3-连接 $\alpha$-L-半乳聚糖有活性，而 2-硫酸化-3-连接 $\alpha$-L-岩藻聚糖则几乎无活性；②硫酸化位点和（或）糖苷键连接位置影响活性，如 3-硫酸化-4-连接半乳聚糖无活性，而 2-硫酸化-3-连接半乳聚糖则有活性；③2,4-二硫酸化对 3-连接 $\alpha$-L-岩藻聚糖的抗凝活性具有增强作用，这不仅仅是电荷增加的结果，如 2-硫酸化-3-连接 $\alpha$-L-岩藻聚糖与 2,4-二硫酸化-3-连接 $\alpha$-L-岩藻聚糖相比，硫酸根含量仅增加了 1.8 倍，而其抗凝活性增加了约 38 倍；④特定的硫酸化位点对于多糖与血浆蛋白酶抑制剂的相互作用是必需的，3-连接 $\alpha$-L-岩藻聚糖中的 4-硫酸化单元是增强由肝素辅因子 II 产生的血栓抑制作用所必需的结构基元，仅仅具有 2-硫酸化残基则会损害其抗凝活性。很显然，这些多糖与凝血辅因子和靶蛋白相互作用所需要的结构要求是立体特异性的。

（2）免疫调节与抗肿瘤活性　海胆多糖 SEP 是在免疫活性追踪的基础上得到的一种中性葡聚糖，无硫酸根。药理活性研究表明，SEP 在体内可显著地抑制小鼠移植性 S180 实体瘤的生长，高、中、低剂量组的抑瘤率分别为 46.9%、41.7% 和 40.7%[剂量为 20 mg/(kg·d) 的环磷酰胺的抑瘤率为 55.4%]，低剂量的 SEP [4 mg/(kg·d)] 与同剂量的香菇多糖在体内对 S180 实体瘤的抑瘤率相当；SEP 可显著地提高荷瘤小鼠的脏器指数、促进荷瘤小鼠脾淋巴细胞增殖，显示其抗肿瘤活性与免疫调节有关，SEP 亦可抑制 H22 肝癌实体瘤的生长。最新研究表明，SEP 可显著地刺激小鼠脾细胞增殖并诱导免疫细胞因子基因表达上调，SEP 可直接激活腹腔巨噬细胞产生 NO，诱导 iNOS 基因表达上调，显示 SEP 的抗肿瘤作用与免疫调节有关。此外，粪海胆多糖 XB-1 在体外具有显著的抑制肿瘤细胞增长的作用，表明该硫酸岩藻聚糖具有直接杀伤肿瘤细胞的作用。

【提取工艺】

（1）色素类　萘醌类色素主要采用盐酸溶解和有机溶剂萃取相结合的方式提取，易溶于甲醇、乙醇、乙醚、丙酮；可溶于氯仿、苯、水，溶于热己烷，溶于石油醚等有机溶剂；pH＞8 易降解，光照可降解，温度高于 40℃易分解；$Ca^{2+}$、$Zn^{2+}$、$Al^{3+}$ 和 $Fe^{3+}$ 等金属离子促进氧化还原反应速率。传统的分离纯化方法主要有结晶法、碳酸钙柱色谱分离、硅胶柱色谱分离、凝胶柱色谱分离（Sephadex LH-20）等，然后通过薄层色谱法、紫外吸收光谱法、燃烧法等进行初步结构表征，并通过化学合成制备论证其结构式的正确性。近年来，随着大孔吸附树脂等环境友好的分离纯化方法与超高效液相色谱-四极杆飞行时间串联质谱法、红外光谱法、核磁共振波谱法等高效精细的表征手段的广泛结合应用，更多结构新颖的微量萘醌类色素得以被精确分离并鉴定，极大地丰富了海洋无脊椎动物色素资源库，进一步开展结构-生物活性关系及可能的作用机制的研究，为开发新医药先导化合物奠定了扎实的基础。

研究发现，多数类胡萝卜素内含典型的共轭双键长碳链发光基团，在400~500 nm区间有紫外光吸收特性。自1964年起，该领域的分离纯化采用了去活性硅胶或纤维素薄层色谱法、纸色谱分析法等色谱技术，结合光谱学分析法探究类胡萝卜素的结构。近年来，通过反相高效液相色谱的物理分离技术与光电二极管阵列检测、质谱质量分析技术联合的方式进行棘皮动物中新型类胡萝卜素的结构表征成为该领域研究的主要技术手段。

（2）蛋白类 通过凝胶柱分离法(Superdex 200、Sepharose CL-6B等)、DEAE纤维素离子交换色谱分离法、反相高效液相色谱法纯化，海胆壳棘蛋白分别从不同种属海胆（*Lytechinus variegatus*，*Toxopneustes pileolus*，*Tripneustes gratilla*，*Diadema setosum*，*Strongylocentrotus droebachiensis*）中得到鉴定，种类主要包括凝集素SUL-Ⅰ、SUL-Ⅱ、SUL-ⅠA、SUL-Ⅲ、$Ca^{2+}$依赖型肝素结合蛋白TGL-Ⅰ、甘露糖结合收缩素contractin A和酸性蛋白UT841等。根据N端部分氨基酸序列结构的结果进行比对分析，海胆壳棘蛋白SUL-Ⅱ、contractin A、UT841与磷脂酶$A_2$（$PLA_2$）同源物序列保守。

## 二、海参

### 【来源】

海参（sea cucumber）属于棘皮动物门、海参纲。海参泛指海参纲包括的所有物种，而水产品意义上的海参只包括可供食用的海参品种。海参（见图4-2）作为一种重要的海洋生物资源，兼具食用与药用双重价值。

全世界现有的海参品种超过1200种，其中能够食用的海参有40多种。海参多底栖生活，主要分布在以太平洋热带区域和印度洋为主的热带海域，以及以太平洋东、西两岸为主的温带海域。在热带海域，海参资源丰富，品种多样，海参产量占世界总产量的80%以上；而在温带海域，海参种类较为单一，主要包括太平洋西岸的仿刺参以及太平洋东岸的美国刺参。

我国有着宽广的海域及狭长的海岸线，海参资源十分丰富。据资料记载，我国总计有海参140多种，其中，大约20种海参可供食用，10种具有较高的经济价值。然而，我国海参资源的整体分布十分不均匀。我国南方热带海域海参资源丰富，可供食用的海参包括山东海参、金刺参、辽宁海参等数十种，而北方则仅有仿刺参一种海参可以食用。

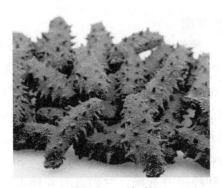

图 4-2　干海参

**【化学成分】**

大量研究发现，海参中含有多糖、海参皂苷、脑苷脂、神经节苷脂等多种生物活性物质。

（1）海参多糖　海参多糖是海参体壁的重要功能成分，其含量最高可占干海参总有机物的 31%。海参的多糖含量及组成等是衡量海参营养价值的重要化学指标。海参体壁的多糖主要分为海参硫酸软骨素、海参岩藻聚糖硫酸酯两大类。海参硫酸软骨素是一种带岩藻糖支链的酸性黏多糖，主要是由 D-$N$-乙酰氨基半乳糖、D-葡萄糖醛酸、L-岩藻糖组成的分支杂多糖，是海参多糖的重要成分。海参岩藻聚糖硫酸酯是由 L-岩藻糖所构成的直链多糖。两种海参多糖的结构均为海参所特有，二者的糖基组成不同，糖链上都有部分羟基发生硫酸酯化。海参多糖具有硫酸化程度的不一致性、显微结构和分子量的不均匀性、残基数量的多变性等特点，海参多糖的纯化和结构分析具有复杂性。

（2）海参皂苷　海参皂苷为海参所特有的一类三萜皂苷，是海参的主要次生代谢产物，也是其进行防御的化学物质基础。海参皂苷的结构复杂，其多样性主要体现在苷元环上的取代基团种类、取代部位以及与之相连糖链的单糖类型、数量、连接顺序的不同。根据苷元的结构常把海参皂苷分为海参烷型和非海参烷型两大类，区别在于海参烷型皂苷的苷元具有 18（20）内酯环，而非海参烷型皂苷无内酯环或其内酯环位于 16（18）位。

（3）脑苷脂　脑苷脂亦称为酰基鞘氨醇己糖苷，是一类广泛存在于菌类、植物类、动物类及海洋生物组织细胞膜中的内源性生物活性物质。脑苷脂是海参中含量最高的鞘脂类化合物，国外对其化学成分的研究较少，国内的相关研究更是刚刚起步。*Holothuria pervicax* 中的 HPC-3-A~HPC-3-J，*Stichopus japonicus* 中的 SJC-4、SJC-5，以及 *Bohadschia argus* 中的 BAC-4-4 是目前有明确结构报道的海参脑苷脂。

（4）神经节苷脂　神经节苷脂是棘皮动物体内一种重要的生物活性成分，其分子中含有一个或多个唾液酸。神经节苷脂是海参中除脑苷脂外发现的另一种活性较高的鞘脂类化合物。迄今为止，对于海参中神经节苷脂的研究并不深入，文献中已报道的结构仅有 Yamada 和 Kisa 等先后在 *Holothuria pervicax*、*Holothuria leucospilota*、*Stichopus chloronotus*、*Cucumaria echinata* 四种海参中发现的 HPG-7、HLG-2、HLG-3、SCG-1～SCG-3、CEG-3～CEG-6、CEG-8、CEG-9 这 12 种神经节苷脂，它们具有 6 种不同的母核结构。

【药理作用】

海参以其极高的营养价值，在我国中医发展过程中占有一席之地。早在 400 年前的明代，《食物本草》中就记录了海参具有主补元气、滋益五脏六腑虚损的养生功能。清代《本草纲目拾遗》将海参列为补益药物，有"其性温补，足敌人参，故名曰海参""补肾经，益精髓，消痰涎，摄小便，壮阳疗痿"的记载。《随息居饮食谱》中称其"滋阴、补血、健阳、润燥、调经、养胎、利产。产后、病后衰老，宜同火腿或猪羊肉煨食之"。

（1）抗肿瘤　苏秀榕等对刺参（*Stichopus japonicus* Selenka）粗多糖抗肝癌腹水型肿瘤细胞进行了动物抑瘤实验，刺参粗多糖具有明显的抗肿瘤活性，抑瘤率为 73.56%。杨玉红等利用化学法建立了 HGC-27 胃癌细胞体外缺氧培养模型，发现 SC-FUC 具有显著抑制 HGC-27 细胞增殖的活性（72 h、96 h 的 $IC_{50}$ 值分别为 170 g/mL、100 g/mL）；可降低肿瘤细胞同基质、血管内皮细胞间的黏附率，并抑制 HGC-27 细胞的侵袭和迁移能力，其 72 h 的侵袭率、迁移率分别降低了 59.73%、67.96%；能显著抑制体外内皮细胞小管形成能力，并减少体内鸡胚尿囊膜实验新生血管数目，进而 SC-FUC 具有显著抑制缺氧诱导的 HGC-27 胃癌细胞转移的能力。Tian Fang 等对硫酸化皂素 PE 进行了体外和体内的抗血管生成和抗肿瘤活性的研究，结果表明，PE 能抑制人微血管内皮细胞（human microvascular endothelial cells，HMECs）和人脐静脉内皮细胞（human umbilical vein endothelial cells，HUVECs）的增殖，诱导内皮细胞的凋亡，剂量依赖性地抑制细胞迁移、HMECs 和 HUVECs 细胞黏附和形成，显示出抗肿瘤细胞的增殖活性。Du Lei 等研究了海参中脑苷脂的抗肿瘤活性，结果表明，脑苷脂 AMC、AAC（asterias amurensis cerebrosides）能通过诱导 S180 细胞的凋亡抑制细胞增殖，在体外和体内通过诱导线粒体介导细胞凋亡而表现出抗肿瘤活性。

（2）免疫调节　海参多糖能增强机体的细胞免疫力，可改善机体免疫功能低下的状况。黄益丽等通过对二色桌片参进行双酶水解、乙醇沉淀，从干参体内分离得到二色桌片参多糖-1，其在体外有助于小鼠脾淋巴细胞增殖，使小鼠脾淋巴细胞分泌白细胞介素-2 的速度加快；在体内能显著使迟发型超敏反应加快，提高脾指数、胸腺指数，具有显著的免疫增强作用。王静凤等的研究证明了革皮氏海参中提取的海参皂苷能显著提高正常小鼠的细胞免疫和非特异性免疫功能，促进其腹腔巨噬细胞的吞噬能力；同时，对于免疫功能低下的小鼠，革皮氏海参皂苷能显著提高小鼠体液免疫及细胞免疫功能。

（3）抗凝血与抗血栓形成　Nagase 等将海参黏多糖降解后观察其防治凝血酶诱导的兔血栓形成的能力，发现其抗凝血因子 Xa 的活性不依赖于 AT-Ⅲ 肝素辅助因子 Ⅱ。王学锋等对玉足海参胶囊的临床观察表明，它具有抗凝、降低血液黏度的作用。沈卫章等对玉足海参 GAG 进行抗血栓形成研究，发现玉足海参 GAG 以浓度和时间依赖的方式促进内皮细胞组织因子通道抑制剂的合成、表达和分泌，低质量浓度的玉足海参 GAG（0.1 mg/L、0.5 mg/L）延长了血凝块的溶解时间，高质量浓度的 GAG（5 mg/L、10 mg/L）能够缩短血凝块的溶解时间。李志广等利用细胞培养的方法将细菌 LPS 与内皮细胞进行培养，认为海参糖胺聚糖通过抑制内皮细胞组织因子表达，促进凝血酶调节蛋白表达，降低内皮细胞纤溶酶原激活物抑制剂-1（plasminogen activator inhibitor-1，PAI-1）的合成、分泌及 PAI-1 mRNA 转录，发挥抗血栓作用。

（4）降血脂　沈卫章等对海参中黏多糖降血脂作用的研究表明，当喂食大鼠含有 1%胆固醇和 20 mg/kg 以下的海参葡萄糖胺聚糖时，总胆固醇、低密度脂蛋白-胆固醇、动脉粥样硬化指数均明显降低，同时，高密度脂蛋白显著增加；同样，GAG 也阻碍了肝中胆固醇、甘油三酯、磷脂的增加。因此，海参 GAG 有可能被用于降低动脉粥样硬化和高脂蛋白血症风险预防方面。王学锋等对由蛋白酶水解法从刺参中得到的多糖 AJP 进行体内抗氧化活性和体内抗高血脂研究，AJP 具有强大的自由基清除活性和还原能力，经过 AJP 治疗的大鼠血清总胆固醇（total cholesterol，C）、甘油三酯（triglyceride，G）和低密度脂蛋白显著降低，高密度脂蛋白显著增加。这些结果表明，AJP 可能是治疗高脂血症的一种潜在的天然抗氧化剂。

（5）抗菌　丛日山等从仿刺参中提取分离出一种水溶性海参皂苷，抑菌实验结果显示，该海参皂苷对 6 株真菌都具有显著的抑制作用，其抑制活性大小依次为裂殖酵母菌、啤酒酵母菌、白色念珠菌、葡萄炭疽病原菌、黄瓜枯萎病原菌、黑曲霉。袁文鹏等分离纯化筛选出海参皂苷中 SC-1、SC-2、SC-3、SC-4 这 4 种样品，其中 SC-2、SC-3、SC-4 对裂殖酵母菌、白色念珠菌的抗真菌活性显著。Yuan Weihua 等从图纹白尼参中提取得到 6 种海参皂苷，对其抗菌活性进行了研究，其中 marmoratoside A、17α-hydroxy impatienside A、impatienside A、bivittoside D 对 4 种菌株表现出了很强的抗菌活性。韩华等对糙海参皂苷提取物的抗真菌、抗肿瘤活性进行研究，结果发现，scabraside A、scabraside B 两种皂苷对 7 种真菌均表现出很强的抑制活性。Wang Zenglei 等从刺参中提取出海参皂苷，通过抑菌实验，发现其在体外对白色念珠菌、热带念珠菌、新型隐球菌、红色毛癣菌、石膏样小孢子菌及曲霉菌有很强的抗真菌活性。

【提取工艺】

海参多糖以糖肽键与蛋白链相连，通过非共价键形成具有空间构象的大分子聚集体。提取分离的首要问题，是在多糖不被显著降解的条件下去除所结合的蛋白，即不仅需要破坏蛋白多糖聚集体间的次级键，还要降解核心蛋白链，以破坏多糖链与蛋白质的共价结合，从而释放出多糖链，以便提取分离。

目前常采用的提取方法主要有碱提取法与酶解法。前者基于蛋白多糖中的糖肽键对碱的不稳定性，操作简便，但碱处理后易发生 Walden 转化或形成 3,6-内醚衍生物而发生脱硫现象，因而其应用受到限制；酶解法是较理想的提取方法，即在不改变多糖链结构的前提下，以蛋白酶进行水解。此法对于糖链的释放十分有效。为了使蛋白质水解充分，也可采用两种以上的蛋白酶以加强水解效果。如韩慧敏等采用匀浆后胃蛋白酶、胰蛋白酶降解蛋白质的方法提取海参多糖，取得良好的效果。此外，Vieira 等采用半胱氨酸和 EDTA 辅助木瓜蛋白酶酶解法，用以提取海参 *L. grisea* 中的多糖，给海参多糖的有效提取提供了良好的方法借鉴。

多糖的分离主要采用沉淀法，近来应用比较多的是离子交换色谱、凝胶色谱分离等方法。常用的沉淀剂有乙醇、季铵盐和乙酸钾，其中乙醇的价格相对低廉，应用也最为广泛。向多糖的钙盐、钠盐或钾盐溶液中加入乙醇到不同浓度，使多糖颗粒水化膜被破坏，溶液电离常数降低，不同组分的多糖就会以盐的形式分级沉淀而分离。如沈鸣等以 65%的乙醇分离糙海参多糖。

近年来，离子交换、凝胶过滤以及亲和色谱等各种色谱技术应用于多糖的分级纯化。离子交换色谱的分离原理是根据离子特性的差异，以不同离子强度的盐溶液洗脱而分离，其优点在于树脂本身可从溶液中吸附多糖，从而起到浓缩的作用。商品化的离子交换树脂尤其是多糖基离子交换树脂，已在多糖的分离中应用，如 Cellulose DEAE-52、DEAE-Sephadex、Q-FF-Sepharose 等。

## 三、海星

### 【来源】

海星（图4-3）又称星鱼，属棘皮动物门（Echinodemata）、海星纲（Asteroidea），分为显带目（Phanerozonia）、有棘目（Spinulosa）、钳棘目（Forcipulatida）、桩海星目（Paxillosida）、瓣海星目（Valvatida）等5个目。近年来，国内外关于海星中化学成分的生物活性和药理作用等方面的研究十分活跃，如抗癌、抗病毒、提高免疫力、降血糖等活性，具有生物活性的化学成分包括皂苷、甾醇、生物碱、脂类、多糖等。国内外近10年来从海星中发现了一些新的具有生物活性的化学成分，并研究了其药理活性和营养保健作用，具有广阔的开发和应用前景。

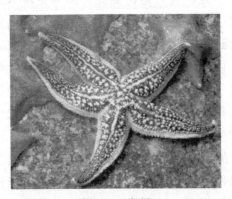

图4-3 海星

### 【化学成分】

海星中含有脂类、多糖、多肽及氨基酸、胶原蛋白、皂苷、甾醇、生物碱等多种营养成分和活性物质，具有广泛的生物活性和药理作用，在功能食品等领域具有巨大的开发潜力和广阔的市场前景。

（1）蛋白质与酶类 最早对海星提取物的研究，是从海星体内的蛋白质入手的。由于海星的免疫活性与脊椎动物的免疫活性具有同源性，因此，对海星免疫大分子的研究，可为进一步研究脊椎动物在免疫系统上的进化提供大量宝贵的资料。

① 蛋白质分子。在福氏海盘车（*Asterias forbesi*）体腔液中发现有和哺乳动物补体系统相似的活性。研究发现，海星体腔液对非致敏的兔红细胞有溶血活性，但对非致敏或抗体包被的绵羊红细胞无此活性。海星体腔液溶血

活性试验的最适温度为 25℃，且遵循 S 形温度曲线。此溶血活性是二价阳离子依赖的（$Ca^{2+}$、$Mg^{2+}$依赖）。体腔液的溶血活性可被酵母聚糖、链酶聚酶、胰岛素和 PMSF 消耗掉。另外，体腔细胞裂解液有杀死塔氏孤菌（*Vibrio tubiashii*）的生物活性。

② 酶分子。在海星（*Asterina pectinifera*）体壁中提取了一种脱氢酶（TaDH），此酶类似于脊椎动物中的烟酰胺腺嘌呤氧化还原酶（NAD），TaDH 是一种单体蛋白，分子量为 32000，p$I$ 为 5.2，在 pH 8.7～9.2 条件下有催化活性。在福氏海星中还获得了一种羟化酶，催化胞苷一磷酸-*N*-乙酸神经氨酸唾液酸（CMP-Neu5Ac），该酶的最适条件为 25℃、pH 6.4。之后，在 2000 年，Beck 等从这类海星的卵巢中高度纯化出一种唾液酸酶，海星唾液酸酶的性质与人胎盘中的唾液酸酶具有惊人的相似之处，且此酶较哺乳类唾液酸酶稳定，更易于获得。于是，有效地得到此种酶为更深入地研究哺乳类唾液酸酶的功能和结构提供了很好的材料来源。有关海星分离纯化出的酶的报道日渐增多，如谷胱甘肽过氧化物酶、抗氧化物酶、ATP 二磷酸羟化酶、磷脂酶 $A_2$ 等。据最新报道，由来自英国纽卡斯尔大学和牛津大学的科学家组成的小组，从海星中提取出了一种环相关激酶。该酶可对健康细胞的生长和分裂过程起到开关式的控制作用，在很多癌症的发病过程中起着关键作用。当该酶被激活时，细胞会产生分裂，相反，则细胞分裂停止。研究发现，包括乳腺癌、肠癌和肺癌在内的癌症患者中有 60%其控制环相关激酶的基因都产生了变异，结果导致该酶始终处于激活状态，造成细胞不受控制地分裂而形成肿瘤。因此，如能找到抑制环相关激酶的物质，则可阻止肿瘤细胞的分裂而起到抗癌效果，海星所产卵中环相关激酶的含量尤为丰富，一只海星可产数以万计的含环相关激酶的卵，可为实验室提供大量的该种酶，从而进行此酶的三维结构和性质的研究。

（2）甾类糖苷　近几年来，许多研究倾向于海星提取物的药理学活性及其作用机理，其中研究最热、成果最多的当属甾类糖苷化合物。海星中的甾类糖苷化合物有多种生物活性，如细胞毒性、溶血活性、抗肿瘤活性、抗真菌活性、抗病毒活性、抗炎症活性、鱼毒素活性等。海星甾类糖苷化合物不同的生物学活性依赖于其所含的单糖残基数。从海星中提取的甾类糖苷根据其化学结构不同将其分为三类：硫酸酯甾类糖苷、多羟基甾类糖苷、环甾类糖苷。

① 硫酸酯甾类糖苷。糖苷主要分布在海星的体壁和性腺中，硫酸酯甾类糖苷其苷元部分为 $\Delta$9(11)-3$\beta$,6$\alpha$-二羟基甾醇，C-3 位上连有一个硫酸基团，

C-6 位上连接有寡糖链，寡糖部分通常有 5~6 个糖单位，C-23 位上连有含氧基团。在南极海水领域不同种类的海星中（*Halityle regularis*，*Coscinasterias tenuispina*，*Henricia laeviscula*，*Culcita novaeguineae*，*Oveaster reticulates*，*Henricia downeyae*）分离出 7 种硫酸酯甾类糖苷、13 种多羟基甾类糖苷、14 种多羟基甾醇，从其中选出了 15 种并对它们的生物活性进行了研究，发现它们对体外培养的支气管肺癌细胞（NSCLC-N6）有细胞毒性，硫酸酯甾类糖苷类的活性明显高于其他两类。

② 多羟基甾类糖苷。这类化合物是在多羟基化的甾体糖基上连有一个或两个糖单位，糖的连接一般在 C-3 位或 C-26 位上。多羟基甾类糖苷有硫酸化与非硫酸化两种存在形式。在南极海域不同种类的海星中提取的 13 种多羟基甾类糖苷，具有 $3\beta,4\alpha,6\alpha,8\beta,15\beta,26$-六羟基甾醇结构，在 C-26 位上有一个或两个单糖单位。在海星（*Linckia laevigata*）中发现了两种多羟基甾类糖苷，命名为 linckoside A、linckoside B，它们的立体化学结构得到了鉴定，在 C-3 位、C-29 位上有一单糖单位，这两类甾类糖苷对 PC12 细胞显示出了很强的神经元活性，且能增强神经生长因子对 PC12 细胞向神经元分化的诱导。尽管 linckoside A 同 linckoside B 在结构上只差一个糖单位，但活性上 linckoside B 明显高于 linckoside A。

③ 环甾类糖苷。此种甾类糖苷在海星中的含量很少，在刺海星属的两类海星中有所发现。其特点是分子中没有硫酸基团，但有葡萄糖醛酸，具有 $\varDelta7-3\beta,6\beta$-二羟基甾体环，三糖部分与 C-3 位、C-6 位环合连接。

（3）脂类　海星中磷脂的含量较高，一般占总脂的 35%～43%，主要是 1-*O*-烷基-1-烯-2-酰基磷脂酰乙醇胺和 1,2-二酰基磷脂酰胆碱。还有报道称，从海星中得到纯的磷脂成分。另外，在海星生殖腺中还发现含有两种不饱和脂肪酸 EPA 和 DHA，这两种分子分别占总脂肪酸的 11.34% 和 6.25%。EPA 和 DHA 有降血脂、降血压、抑制血小板凝集、提高生物膜流动性、抗肿瘤、抗炎症等生物活性，因此，可将其应用于医药、保健食品等的生产中。

从海星体内相继分离出了一系列的神经节苷脂类化合物，在 *Asterias pectinifera* 中得到了 GP-2，发现此分子可提高体外培养的神经节细胞的存活率；在 *Asterias amurensis* 中分离出了 GAA-6 和 GAA-7，GAA-7 能抑制鼠成神经细胞瘤细胞系的生长；从 *Astropecter aterspinosus* 中提取的神经节苷脂 LG-1 和 LG-2，主要成分为 LG-2，它有温和的抗肿瘤活性，对体外培养的 L1210 细胞系有抑制作用。另外，Higuchi 等在 *Asterias amurensis* 中获得了 6 种脑苷脂。

（4）生物碱　生物碱是含负氧化态氮原子的存在于生物有机体中的环状化合物，主要分布于植物界，在动物中发现的生物碱极少。1986 年，有人从海星 *D. imbricataz* 中分离得到了一种结构独特的苯基四氢异喹啉生物碱类化合物。1995 年，Elio palagiano 等在 *Fromia monillis* 和 *Celerina heffernani* 两种海星中发现了 5 种五轮列胍生物碱类分子，分别命名为 ptilomy calin A、crambesiadin 800、fromiamycalin 4、celetomycalin 和化合物 5。这 5 种化合物的主要结构骨架是五轮列胍的亚精胺或羟亚精胺残基上连接了一个线型的 $\omega$-羟基脂肪酸，它们对被 HIV-1 感染的 CEM 4 细胞有很强的细胞毒性。前 3 种的浓度为 0.11 µg/mL、第 4 种的浓度为 0.32 µg/mL 时，具有明显的细胞毒性，而化合物 5 的细胞毒性较弱，在浓度为 2.7 µg/mL 时才有细胞毒性。此外，这 5 种化合物的抗病毒、抗真菌活性也非常显著。

（5）其他　在海星体壁中还含有酸性黏多糖，经研究表明，海星酸性黏多糖具有抗凝血、降低血清胆固醇、抑制红细胞凝聚及血栓形成、改善微循环等作用，是治疗微循环障碍及冠心病、脑血栓的良好药物来源。在海星 *Acanthaster planci* 毒液中提取了一种碱性糖蛋白，分子量在 20000～25000 之间，糖链含量为 3.5%，这种碱性糖蛋白具有溶血活性，对小鼠的半数致死剂量为 0.43 mg/kg。另外，在海星中还提取出了一系列蒽醌化合物、多胺类化合物等活性物质。近年来，一些学者倾向于对海星体内的毒素进行研究，如河豚毒素(TTX)，而这些毒素是由海星体内寄生的微生物所分泌的。

【药理作用】

近年来，国内外关于海星中化学成分的生物活性和药理作用等方面的研究十分活跃，如抗癌、抗病毒、提高免疫力、降血糖等活性，具有生物活性的化学成分包括皂苷、甾醇、生物碱、脂类、多糖等。国内外近 10 年来从海星中发现了一些新的具有生物活性的化学成分，并研究了其药理活性和营养保健作用，具有广阔的开发和应用前景。

（1）细胞毒性及溶血作用　常见的有毒海星为棘冠海星（*Acanthaster planci*），Ota 等研究了从棘冠海星的棘状突起中提取纯化得到的 2 种致死因子：海星毒素 plancitoxin Ⅰ 和 plancitoxin Ⅱ （plancitoxin Ⅰ 为主要因子，plancitoxin Ⅱ 为次要因子）。plancitoxin Ⅰ 和 plancitoxin Ⅱ 均是由 1 个 α 亚单位（10000）和 1 个 β 亚单位（27000）通过 1 个二硫键连接的，二者静脉注射具有相同的半数致死剂量（$LD_{50}$ 为 140 µg/kg），注射低于致死剂量的 plancitoxin Ⅰ 或 plancitoxin Ⅱ 可显著提高小鼠血清中谷草转氨酶和谷丙转氨酶的水平，表现出强烈的肝脏毒性。试验证明，plancitoxin Ⅰ 是一种有毒的脱氧核糖核酸酶 II 类似物。此外，从棘冠海星中还分离出 1 种致死因子、2 种磷脂酶 $A_2$ 亚型（AP-PLA$_2$-I 和 AP-PLA$_2$-II）和 1 种抗凝血因子。而且多种海星皂苷具有溶血作用，郭承华等从海燕（*Asterina pectinifera*）各组织中提取海星总皂苷，并测定了溶血指数，结果表明，各组织中海星皂苷的溶血活性由大到小依次为幽门盲囊、胃、体壁和生殖腺。Ivanchina 等从鸡爪海星 *Henricia leviuscula* 和 *Pteraster pulvillus* 中发现了多种极性甾类化合物，这些化合物对小鼠红细胞均具有一定的溶血活性。

（2）抗癌作用　用乙醇提取液从面包海星（*Culcita novaeguineae*）及中华五角海星（*Anthenea chinensis*）中相继分离得到 4 种新的甾体皂苷 novae-guinosides A～D 和 10 种新的多羟基甾体皂苷 anthenosides B～K，其中多数对人的慢性髓原白血病细胞 K-562 和人肝癌细胞 BEL-7402 有抑制作用。而面包海星皂苷-1（asterosaponin 1）对体外恶性胶质细胞瘤细胞 U87MG 的生长有明显的抑制作用，并能促其凋亡。另据报道，从砂海星（*Luidia quinaria*）和光海星（*Psilastercassiope*）的极性提取物中也分离得到 2 种新的硫酸化的海星皂苷 luidiaquinoside 和 psilasteroside，对大鼠嗜碱性细胞白血病细胞 RBL-2H3 的半数抑制率分别为 31.3 μg/mL 和 5.4 μg/mL。此外，从镶海星（*Craspidastet hesperus*）中分离提取的总皂苷的体外和体内抗肿瘤活性研究表明，海星总皂苷对体外培养的小鼠移植性肿瘤肉瘤 S180 细胞、肝癌 H22 细胞有直接的细胞毒作用，能明显抑制小鼠移植性肉瘤 S180 的生长，延长 H22 腹水小鼠的生存时间。周燕霞等从飞白枫海星（*Archaster typicus*）中分离得到 2 种新的甾体皂苷 archasteroside A、archasteroside B，这两种化合物对 HeLa 细胞系和小鼠 JB6 P+Cl41 细胞系均有中等程度的抑制作用。

（3）抗菌抗病毒作用　海星中含有多种具有抗菌及抗病毒活性的物质，其中多棘海盘车多糖仅对金黄色葡萄球菌有一定的抑制作用，而多棘海盘车皂苷对细菌和真菌的抑制作用均有一定的选择性：对金黄色葡萄球菌、蜡样芽孢杆菌的生长有较好的抑制作用，而对大肠杆菌则无抑菌作用；对黑曲霉的生长有显著的抑制作用，而对啤酒酵母、青霉、根霉则无抑菌作用。为了分离纯化出具有强抗真菌活性的水溶性海星皂苷，Chludil 等以罗氏海盘车（*Asterias rollestoni*）为试验材料，利用水提法获得水溶性海星皂苷粗品，依次利用大孔树脂和硅胶柱色谱对水溶性海星皂苷进行分离纯化，得到的 SF-3 和 SF-4 纯化样品对白色念珠菌和裂殖酵母菌均具有很强的抗真菌活性。Peng 等用乙醇提取液从海星 *Anasterias minuta* 中分离出 2 种新的硫酸化的多羟基甾体木糖苷 minutoside A 和 minutoside B、1 种已知的

pycnopodioside B，这 3 种化合物表现出抗黄瓜黑星病菌和黄曲霉菌的活性。用乙醇提取液从海燕（*Asterina pectinifera*）中分离得到 1 种新的多羟基甾醇和 7 种已知的甾体衍生物，其中 4 种甾体衍生物表现出抗病毒活性，对单纯疱疹病毒 HSV-1 有抑制作用；2 种甾体衍生物表现出抗肿瘤活性，对 Hep G2 细胞有抑制作用。

（4）对神经系统的作用　许东晖等用从多棘海盘车（*Asterias amurensis*）中分离并经结构修饰获得的海星甾醇 A1998 [己二酸(5-雄甾烯-17-酮-3β-羟基)二酯] 分别灌胃已用樟柳碱和 AlCl₃ 处理的小鼠，均采用"Y"形迷宫试验、跳台试验和避暗法测定海星甾醇 A1998 对小鼠学习记忆获得和再现障碍的影响。结果表明，在两种模型中，海星甾醇 A1998 均明显缩短"Y"形迷宫试验中小鼠到达安全区的时间，减少跳台试验中的错误次数，延长暗法实验中小鼠进入暗箱的潜伏期，减少错误次数。这表明海星甾醇能够抵御樟柳碱对大脑皮层和海马以及隔区等部位胆碱能传递的破坏，增强学习记忆的获得和再现，对抗中毒引起的学习记忆障碍，改善老年性痴呆症的认知障碍。而且海星甾醇能够提高 GSH-Px 及 SOD 活性，清除过多的自由基，使脑神经元细胞膜免受过氧化脂质的损伤，而对脑记忆的获得、巩固、再现具有增强作用。此外，有研究报道了从海燕（*Asterina pectinifera*）和蓝海星（*Linckia laevigata*）氯仿-甲醇提取液的水溶性脂质碎片中分别得到 2 种新的神经节苷脂 GP-3 和 LLG-5，其不仅能诱导大鼠肾上腺髓质嗜铬细胞瘤 PC12 神经轴突的生长，还能协同神经生长因子（NGF）的作用，从而促进神经细胞轴突的再生，阻断神经损伤造成的神经元继发变性。

（5）抗心律失常作用　研究人员从海星中提取分离并经结构修饰所获得的海星甾醇 CO₁ 和 CO₃，经试验表明，其具有广泛的抗心律失常作用。海星甾醇 CO₁ 能显著降低 CCl₄ 诱发 VF 的发生率，抑制小鼠房颤、房扑的发生，对大鼠结扎期和再灌注期各个时间点都有显著的抗心律失常的作用，且能减轻结扎造成的心肌缺血及再灌注所致的心肌损伤。海星甾醇 CO₃ 可分别增加乌头碱、哇巴因、BaCl₂ 诱发心律失常所需的剂量，延迟 VP、VT、VF 和 CA 的出现，延迟肾上腺素所致兔 VT 的出现，缩短恢复正常心律的时间，减少冠脉结扎再灌注所致室性心律失常，提高电刺激兔所致室颤阈值。

（6）抗氧化作用　高玫梅等通过中性蛋白酶水解和 Sevag 脱蛋白法分离得到粗海星多糖，并使用 DE-52 纤维素柱色谱分离和 Sephadex G100 柱色谱分离纯化得到海星多糖纯品，同时研究了海星多糖清除羟基自由基（—OH）和超氧负离子（O²⁻）的能力，羟基自由基和超氧负离子分别通过 Fenton 反应体系和邻苯三酚自氧化法产生。超氧负离子和羟基自由基等氧自由基性质活泼，可损伤蛋白质、脂质和核酸，导致多种疾病的发生，与衰老、肿瘤、炎症等的发生有关。其中羟基自由基对细胞的危害最大，直接作用于细胞膜上的不饱和脂肪酸，损伤细胞膜。试验结果表明，海星多糖在体外条件下可有效清除羟基自由基和超氧负离子，抑制红细胞氧化溶血。高玫梅等从多棘海盘车（Asterias amurensis）中分离并经结构改造修饰得到 1 种海星甾烯 AST［丁二酸二(3$\beta$-羟基雄甾-5-烯-17-酮)酯］，研究了其抗脂质过氧化的作用。结果表明，AST 在体外能抑制正常大鼠和兔心肌及肝匀浆过氧化脂质生成，能对抗半胱氨酸和硫酸亚铁所导致的过氧化脂质生成增加。此外，AST 对异丙肾上腺素致大鼠心肌缺血具有保护作用，与抑制心肌中脂质过氧化物 MDA 的聚集、稳定细胞膜结构、清除自由基的作用有关。

（7）抗疲劳及免疫调节作用　海星黄是海星的幽门盲囊与生殖腺，含有完全蛋白质和多种活性肽，其中有些肽具有激素样作用。此外，海星黄中还含有 8 种人体必需的微量元素，其中锌的含量较高，能促进人体发育，增强器官机能。有研究表明，海星黄可延长小鼠负重游泳时间，有效降低游泳后血乳酸含量，推迟运动性疲劳出现并促进恢复。海星黄还对大鼠肾阳虚具有显著的滋补作用，对肾阳虚症病人有较好的治疗作用。许东晖等从海燕（Asterina pectinifera）中分离得到 1 种新的吡咯寡糖苷类化合物，对其生物活性进行研究发现，吡咯寡糖苷类化合物对小鼠脾脏 B 淋巴细胞的增殖有一定的激活作用。王伟红等从罗氏海盘车（Asterias rollestoni）的体壁、内脏中分别提取黏多糖 MP1 和 MP2，用 MTT 法测定其对正常小鼠脾细胞及皂苷作用后的脾细胞免疫活性的影响。结果表明，MP1 和 MP2 均对正常小鼠的免疫功能有促进作用，且 MP2 的效果更明显，此外，MP2 还具有显著的逆转皂苷脾细胞毒作用。

（8）降血糖作用　许东晖等研究了从多棘海盘车（Asterias amurensis）分离并经结构修饰获得的海星甾醇 A1998 的降血糖作用及其机制。结果表明，海星甾醇 A1998 可明显降低四氧嘧啶及链脲霉素诱导的小鼠糖尿病模型的血糖含量，增加 $AlCl_3$ 所致急性衰老大鼠血细胞膜 $Na^+,K^+$-ATP 酶活性，使 $AlCl_3$ 所致急性衰老大鼠血细胞膜上活性受到损伤的 $Na^+,K^+$-ATP 酶恢复，从而提高细胞膜上磷脂酰肌醇水平，有利于胰岛素更多地结合到细胞膜受体，激活胞内 PI-PLC，生成专门传递胰岛素生物信号的第二信使——磷酸肌醇聚糖，增强胰岛细胞对葡萄糖反应的敏感性，从而起到降低血糖的作用。

（9）其他作用　此外，海星提取物及所含化合物还具有降压、镇痛、抗炎、抗凝血、抗溃疡、抗休克、促骨细胞生长、改善胃肠道作用、阻碍哺乳动物神经肌肉传导、调节生殖发育等生物活性。

**【提取工艺】海星多糖的提取**

（1）原材料的预处理　海星洗净、风干后粉碎，过 20 目筛，得海星干粉。称取 1000 g 海星干粉，用丙酮于 65℃加热回流 2 次，每次 3 h。滤液经蒸馏回收丙酮，残渣风干后用于多糖的提取。

（2）提取　取经预处理的海星干粉 1000 g，加入 0.1 mol/L NaOH 溶液 5000 mL，室温搅拌过夜；离心取上清液，用盐酸调 pH 至 7.0，加入 1%枯草杆菌中性蛋白酶，室温下搅拌反应过夜；4℃离心，取上清液即为海星多糖提取液。

（3）脱蛋白　采用 Sevag 法进行。按多糖∶氯仿∶正丁醇=1∶0.2∶0.04 的比例振荡混匀，离心分离，反复进行多次，直至 260 nm 和 280 nm 处没有明显的光吸收为止。

（4）脱色　在上清液中，加入样品液体积 1/10 的双氧水，45℃保温至溶液变浅黄色。

（5）超滤脱盐　采用截留分子量为 10000 的超滤膜于 4℃进行超滤，去除盐类、多肽及其他小分子物质。

（6）冷冻干燥　将适当超滤浓缩的海星多糖溶液进行冻干，最后得浅黄色粉状海星多糖粗品。

（7）离子交换色谱分离　称取海星粗多糖样品 100 mg，溶于 5 mL 超纯水中，经 0.45 μm 滤膜过滤后，加入已经用 0.02 mol/L 磷酸盐缓冲液（pH 7.2）充分平衡的 DEAE Cellulose-52 离子交换柱上，再用含 NaCl 的缓冲液线性梯度洗脱（NaCl 浓度 0～1 mol/L），控制流速为 1 mL/min，每管收集 5 mL，苯酚-硫酸法跟踪检测，绘制洗脱曲线，合并吸收峰的洗脱液，用超纯水透析至无 Cl⁻，减压浓缩，冷冻干燥，即得 DE-52 纤维素柱分离物。

（8）凝胶过滤色谱分离　称取 DE-52 纤维素柱分离海星多糖冻干样品 10 mg，用 1.5 mL 0.05 mol/L NaCl 溶液溶解，0.45 μm 滤膜过滤，上样。用 0.05 mol/L NaCl 溶液以 20 mL/h 流速洗脱，每管收集 3 mL，苯酚-硫酸法跟踪检测，绘制洗脱曲线，合并吸收峰的洗脱液，用超纯水透析至无 Cl⁻，减压浓缩，冷冻干燥，即得 Sephadex G-100 凝胶柱分离物。

（9）海星总皂苷的提取　海星干品（1.5 kg）粉碎，65%乙醇热回流提取 6 次（3 L×6 次，1 h），并将提取液减压浓缩得浸膏约 80.35 g，浸膏均匀分散于 2 L 水中，用石油醚反复萃取 7 次（7×2 L），然后将水相部分再用正丁醇萃取 5 次（5×2 L），合并正丁醇萃取液，减压浓缩得海星总皂苷提取物 19.0 g。取海星总皂苷少许溶于甲醇，通过薄层色谱分离（TLC）检测，其中显色剂为 15%浓硫酸-无水乙醇溶液，展开剂为氯仿：甲醇：水（不同比例，下层），寻找分离海星总皂苷的洗脱条件。海星总皂苷的分离以稻瘟霉生物活性筛选模型追踪活性部位进行正相硅胶柱色谱分离。

【应用】

目前海星黄仅作为一种初级海产品食用，很少有对其进行深加工的工艺。海星壳中含有丰富的胶原蛋白，但被当作废弃物丢弃，造成了资源的极大浪费。现已开发并投入市场的海星保健品有金海星营养液、金海星胶囊等金海星系列，数量极为有限。海星黄中含有丰富的氨基酸、蛋白质、脂肪酸、维生素、矿物质元素等营养成分，可作食品进行深加工，提高其经济效益。此外，海星黄具有增强体质、补肾壮阳的作用，实验表明，其可提高小鼠耐力，升高细胞中超氧化物歧化酶的含量，降低脑组织中丙二醛的含量；病理切片表明，可明显减轻阳虚小鼠肌肉萎缩现象，因此，可开发成为抗疲劳、提高免疫力的保健型功能食品。海星体壁中的胶原蛋白以胃蛋白酶促溶蛋白为主，具有典型的胶原蛋白氨基酸组成特点，在食品工业中用作明胶。因此，海星可用作高营养、无毒的新型海洋食品原料。海星多糖在体外条件下可有效清除羟基自由基和超氧负离子自由基，抑制红细胞氧化溶血，在食品方面同样具有良好的开发前景。

## 四、海蛇

【来源】

世界上已知约有 50 种海蛇（图 4-4、图 4-5），均为剧毒蛇。多数海蛇分布在非洲东北部、亚洲和中美洲的热带沿海水域。少数几种海蛇，如长吻海

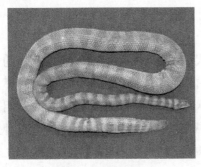

图 4-4　海蛇标本

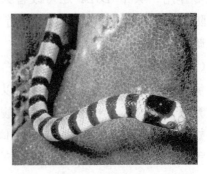

图 4-5　海蛇

蛇、青灰海蛇、环纹海蛇和青环海蛇等在温带海域中也经常见到。我国沿海分布着扁尾海蛇亚科和海蛇亚科的 15 种海蛇：青环海蛇、长吻海蛇、平颏海蛇、环纹海蛇、黑头海蛇、淡灰海蛇、半环扁尾海蛇、青灰海蛇、小头海蛇、海蜈、蓝灰扁尾海蛇、扁尾海蛇、龟头海蛇、棘眦海蛇、棘鳞海蛇等。这些海蛇主要生活在南海、北部湾及海南、台湾、广西、广东和福建等省（区）沿海，而长吻海蛇在全国沿海各省均能见到。

【化学成分】

（1）微量元素　随着微量元素研究的深入，不少学者认为微量元素也是中药的有效成分，微量元素在体内通过影响酶的活性，具有高度的生化效应，与人体的正常生命活动和基础代谢密切相关。那么，被誉为海洋天然药物的海蛇，其体内的微量元素自然也会受到各界的关注。如宋杰军等就先后对海蛇体和海蛇胆中的微量元素进行了测定，发现青环海蛇、长吻海蛇和海蜈这三种海蛇及蕲蛇均含有微量元素（Zn、Mn、Fe、Cu、Mo、Co）和常量元素（Ca、Mg、P），其含量略有差异。之后，又比较分析了南海海域优势海蛇种——平颏海蛇和青环海蛇中的微量元素，这两种海蛇均含有 Zn、Mn、Fe、Ca、Mg、P，但青环海蛇中的含量是平颏海蛇的三倍，平颏海蛇中 Fe、Mn、Ca、P 的含量明显比青环海蛇多。

（2）脂肪酸　福建沿海渔民以熬制的蛇油外用于水火烫伤、冻疮、虫蚊叮咬等有一定疗效。为了开发海蛇蛇油的药用价值，宋杰军等对青环海蛇油进行了定性研究，发现青环海蛇油的主要成分是饱和的和不饱和的脂肪酸，如软脂酸、十六碳烯酸、十八碳烯酸、二十碳烯酸、硬脂酸、DHA（二十碳六烯酸）、EPA（二十碳五烯酸）等；除了脂肪酸，青环海蛇油也含有丰富的维生素 A、维生素 $D_3$ 和维生素 E 等。EPA、DHA 对心血管疾病有特殊的预防和治疗效果，具有抗动脉硬化、降血糖、抑制血小板凝集、降低血压、抗炎症等作用；其中 DHA 还可改善大脑的学习和记忆功能，具有促进智力发育、防止老年痴呆、提高运动效果等作用。维生素 $D_3$ 可以增加骨含量，预防骨质疏松症的发生。

（3）氨基酸　氨基酸是治疗蛋白质代谢紊乱、蛋白质缺损所引起的一系列疾病的重要生化药物。雷羽等则以蛋白质含量较高的平颏海蛇和青环海蛇为研究对象，分析其中的游离氨基酸和水解氨基酸含量。实验结果表明，两种海蛇均含有 18 种氨基酸，包括人体必需氨基酸和非必需氨基酸，两种海蛇的各种氨基酸含量相似，然而游离氨基酸和水解氨基酸含量略有差异，其中游离氨基酸中谷氨酸、缬氨酸、脯氨酸、丙氨酸和甘氨酸的含量较高，而水解氨基酸中亮氨酸、赖氨酸和天冬氨酸的含量较高。

（4）其他化合物　目前，对海蛇药效物质基础的化学成分的研究较少，至今文献报道仅分离鉴定了几个成分：胆固醇、1-甲基海因、对羟基苯乙酸、对羟基苯乙酸甲酯。

【药理作用】

（1）抗炎作用　雷羽等就青环海蛇抗炎作用及其作用机制展开研究，发现青环海蛇提取物对多种动物的急性炎症肿胀和慢性炎症的肉芽组织增生有显著的抗炎作用，对急性炎症的作用比氢化可的松还强。姚海萍等还发现青环海蛇的抗炎作用并不依赖垂体-肾上腺皮质系统，主要是通过拮抗这些炎症介质的扩张毛细血管增加和通透性而发挥作用的。刘元等又以发病机制与人类风湿性关节炎类似的——免疫性炎症模型——大鼠佐剂性关节炎来研究海蛇的抗炎活性，发现海蛇可明显抑制大鼠佐剂性关节炎的足趾肿胀、耳部红斑及尾部结节。

（2）免疫调节作用　雷羽等以胶原性关节炎（CIA）大鼠为人类类风湿性关节炎（RA）模型，研究海蛇乙醇浸出物的免疫调节作用，发现给大鼠灌胃海蛇乙醇浸出物，能抑制 CIA 大鼠抗 CⅡ抗体的产生和抑制患鼠耳迟发型超敏反应（DTH），说明海蛇乙醇浸出物灌胃对 CIA 大鼠关节病变的防治作用涉及细胞免疫和体液免疫。而且海蛇乙醇浸出物中含有多种微量元素、痕量元素及丰富的氨基酸和糖类，这些物质均能参与机体多种生理过程，调节机体的免疫功能状态。

姚海萍等用海蛇乙醇浸出物对小鼠进行免疫系统影响的体内、体外试验，试验结果表明，海蛇乙醇浸出物对小鼠免疫系统有一定的双向调节作用，且体内效应和体外效应不同。在体外条件下，高浓度海蛇乙醇浸出物抑制 T 细胞、B 细胞增殖，低浓度时则作用相反；在体内条件下，高浓度海蛇乙醇浸出物则抑制 T 细胞、B 细胞的功能，低浓度海蛇乙醇浸出物能增加 B 细胞生成溶血素抗体，对 T 细胞增殖却无明显影响。

（3）镇咳祛痰平喘　蛇胆在我国民间常被作为一种中药用于治疗呼吸道疾病，有镇咳、祛痰、平喘等功效。而海蛇胆则很少被纳入药用，为了提高海蛇的药用价值，姚海萍就青环海蛇胆与陆地蛇胆（眼镜蛇、过树榕、金环蛇蛇胆）的镇咳祛痰平喘作用进行比较研究。实验结果表明，海蛇胆和其他三种陆地蛇胆均能促进动物呼吸道分泌增加，起到祛痰作用，能对抗组胺引起的气管支气管收缩，有平喘作用；且海蛇对氨气刺激所致小鼠咳嗽有明显的抑制作用，其镇咳效果明显优于其他三种蛇胆。

（4）抗氧化作用　姚海萍以Ⅱ型胶原（CⅡ）敏感的雄性 DA 大鼠为实验模型，发现给予海蛇乙醇浸出物灌胃治疗的大鼠滑膜增生及滑膜组织水肿减轻，新血管及血管翳形成减少，关节面破损明显改善，能明显升高大鼠血清 SOD、T-AOC 水平，降低 MDA 含量。万方等据此推测，海蛇乙醇浸出物对胶原诱导性关节炎大鼠的治疗机制可能与有效改善体内氧自由基代谢有关。

（5）抗疲劳作用　雷羽等通过测试海蛇乙醇浸出物对小鼠运动耐力、血清乳酸脱氢酶和肌糖原及肝糖原的影响，来探讨海蛇乙醇浸出物的抗疲劳作用，发现当海蛇乙醇浸出物灌胃剂量达到 5.0 mg/kg 时，小鼠的运动耐力大大提高，血清乳酸脱氧酶活力显著增强，肌糖原和肝糖原的含量明显增加。可见海蛇乙醇浸出物能增强小鼠的运动耐力，且具有延缓疲劳的作用。

（6）有效改善脑部疾病　宋杰军等采用学习记忆行为训练和生化测定的方法，观察发现我国 4 种常见海蛇的乙醇浸出物剂量达到浸出蛋白 5.0 mg/kg 时，对正常小鼠的学习记忆能力及脑内蛋白质合成有明显的促进作用，能极显著地改善东莨菪碱（Scop）所致的学习记忆障碍，同时发现 Scop 组小鼠的海马脑区的蛋白质含量增加最显著，大脑皮层和小脑的蛋白质含量也显著增加。

【提取工艺】

雷羽等取去除头部的海蛇干体 5 kg，粉碎。用 50%的乙醇回流提取，合并提取液，减压回收溶剂得到乙醇提取浸膏。将浸膏用适量水溶解后，依次用石油醚、乙酸乙酯萃取，减压回收溶剂，得乙酸乙酯部位浸膏。取该浸膏 30 g，加硅藻土拌匀后减压干燥。经石油醚-乙酸乙酯梯度洗脱和重结晶得到 5 个化合物，分别为胆固醇、1-甲基海因、神经酰胺化合物、对羟基苯乙酸、对羟基苯乙酸甲酯。

姚海萍取平颏海蛇干体（全体）4.7 g 粉碎，75%乙醇（15 L）回流提取 4 次，薄层色谱分离检测基本提取完全。减压浓缩（低于 55℃）海蛇提取液回收乙醇得浸膏，将浸膏用适量水溶解后，依次用石油醚、乙酸乙酯萃取，分别减压回收溶剂后，得石油醚部分浸膏约 136.5 g、乙酸乙酯部分浸膏约 78.0 g。石油醚和乙酸乙酯萃余部分浓缩后得水溶性浸膏约 300 g。

# 五、牡蛎

【来源】

牡蛎（图 4-6），俗称蚝，全世界有 100 多种，我国沿海有 20 多种。现入药的牡蛎主要有近江牡蛎（*Ostrea rivularis* Gould）、长牡蛎（*Ostrea gigas* Thunberg）、大连湾牡蛎（*Ostrea talienwhanensis* Crosse）等。牡蛎肉味道鲜美，营养价值高，素有"海底牛奶"之美称，是沿海地区一种重要的海洋经济贝类。牡蛎含有丰富的糖原、蛋白质、氨基酸、微量元素及维生素等，除食用外，其作为治病强身的海洋药物，吸引了越来越多的关注。贝壳是牡蛎入药的部分，具有重镇安神、潜阳补阴、软坚散结的功能，用于惊悸失眠、眩晕耳鸣、瘰疬痰核、癥瘕痞块。煅牡蛎收敛固涩，制酸止痛，用于自汗盗汗、遗精滑精、崩漏带下、胃痛吞酸。近年来对牡蛎的化学成分和生物活性的研究较多。

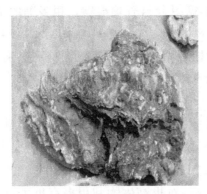

图 4-6　牡蛎

## 【化学成分】

牡蛎肉中含有多种氨基酸，其为构成蛋白质的基本单位，是生物体内重要的活性物质。牛磺酸是一种含硫氨基酸，为中枢神经递质和神经调节物质，是人类一种极为重要的必需营养素。采用水煮法提取牡蛎中的牛磺酸，用高效液相色谱法测定牡蛎中牛磺酸的含量。牛磺酸质量浓度在 5～60 μg/mL 具有良好的线性关系（$r$=0.9946）。检出下限为 0.02 μg/mL，定量下限为 0.07 μg/mL，平行样品的相对标准偏差为 1.31%～4.48%。提取温度为 100℃时，牡蛎中牛磺酸的提取率达 2.1942 mg/g。应用中性蛋白酶酶解法从牡蛎中提取牛磺酸，提取条件为温度 40℃、加酶量 1000 μg/g（鲜肉）、pH 7.2、料液比 1∶9（g/L），水解 5 h，牛磺酸提取量为 2.623 mg/g（鲜肉），为最佳工艺条件。郑惠娜等采用 pH 调节法提取分离牡蛎蛋白，并对其氨基酸组成进行分析。在最佳提取条件下，牡蛎蛋白中各种氨基酸约占总氨基酸的 42.44%，高于联合国粮农组织和世界卫生组织（FAO/WHO）的推荐值。陈艳辉等用乙酸乙酯萃取牡蛎匀浆上清液，经硅胶柱色谱分离，采用红外分光光度法（IR）、核磁共振波谱法（NMR）、质谱法（MS）进行结构分析，得到 3 种组分：scalar dial、色氨酸和苯丙氨酸。用高效液相色谱法测定出牡蛎中含有次黄嘌呤、黄嘌呤、腺嘌呤等嘌呤类物质。

【提取工艺】

对牡蛎进行单因素试验和正交试验，在温度 90℃、料液比 1∶80、时间 3 h 的条件下，采用苯酚-硫酸法测得牡蛎中总糖含量为 72.43%。张博等对多糖提取温度、pH、时间、次数、料液比进行了正交试验，得出提取多糖的最佳条件：pH 8.0、温度 65℃、时间 4 h、次数为 3 次、料液比 1∶15（mg/mL），得到多糖含量为 77.14%。张博等对太平洋牡蛎进行多糖的提取分离纯化，得到 3 种牡蛎粗多糖。单糖组分只有葡萄糖，粗多糖经 DEAE Sepharose FF 阴离子交换树脂色谱后，获得了 5 种纯化组分。对其中 MC-Ⅰ组分采用 Sephacryl S-400 凝胶柱色谱纯化，得到了 1 种具有较高纯度的多糖组分 MC-Ⅱ，其总糖含量为 95.1%，是一种吡喃葡聚糖。

【药理作用】

牡蛎肉中含有多种氨基酸、糖原、大量的活性微量元素及小分子化合物，牡蛎壳中的主要成分是碳酸钙。牡蛎的化学成分研究中关于牛磺酸的研究较多，其他类的氨基酸研究近几年有所增加。在牛磺酸的提取方面，试验方法的改变使提取率有所提高，对提高生物利用率有重大意义。牡蛎壳中含有 90% 以上的碳酸钙，是良好的钙源，对其开发利用很有现实意义。牡蛎中含有多种化学成分，因此其生物活性范围较广。牡蛎有增强免疫、抗疲劳、抗病毒、保护肝脏、降糖、抗肿瘤、抗氧化、抑菌等作用。在目前的研究中，牡蛎抗肿瘤、降糖、增强免疫力等方面的研究较多。牡蛎的抗肿瘤作用不只是单一针对某一类癌细胞，对肺癌细胞、舌鳞癌细胞、鼻咽癌细胞等都有作用，可以进行更多更深入的研究，以便更好地利用牡蛎的抗肿瘤活性。近几年关于牡蛎对酒精肝损伤的防治作用的研究比较多，酒文化在现实中覆盖面很广，所以牡蛎的这种生物活性有很大的价值。牡蛎多糖具有抗菌作用，能明显抑制多种致病菌的生长，这方面的研究还较少，值得深入探讨。近年来，环境污染使得部分海域中牡蛎体内的一些重金属如砷、铅、镉、汞的含量上升，甚至还出现了危害食用者健康的腹泻性贝毒，提示我们保护环境的重要性。同时，对牡蛎进行研究时应注意对其来源产地进行筛选。在医药、食品等方面对牡蛎进行多用途、高效、高值化的综合开发利用是值得深入研究的问题，这对海洋贝类中药的开发和贝类养殖业的可持续发展都具有重要的意义。

## 六、水母

【来源】

　　水母（jellyfish）包括腔肠动物门（Coelenterata）、水螅纲（Hydrozoa）的有缘膜水母和钵水母纲（Scyphozoa）的无缘膜水母。水母（图 4-7）都是有刺胞动物，是沿海地区伤人动物中的一个重要类群。水母的基本结构由伞体、（缘膜）、口腕、触手、附属器等组成。水螅纲动物的生活史大部分有水螅型与水母型的世代交替，有的水母型发达，水螅型不发达，如钩手水母（*Gonionemus*）、桃花水母（*Craspedacusta*）。有的群体发展成为多态现象，如僧帽水母（*Physalia*）。钵水母纲动物多数为大型的水母类，水母型发达，水螅型非常退化，而且水母型的结构比水螅水母的要复杂。钵水母纲的动物有海月水母（*Aurelia aurita*）、霞水母、海蜇等。海月水母可消热化痰、消肿解毒、软坚散结，治热痰、口燥咽干、阴虚便秘、淋巴结核、高血压、硅沉着病（矽肺）等症；外用治丹毒、烫伤等。

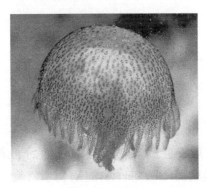

图 4-7　水母

## 七、海兔

【来源】

　　海兔（*Aplysia*）又称"雨虎"，属于腹足纲的海产软体动物（见图 4-8）。它不仅是名贵的海味珍品，近年来，科学家还发现海兔体内含有的一种有机化合物能延长癌症患者的寿命，有望作为抗癌剂。海兔体呈卵圆形，体长约 20～30 cm，大者可达 40 cm。头上有一对小眼和两对触角。前面的一对较短，有触觉作用，称前触角；后面的一对较细长，起嗅觉作用，称嗅角或称背触角。当两对触角向上竖起时，如同兔子的耳朵一般；静止时卷曲着的身躯犹如一只小兔，因而得名。海兔与海螺本属同一家族，但因贝壳退化，变成薄而透明的角质层，整个身躯裸露在外。腹足扩张成两侧足，可以游泳，静止时向上翻包住身躯。海兔平时生活在海藻繁茂、水流清澈畅通的海区，以海藻为食。体表黏稠平滑并带有花纹和色素斑，体色与周围海藻一般，可根据环境而变化，还具有拟态保护作用。

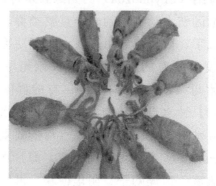

图 4-8　海兔标本

# 第二节　珊瑚

## 一、软珊瑚

### 【来源】

软珊瑚（图 4-9）属于腔肠动物门珊瑚亚纲的珊瑚目，是热带海洋常见的动物，软珊瑚肉质柔软而不被海洋中的动物所吞食，这被认为与其次生代谢产物中含有能驱赶其他生物的化学防御物质有关，从而引起了化学家和药物学家的重视。

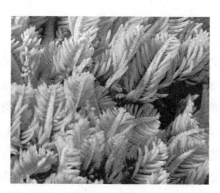

图 4-9　软珊瑚

**【化学成分】**

（1）萜类 软珊瑚中含有大量的萜类化学成分，如倍半萜、二萜等，其中一些化合物具有较好的生物活性。

① 倍半萜类。从软珊瑚 *N. brassica* 中分离得到化合物(−)-4α-O-acetyl-selin-11-en（**1**）、(−)-selin-11-en-4α-ol（**2**），其中 **1** 具有体外抑制 A-549 细胞生长的活性。从软珊瑚 *H. tarangaensis* 中分离得到的化合物 hamigeran A、debromohamigeran A、hamigeran B、4-bro-mohamigeran B、hamigeran C 和 hamigeran D 是溴代酚性化合物。其中 hamigeran B 具有较强的抗疱疹和 polio 病毒活性；hamigeran D 对 P-388 细胞生长有较强的抑制作用（$IC_{50}$ 为 8 μg/L）。

② 二萜类。从柳叶珊瑚（*B. excavatum*）中得到的二萜化合物 excava-tolides A~E、brianolide、excavatolides F～M 和 excavatolides U～Z 均属于西松烯型含氧二萜。excavatolides C～E 具有抑制 P-388 细胞生长的活性，对 KB、A-549 和 HT-29 等细胞的生长也有抑制作用。excavatolides A 具有选择性抑制 KB 细胞生长的活性，excavatolide D 也有选择性抑制 P-388、HT-29 细胞生长的活性。西松烯型二萜是一种具有十四元大环的二萜。至今已从 *Sinularia* 属短指软珊瑚中分离得到了大量的西松烯二萜化合物。

（2）甾醇类化合物 珊瑚中存在着丰富的甾体化合物，由于侧链结构的多样化和氧化程度不同，一种珊瑚可能同时存在几十种甾体化合物。深入研究这类化合物，对于阐明海洋环境的生物化学和海洋天然产物的生物合成，以及海洋生物之间的食物链关系具有重要意义。特别是多种 C-30 甾醇具有特殊的生理活性，引起了化学家的很大兴趣。例如从 *Sinularia* 属短指软珊瑚中主要分离得到五羟基甾醇、四羟基甾醇、三羟基甾醇、二羟基甾醇和大量的单羟基甾醇。

（3）前列腺素类似物 前列腺素（PG）是一类结构独特且具有强烈的生理活性和多种药理效应的化合物，为一类含五元环母核及上下侧链的 20 碳的脂肪酸。它最初发现于男人的精液中，含量甚微，致使这类生理活性物质的研究和应用遇到了极大的障碍。1969 年，Weinheimer 等从佛罗里达柳珊瑚中分离得到了 PG 类似物，1980 年再从软珊瑚 *Lobophytum depressum* 中分离得到新的 PG 类似物。近几年，从软珊瑚中分离的 PG 类似物不断增加，推动了对软珊瑚的研究。在软珊瑚中，PG 类似物主要存在于软珊瑚 *Clavularia viridis* 中，clavirin Ⅰ 和 clavirin Ⅱ 可能是 clavulones 的氧化产物，对 Hela S3 细胞的生长有抑制作用。

（4）神经酰胺及其苷类 神经酰胺是由长链脂肪酸与鞘胺醇的氨基经脱

水而形成的一类酰胺化合物，是一种免疫调节剂，有抗肿瘤、白血病细胞毒性和抗菌活性。它的化学结构鉴定是难点，具体的鉴定方法参考文献，humesi 来自软珊瑚 *Cladiella humesi* Verseveldt。

（5）糖脂　糖脂是指鲨肝醇与糖相连形成的一类化合物。2-羟基-3-十八烷氧基-丙基-$\alpha$-D-岩藻吡喃糖苷是来自短指软珊瑚 *Sinularia* 属的新糖脂，从软珊瑚 *Cladiella* 属分离到 2-羟基-3-十八烷氧基-丙基-$\beta$-D-阿拉伯吡喃糖苷。

（6）精胺　sinulamide 是从软珊瑚 *Sinularia* 属中分离得到的新的精胺化合物，是 $H^+,K^+$-ATPase 的抑制剂。

【药理作用】

（1）萜类　从软珊瑚中分离得到一系列西松烯二萜内酯类化合物，其中一些具有显著的抗癌活性，有的能与胆碱酯酶结合，具有神经生理活性。这些具有活性的化合物在结构或绝对构型方面，都具有共同的特点，即都是 $\alpha,\beta$-不饱和内酯或共轭内酯；同时，在 1,3,4-位均是顺式的立体构型。由于这种 $\alpha,\beta$-不饱和内酯具有 Michael 受体的性质，有很强的烷基化作用，因而很多烷基化试剂都是细胞毒素，具有抗肿瘤活性。从南海 *S. foeta* 分离得到的一种去甲基大环二萜内酯，经精原法试验，初步表明具有细胞毒性；从澳大利亚 *S. flexibilis* 中分离得到的 3 个西松烯二萜 sinularin、dihydrosinularin 和 sinulariolide，具有很强的抗肿瘤活性，它们对 KB 和 PS 细胞的 $ED_{50}$ 分别是 0.3 μg/mL 和 0.3 μg/mL、16 μg/mL 和 1.1 μg/mL、20 μg/mL 和 7.0 μg/mL；从日本 *S. mayi* 中分离得到的西松烯二萜 furomocembrane diester 对小鼠 brain Acch E 细胞的 $IC_{50}$ 为 0.000063 mol/L；从 *S. flexibilis* 中分离得到的罕见双聚西松烯二萜 sinuflexlin 具有细胞毒性，对 P-388 的 $ED_{50}$ 为 1.32 μg/mL；从 *S. polydactyla* 中分离得到的 furanocembrane diester 和 norcembrenolide 具有细胞毒性。从 *S. inelegans* 中分离得到的降二萜 ineleganolide 对几种肿瘤细胞有明显的细胞毒性。

（2）甾醇类　软珊瑚中除了含有丰富的萜类之外，也常含有具有生理活性的甾醇类化合物。例如 numerosterol 对 KB 和 HT29 肿瘤细胞、24-甲基胆甾-4-烯-$3\beta,6\beta$-二醇和 24-甲基胆甾-5-烯-$3\beta,7\beta,19$-三醇对白血病细胞 P-388 都具有强烈的抑制作用，而 24-亚甲基胆甾-5-烯-$3\beta,5\alpha,6\beta,19$-四醇则有极强的毒性和抗炎活性。其中柳珊瑚甾醇具有明显的抗心律失常和心肌缺血作用，能舒张血管、降低血压、减慢心率及减少心肌耗氧量，有望开发成治疗心血管疾病的药物。

（3）鲨肝醇　从软珊瑚中分离得到大量的鲨肝醇，具有升高白细胞的药理作用，在临床上已普遍使用。

（4）含氮化合物　太平洋软珊瑚 *S. brongersmai* 中存在的 2 种酰基化的多胺衍生物具有明显的抗癌活性。*Sinularia* sp. 中存在的 *N*-三甲基牛磺酸对大鼠有温和的升压作用，对家兔血液有延迟凝血的作用，刚好与牛磺酸的作用相反。这揭示了牛磺酸中的氨基在药理活性中所起的重要作用。

【提取工艺】

（1）软珊瑚多糖的提取　以料液比为 1∶35（质量比）的比例向软珊瑚粉中加入 0.2 mol/L 的稀盐酸至无气泡产生，用 NaOH 溶液中和后离心，分别收集上清液及残渣。以料液比为 1∶10（质量比）的比例向残渣中加入 Tris缓冲溶液（pH 2.0），加残渣质量 1%的胃蛋白酶，于 37℃下搅拌提取 4 h，用 NaOH 中和后在 100℃灭活 15 min，冷却至室温，离心，收集上清液。将2 次所得上清液合并，浓缩，加乙醇至总体积的 80%进行沉淀，离心收集沉淀后脱水，低温干燥即得软珊瑚粗多糖。

（2）软珊瑚多糖的分离纯化　软珊瑚粗多糖采用液态碱性蛋白酶去蛋白、离心、透析浓缩后，先后通过 732 型阳离子交换柱、Q Sepharose Fast Flow（QFF）强阴离子交换柱进行分离纯化。采用苯酚-硫酸法进行检测，按峰收集含糖组分，减压浓缩后透析，冻干得到纯化多糖组分。

## 二、柳珊瑚

【来源】

柳珊瑚（gorgonian）俗称海扇、海鞭、海柳，是珊瑚类动物中的一大分支。根据 Bayer（1981）的分类系统，柳珊瑚在生物学分类上属于腔肠动物门（Coelenterata）、珊瑚纲（Anthozoa）、八放珊瑚亚纲（Octocorallia）、柳珊瑚目（Gorgonacea）。柳珊瑚（图 4-10）形态多样，色泽美丽，广泛分布于

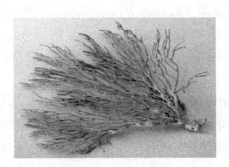

图 4-10　柳珊瑚标本

世界热带、亚热带的各海域中。在中国海域生活的柳珊瑚有 6 科 40 余种，主要分布在广东、海南沿海。

【化学成分】

近 30 年来，为了寻找有重要生物活性和药用前景的海洋天然产物，科学工作者从世界不同海域的柳珊瑚中发现了大量结构新颖、有强烈生理活性的化合物，包括甾醇类、萜类、含氮化合物类等。

（1）甾体化合物　2004 年，艾小红等从南海粗疣棘柳珊瑚（*Acanthogorgia vagae*）中分离得到了 4 种新的甾醇类化合物：acanthovagasteroids A～D。2007 年，Zhang 等从南海侧扁软柳珊瑚（*Subergorgia suberosa*）中分离鉴定了 3 种新的甾醇类化合物：3β,6α,11,20β,24-五羟基-9,11-开环-5α-24-甲基胆甾-7,28-二烯-9-酮、3-(1′,2′-乙二醇)-24-甲基胆甾-8,22E-二烯-3β,5α,6α,7α,11α-戊醇、24-甲基胆甾-7,22E-二烯-3β,5α,6β,25-四醇。随后，Qi 等又从中首次分离鉴定了 2 种新的孕甾烷类化合物：3β-O-棕榈酰-孕甾-5-烯-20-酮-3-醇、3β-O-棕榈酰-5α-孕甾-20-酮-3-醇。

（2）含氮化合物　2008 年，漆淑华等从南海侧扁软柳珊瑚（*S. suberosa*）中分离到 3 种新的嘌呤衍生物，分别为 4-羧基-5,6-二氢-4H,8H-嘧啶并[1,2,3-cd]-嘌呤-8,10(9H)-二酮、7,9-二氢-1-(3-丁酰基)-1H-嘌呤-6,8-二酮和 7-氢-9-(3-丁酰基)-1H-嘌呤-6,8-二酮；随后，又从中分离到 2 种嘌呤生物碱，分别为 6-(1′-purine-6′,8′-dionyl)suberosanone、3,9-(2-imino-1-methyl-4-imidazolidinone-5-yl)isopropenylpurine-6,8-dione。

（3）萜类　萜类成分是柳珊瑚中含量较多、种类丰富的一大类化合物，柳珊瑚中发现的萜类化合物主要是倍半萜和二萜，近几年分离到了很多新的萜类化合物，活性测试表明具有非常强的生理活性。

① 倍半萜。2008 年，Li 等从南海疣小月柳珊瑚（*Menella verrucosa*）中分离到 4 种新的被氧化的愈创木烷型（guaiane）倍半萜内酯。2006 年，Sung 等从台湾海域灌丛柳珊瑚（*Rumphella antipathies*）中分离到 3 种新的降碳的半缩酮式氯代丁香烷型（caryophyllane）倍半萜，分别为 rumphellatin A、rumphellatin B 和 rumphellatin C；活性测试表明，rumphellatin A 和 rumphellatin B 均有抗菌活性。

② 二萜。在柳珊瑚的次生代谢产物中，二萜化合物的种类和含量非常丰富，生理活性也较明显，其中以西松烯型二萜化合物占主要部分。2005 年，严小红等从中华小尖柳珊瑚（*Muricella sinensis*）中分离到 1 种新的 eunicellane 型二萜：sinensin。2006 年，漆淑华等从南海灯芯柳珊瑚（*Junceella juncea*）

中分离到 10 种新的二萜：juncins R～ZI；这些化合物在浓度无危害的情况下，对藤壶（*Balanus amphitrite*）幼虫的附着表现出较强的防污活性。于嘉陵等从桂山厚丛柳珊瑚（*Hicksonella guishanensis*）中分离到了 2 种新的西松烯型二萜，其结构分别为：(1*R*,2*E*,4*E*,7*E*,11*E*)-西松烯-2,4,7,11-四烯、(1*R*,4*R*,2*E*,7*E*,11*E*)-西松烯-2,7,11-三烯-4-醇。活性测试表明，这 2 种化合物对 COX-2 显示弱的抑制活性。

【药理作用】

（1）抗菌活性　严小红等从台湾海域灌丛柳珊瑚（*Rumphella antipathies*）中分离到 7 种新化合物 rumphellolides A～G，其中 rumphellolide A 和 rumphellolide B 属于羧酸化丁香烷型倍半萜，rumphellolides C～F 为降碳的丁香烷型倍半萜，rumphellolide G 为降碳的四氢吡喃丁香烷型倍半萜。活性测试表明，rumphellolides A～F 均具有一定的抗菌活性。2007~2008 年，Sung 等从台湾南海岸的强韧鞭珊瑚（*Ellisella robusta*）中分离到 6 种新的二萜：robustolides A～E 和 robustolide H，其中 robustolides D～E 为二萜卤化代谢物。活性测试表明，robustolide A 和 robustolide B 表现出微弱的抗假单胞菌和葡萄球菌活性。

（2）细胞毒性　2008 年，Qi 等从台湾海域灯芯柳珊瑚（*J. juncea*）中分离到 5 种新的二萜：junceols D～H，junceol D 和 junceols F～H 对人急性淋巴细胞白血病 T 淋巴细胞（CCRF-CEM）和人结直肠腺癌上皮细胞（DLD-1）有一定的细胞毒活性。

（3）抗炎活性　2008 年，于嘉陵等又从脆灯芯柳珊瑚（*J. fragilis*）中分离到化合物 frajunolides E～K，活性测试表明，这 7 种化合物均有一定的细胞毒和体外抗炎活性。

【提取工艺】

史雪凤等将冷冻储藏的柳珊瑚样品（湿重 4.3 kg）破碎后，室温下甲醇动态提取 3 次，合并提取液，真空浓缩，脱盐，得总浸膏（109.8 g）并悬浮于适量水中，依次用等体积乙酸乙酯、正丁醇萃取 3 次，真空浓缩得乙酸乙酯部分 37.3 g、正丁醇部分 72.3 g。乙酸乙酯部分经 200～300 目硅胶柱色谱分离，石油醚-丙酮梯度洗脱（100%～0%）分为 8 个组分（Fr. A～H）。经反复的正反相硅胶柱色谱分离、Sephadex LH-20 柱色谱分离和半制备高效液相色谱纯化分离，从 Fr.C 得到化合物 **1**（27.0 mg）；从 Fr.E 得到化合物 **2**（59.1 mg）、化合物 **3**（4.2 mg）；从 Fr.J 得到化合物 **4**（4.1 mg）、化合物 **5**（1.3 mg）、化合物 **6**（10.5 mg）、化合物 **7**（16.3 mg）、化合物 **8**（2.0 mg）。

正丁醇部分经硅胶柱色谱分离，氯仿-甲醇（体积比 8∶1）洗脱，得化合物 **9**
（14.2 mg）。从其甲醇提取物中，采用各种色谱分离手段共分离得到了 9 种化
学成分，分别为胆固醇、鲨肝醇、苯甲酸、尿嘧啶、胸腺嘧啶、2′-脱氧尿嘧
啶核苷、2′-脱氧胸腺嘧啶核苷、胸腺嘧啶核苷和 2′-脱氧腺嘌呤核苷。

## 三、黑角珊瑚

### 【来源】

黑角珊瑚（图 4-11），在沿海地区民间称为海树、海柳、海铁树，属腔
肠动物门、珊瑚纲、六放珊瑚亚纲、角珊瑚目、黑角珊瑚科，是一类数量稀
少的珊瑚。国内主要分布于海南西部的海底，紧密固着在岩石上，生长速度
慢，周期长，群体的形态大致有树形和鞭形两种。

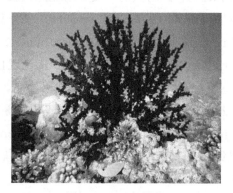

图 4-11　黑角珊瑚

### 【化学成分】

苏国琛等对采自中国三亚南海水域的二叉黑角珊瑚 *Amtipathes dichotoma*
Pallas 进行了研究，从中共分离得到 10 种化合物，利用光谱学分析并与文献
对照，分别鉴定为 stigma-7,22-dien-3*β*,5*α*,6*β*-triol、5,8-epidioxycampesta-6,
22-dien-3-ol、胆固醇、(2*S*,3*R*,4*E*,8*E*)-2-*N*-(2′-hydroxy-hexadecanoyl)hexade-
casphinga-4,8-diene、(2*S*,3*R*,4*E*)-2-*N*-(2′-hydroxytet racosanoyl)octadecasphinga-
4-ene、鲨肝醇、胸腺嘧啶、胸腺嘧啶脱氧核苷、尿嘧啶、鸟嘌呤。所有化合
物均为首次从黑角珊瑚属植物中分离得到。

葛洁虹等对采自中国三亚南海水域的二叉黑角珊瑚（*A. dichotoma*
Pallas）进行了化学成分的初步研究，分离得到 9 种化合物，利用 [1]H NMR、
[13]C NMR 及 DEPT 等波谱分析手段和文献对照，分别鉴定为胆固醇（Ⅰ）、

3-羟基-5-烯-麦角甾醇（Ⅱ）、3-羟基-4-甲基-麦角甾醇（Ⅲ）、对羟基苯甲酸甲酯（Ⅳ）、3,4-二羟基苯甲醛（Ⅴ）、4-羟基-3-甲氧基苯甲醛（Ⅵ）、咖啡酸（Ⅶ）、鲨甘醇（Ⅷ）、胸腺嘧啶（Ⅸ）。其中化合物Ⅱ～Ⅶ为首次从二叉黑角珊瑚中分离得到。

【药理作用】

白雪婷等通过体内、体外试验证明了海柳挥发性成分（BCE）具有抗氧化活性、抗炎作用和抑菌能力。BCE 对吸烟所致的急性呼吸道损伤具有一定的保护作用。BCE 通过 GC-MS 分析，共鉴定出 15 种化学成分，包括磷酸三乙酯、丁羟甲苯、雪松醇、棕榈酸、角鲨烯、胆固醇等。体外抗氧化实验中，BCE 有清除自由基 DPPH 和羟自由基的作用。BCE 可以抑制革兰氏阳性菌：金黄色葡萄球菌（S.aureus）和表皮葡萄球菌（S. epiderminis），对革兰氏阴性菌没有明显的作用。测定 BCE 对这两种细菌的最小抑菌浓度 MIC 分别是 S. aureus 73 μg/μL，S. epiderminis 37 μg/μL。肺组织病理学显示，急性肺损伤组小鼠肺组织呈现典型的炎症病理变化，包括肺泡充血、肺泡腔和血管壁中性粒细胞浸润、肺泡壁增厚等肺损伤性病变。BCE 雾化吸入能够明显减轻肺损伤程度。给药组各剂量与模型组相比均能降低 MPO 和 MDA 水平，提高 SOD 活性（$P<0.05$ 或 $P<0.01$），且三个剂量呈量效关系。

【提取工艺】

葛洁虹等将黑角珊瑚新鲜样品切碎，用乙醇-二氯甲烷（体积比 2:1）浸泡 3 次，每次浸泡一周，合并提取物并真空浓缩。粗提物依次用乙酸乙酯和正丁醇萃取，减压浓缩得乙酸乙酯萃取物 80 g、正丁醇萃取物 30 g。将乙酸乙酯萃取物经硅胶柱色谱（200～300 目）分离，以石油醚-乙酸乙酯（100:0～0:100）系统梯度洗脱，得流分 E1～E10。将 E2 流分经洗涤并重结晶得到化合物 Ⅰ（600 mg）；E3 流分经硅胶柱色谱分离，以石油醚-丙酮系统梯度洗脱并重结晶得化合物 Ⅱ（30 mg）；E5 流分经硅胶柱色谱分离，以氯仿-丙酮系统梯度洗脱并重结晶得化合物 Ⅲ（15 mg）；E5 流分经硅胶柱色谱分离，以石油醚-丙酮系统梯度洗脱并重结晶得化合物 Ⅷ（24 mg）；E7 流分经硅胶柱色谱分离，以氯仿-甲醇系统梯度洗脱并重结晶得化合物 Ⅳ（7 mg）；E9 流分经硅胶柱色谱分离，以氯仿-甲醇系统梯度洗脱并重结晶得化合物 Ⅴ（10 mg）；E9 流分经硅胶柱色谱分离，以氯仿-甲醇系统梯度洗脱并重结晶得化合物 Ⅵ（16 mg）。将正丁醇萃取物反复经硅胶柱色谱（200～300 目）分离，以氯仿-甲醇系统（20:1～2:1）梯度洗脱，得化合物 Ⅶ（25 mg）、Ⅸ（16 mg）。

## 四、石珊瑚

### 【来源】

石珊瑚（图 4-12），又称硬珊瑚，属于腔肠动物门、珊瑚虫纲、六放珊瑚亚纲、石珊瑚目。石珊瑚主要分为造礁珊瑚和非造礁珊瑚两大类，广泛分布于全球各海域，其中，以造礁石珊瑚为基础，形成了海洋环境中生物多样性最丰富的珊瑚礁生态系统。在我国，造礁石珊瑚主要分布于中国南海海域，据 2009 年的调查表明，中国南海珊瑚礁生态系统有造礁石珊瑚 21 科 56 属 295 种；非造礁石珊瑚 7 科 24 属 49 种。

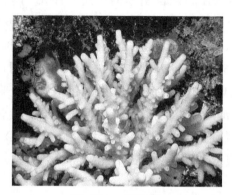

图 4-12　石珊瑚

### 【化学成分】

（1）生物碱类　生物碱是石珊瑚中含量最多、种类最丰富的一大类活性化合物，其中，一些为新骨架生物碱，很多化合物显示出很强的生物活性。在化学结构上，石珊瑚来源生物碱的差别主要体现在多种碳骨架、氧化环合、溴代及复杂的立体构型等方面。石珊瑚中发现的生物碱主要是 aplysinopsin 类生物碱和双吲哚类生物碱。

① aplysinopsin 类生物碱。近年来从石珊瑚中发现的 aplysinopsin 类生物碱共有 13 种，这些生物碱均以 aplysinopsin 为基本骨架。1989 年，Pietra 小组又从采自菲律宾巴拉望的石珊瑚 *Dendrophyllia* sp. 中分离得到 4 种 aplysinopsin 类生物碱：2'-demethylaplysinopsin、2'-demethyl-3'-*N*-methylaplysinopsin、6-bromo-2'-demethylaplysinopsin 和 6-bromo-2'-demethyl-3'-*N*-methylaplysinopsin。2013 年，从地中海石珊瑚 *Astroides calycularis* 中分离得到 1 种新的 aplysinopsin 类生物碱 6-bromo-*N*-methylaplysinopsin。

② 双吲哚类生物碱。双吲哚类生物碱是 *Tubastraea* 属石珊瑚中重要的一类活性成分，迄今为止，从 *Tubastraea* 属的石珊瑚中共发现了 11 种双吲哚类生物碱。同属石珊瑚在化学成分上既表现出亲缘关系，又具有显著的种特异性和生境特异性，显示出石珊瑚的分类学意义。2003 年，Mancini 小组首次从采自菲律宾海域的石珊瑚 *Tubastraea* sp. 中分离得到 2 种新骨架双吲哚生物碱：cycloaplysinopsin A 和 cycloaplysinopsin B。2009 年，又从采自哈尼什群岛的石珊瑚 *Tubastraea* sp. 中分离得到了 cycloaplysinopsin C。2008 年，Iwagawa 小组又从采自日本的石珊瑚 *Tubastraea aurea* 中分离得到 5 种新的 aplysinopsin 二聚体的双吲哚类生物碱 tubastrindoles D～H。

③ 其他类生物碱。1987 年，Pietra 小组从地中海石珊瑚 *Astroides calycularis* 中分离得到 1 种蝶啶生物碱衍生物 2-amino-6-(1*R*,2*S*-dihydroxy-propyl)-3-methylpterin-4-one。1988 年，Alam 小组从采自帕劳群岛的石珊瑚 *Tubastraea micrantha* 中分离得到生物碱 tubastraine。2013 年，Thomas 小组从地中海石珊瑚 *Astroides calycularis* 中分离得到 orthidine A、orthidine C 和 orthidine D 3 种新的生物碱，3 种生物碱互为同分异构体。

（2）聚乙炔类化合物　聚乙炔类化合物是石珊瑚中另一大类活性物质，普遍具有抗菌或细胞毒活性。这些聚乙炔类化合物主要来源于 *Montipora* 属石珊瑚。1996 年，Fusetani 小组从采自澳大利亚奥菲斯岛的石珊瑚 *Montipora digitata* 中分离得到了 montiporic acid A 和 montiporic acid B。2001 年，从采自韩国的石珊瑚 *Montipora* sp. 组织中分离得到了 montiporic acid C。2013 年，Sato 小组从石珊瑚 *Montipora digitata* 中得到了 montiporic acid D。

（3）甾类　甾类化合物是海洋生物中常见的化合物类型，石珊瑚中也发现了甾类化合物。2006 年，Roussis 小组又从采自地中海深海的石珊瑚 *Dendrophyllia cornigera* 中分离出了 (20*R*)-22*E*-胆甾-4,2-二烯-3,6-二酮、(20*R*)-胆甾-4-烯-3,6-二酮、(20*R*)-22*E*-胆甾-4,2-二烯-3-酮和(20*R*)-胆甾-4-烯-3-酮四种 3-酮基甾类化合物。2011 年，Seo 小组从石珊瑚 *Alveopora japonica* 中得到了 1 种甾醇类化合物麦角甾-5,4(28)-二烯-3*β*-醇。

（4）萜类　1987 年，Pietra 小组从采自 Cap Bear 的石珊瑚 *Sarcodictyon roseum* 中分离得到了 2 种罕见的二萜酯类化合物：sarcodictyin A 和 sarcodictyin B。1988 年，从同种石珊瑚 *Sarcodictyon roseum* 中分离得到了 sarcodictyins C～F，以上 6 种二萜酯类化合物具有相同的碳骨架，结构上的差别以多种取代和复杂的立体构型为主要特征。1988 年，Alam 小组从石珊瑚 *Tubastraea micrantha* 中分离得到 1 种二倍半萜 heteronemin。

（5）不饱和脂肪烃类　1999年，Pietra小组从石珊瑚中得到了一系列的不饱和脂肪烃类化合物。(10$R$,7$Z$,11$E$,13$E$,16$Z$,19$Z$)-10-羟基二十二碳-7,11,13,16,19-五烯酸和(10$R^*$,4$Z$,7$Z$,11$E$,13$E$,16$Z$,19$Z$)-10-羟基二十二碳-4,7,11,13,16,19-六烯酸分离于采自南印度洋圣保罗岛附近的石珊瑚 *Madrepora oculata*。

（6）大环内酯类　1995年，Boyd小组从石珊瑚 *Tubastrea faulkneri* 中分离得到了3种具杂环的大环内酯类化合物 mycalolides C～E。

【药理作用】

石珊瑚中的化学成分显示了良好的细胞毒、抗菌、杀虫、毒鱼等生物活性，其中聚乙炔类化合物普遍具有较强的细胞毒活性。

（1）细胞毒活性　生物碱类化合物 aplysinopsin 对肿瘤细胞株 LH-1220 和人口腔癌 KB 细胞显示出较强的细胞毒活性，$IC_{50}$ 分别为 2.3 μg/mL 和 3.5 μg/mL。化合物 montipyridine 在体外抗肿瘤实验中，对人肺癌细胞株 A549、人卵巢癌细胞株 SK-OV-3、人皮肤黑色素瘤细胞株 SK-MEL-2、人中枢神经系统癌细胞株 XF498 和人结肠癌细胞株 HCT15 等都有抑制作用，$ED_{50}$ 值高于 30 μg/mL。聚乙炔类化合物 2-十二炔-1-醇、homomontiporyne H 和 homomontiporyne J 对人实体肿瘤细胞株 A549、SKOV-3、SK-MEL-2、XF498 和 HCT15 具有非常强的细胞毒活性。化合物 2-十二炔-1-醇、homomontiporyne H 和 homomontiporyne J 对人肺癌细胞 A549 的 $ED_{50}$ 分别为 5.48 μg/mL、11.29 μg/mL 和 6.20 μg/mL，对人卵巢癌细胞 SK-OV-3 的 $ED_{50}$ 分别为 4.63 μg/mL、13.80 μg/mL 和 4.78 μg/mL，对人皮肤恶性黑色素瘤细胞 SK-MEL-2 的 $ED_{50}$ 分别为 4.45 μg/mL、4.36 μg/mL 和 3.85 μg/mL，对人枢神经系统癌细胞 XF498 的 $ED_{50}$ 分别为 5.59 μg/mL、12.97 μg/mL 和 7.24 μg/mL，对人肠癌细胞 HCT15 的 $ED_{50}$ 分别为 5.90 μg/mL、8.43 μg/mL 和 6.94 μg/mL。化合物 montiporic acid A 和 montiporic acid B 均对 P-388 鼠白血病细胞显示出很强的细胞毒活性，$IC_{50}$ 分别为 5.0 μg/mL 和 12.0 μg/mL。化合物 montiporynes A～F 具有细胞毒活性，其中，化合物 montiporyne A 和 montiporyne C 的细胞毒活性尤为显著。化合物 montiporyne A 对人的实体肿瘤细胞系 SKOV-3、SK-MEL-2、XF498 和 HCT15 的 $ED_{50}$ 分别为 3.2 μg/mL、1.4 μg/mL、1.9 μg/mL 和 3.7 μg/mL，而化合物 montiporyne C 则分别为 2.5 μg/mL、1.5 μg/mL、3.2 μg/mL 和 5.2 μg/mL。化合物 montiporynes G～M 也对人体实体肿瘤细胞系 A549、SKOV-3、SK-MEL-2、XF498 和 HCT15 具有不同程度的细胞毒活性，其中化合物 montiporynes I～L 对肿瘤细胞株的抑制作用尤为

突出。甾类化合物(20*R*)-胆甾-4-烯-3-酮、(20*R*)-22*E*-胆甾-2,4-二烯-3-酮对人支气管肺癌细胞 NSCLC-N6 具有细胞毒活性。大环内酯类化合物 mycalolide C 和 mycalolide D 均显示出较强的细胞毒活性，对人白血病细胞 HL-60 的 $IC_{50}$ 分别为 2.5 μmol/L 和 0.6 μmol/L。

（2）抗菌活性　双吲哚类生物碱化合物 aplysinopsin 对真菌 *Trichophyton mentagrophytes* 的生长具有抑制作用。双吲哚类生物碱化合物能够抑制氯喹-耐药菌株的生长，$IC_{50}$ 为 1.2 μg/mL。化合物 montiporic acid A 和 montiporic acid B 均对大肠杆菌具有抗菌活性。

（3）其他活性　生物碱类化合物 6-bromoaplysinopsin 具有非常强的抗疟原虫活性，在剂量为 0.34 μg/mL 时对恶性疟原虫 *Plasmodium falciparum* 展现出极高的抗疟活性。聚乙炔类化合物在剂量为 1～5μg/mL 时对孔雀鱼显示出毒鱼活性。在自由基 DPPH 的清除实验中，montiporic acid D 显示出抗氧化活性。

【提取工艺】

肖定军等对南海佳丽鹿角珊瑚的化学成分进行了提取分离和研究。将晒干的佳丽鹿角珊瑚（11 kg）切碎，用工业乙醇（90%）浸泡 3 次，乙醇提取液的浓缩物悬浮于 500 mL 水中，依次用等体积的乙酸乙酯、正丁醇提取 3 次，浓缩分别得 43 g 和 22 g 浓缩物。乙酸乙酯浓缩部分（43 g）以石油醚-乙酸乙酯（1:1）、石油醚-丙酮（85:15）、石油醚-乙酸乙酯（9:1）进行多次硅胶柱色谱分离，再经葡聚糖凝胶 LH-20（氯仿:甲醇 1:1）柱色谱分离，得白色固体（**1**），50 mg；以石油醚-乙酸乙酯（7:3）、石油醚-乙酸乙酯（9:1）两次硅胶柱色谱分离，得细针状晶体，再用葡聚糖凝胶 LH-20（氯仿:甲醇 3:7）进行脱色，除去部分杂质并重结晶，得无色针状晶体（**2**），200 mg。正丁醇浓缩部分（22 g）以氯仿-甲醇（19:1，10:1，6:1，4:1，3:1，1:1）进行梯度洗脱得 A、B、C、D、E、F 六个初组分。C 组分以氯仿-甲醇（15:2）进行硅胶柱色谱分离得 C1、C2、C3、C4 四个组分，C1 再经氯仿-甲醇（8:1）、苯-甲醇（4:1）硅胶柱色谱分离和葡聚糖凝胶 LH-20（氯仿:甲醇 3:7）柱色谱分离得白色固体（**5**），18 mg；C2 经苯-甲醇（7:2）、氯仿-甲醇（8:1）硅胶柱色谱分离和葡聚糖凝胶 LH-20（氯仿:甲醇 3:7）柱色谱分离得白色固体（**6**），22 mg；C3 经苯-甲醇（7:2）、氯仿-甲醇（5:1）硅胶柱色谱分离再经甲醇重结晶得无色针状晶体（**3**），80 mg；C4 经氯仿-甲醇（5:1）、苯-甲醇（3:1）硅胶柱色谱分离并经甲醇重结晶得无色针晶（**4**），30 mg。

## 五、红珊瑚

### 【来源】

红珊瑚（图 4-13）属于腔肠动物门（Coelenterata）、珊瑚纲（Anthozoa）、八放珊瑚亚纲（Octocorallia）、软珊瑚目（Alcyonacea）、硬轴珊瑚亚目（Scleraxonia）、红珊瑚科（Coralliidae）。

红珊瑚在全世界主要分布于：①大西洋沿海，包括爱尔兰南部、法国比斯开湾、西班牙加纳利群岛、葡萄牙的马德拉群岛；②地中海海域，以意大利半岛南部海域为主，包括撒丁岛附近的海域、阿尔及利亚和突尼斯等国，红海、毛里求斯也有红珊瑚分布的记载；③东南亚海域，主要为中国台湾海域、琉球群岛、菲律宾海域、日本南部岛；④太平洋中心，夏威夷群岛到中途岛的区域均有红珊瑚出产。此外，澳大利亚、新西兰一带海域也产红珊瑚。其中我国红珊瑚分布在台湾省北部、东部沿海、澎湖列岛、台湾浅滩南部、南海诸岛。全世界已知的红珊瑚在印度洋到太平洋区有 23 种，地中海到大西洋区有 6 种。

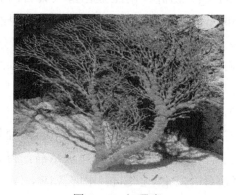

图 4-13　红珊瑚

### 【化学成分】

（1）无机成分　红珊瑚由 95%以上的方解石型高镁碳酸钙组成。红珊瑚中含有 6%左右的 Ca、Mg、K、Na、Fe、Zn 等无机元素，其微量元素成分中 B、Si、P、Ba 比较稳定。生物成因方解石有特殊的高级结构和组装方式，与无机成因方解石的红外光谱存在差异。XPS 研究证明了红珊瑚中包含组成元素碳、氧、钠和硅，并指出其氧气含量约 36%。范陆薇等对常见的 3 种红珊瑚的不同部位进行了电子探针测试和拉曼光谱测定，测到了不同含量的 $Na_2O$、

CaO、MnO、MgO、BaO、FeO、CuO、SrO 等物质。

（2）有机成分 红珊瑚含低于 5% 的有机基质。高岩等对不同产地不同颜色的红珊瑚和染色红珊瑚做了拉曼光谱研究，证明了光谱上有复杂有机物的拉曼谱峰，而且红珊瑚的颜色越深，这组拉曼谱峰越强。高岩等对颜色不同的红珊瑚及白珊瑚做了拉曼光谱的测试，结果除了碳酸钙的特征峰外，还显示出有机物的峰，并且强度随颜色的加深而变大。这证明了红珊瑚中有机物的存在并与红珊瑚的颜色有关系；范陆薇等对常见的 3 种红珊瑚的不同部位进行了拉曼光谱测试，测到了氨基化合物的 N—H 伸缩振动峰、脂肪族有机化合物甲基基团的 C—H 对称伸缩振动峰、烯链的 C≡C 伸缩振动谱峰等，并猜测红珊瑚里的聚乙炔类有机质引起了共振拉曼峰。Merlin 和 Dele-Dubois 用除去矿物质的样品进行了实验，在原位进行了拉曼光谱的测试，显示骨骼表现出类胡萝卜素分子的特征峰；B. Kaczorowska、A. Hacura 等对 25 种不同的天然珊瑚做了谱学测试，发现了红珊瑚中含有多种有机基团，如氨基、烷基、烃基，并且发现特征峰与 $\beta$ 胡萝卜素的特征峰很相似；2008 年，Emmanuel Fritsch 指出，红珊瑚中含有的是未被取代多烯的混合物，而不是类胡萝卜素；同年，范陆薇、杨明星指出，红珊瑚含有 $CH_3$￤$CH＝CH$￥$CHO$，$n=6\sim14$，并分析了红珊瑚的红外光谱，指出红珊瑚中有烷基、氨基、烃基和烯链；Yusuke Tamenori 等对瘦长红珊瑚的含硫化合物进行分析，有机含硫化合物包括氨基酸和蛋白质，集中在珊瑚的骨骼组织。

有少数学者对红珊瑚中的有机物进行了提取分离，对其成分进行了化学分析。1972 年，Fox 用传统化学实验技术提取过红珊瑚中的色素，但是由于实验方法的限制，他未能把色素从骨骼中提取出来；2007 年，Jelena Cvejic、Sylvie Tambutte 提取了红珊瑚中的有机物，用反相高效液相色谱/紫外光谱（RPHPLV/UV）证明了样品中类胡萝卜素的存在，并研究得出反式角黄素是所有红珊瑚骨骼中的主要类胡萝卜素，用高效液相色谱/质谱发现了 1 个次要成分——顺式角黄素；2008 年，范陆薇、杨明星用索氏抽提法分离红珊瑚中的有机物，然后进行了 GC-MS 测试，发现了 $C_{16}$ 和 $C_{18}$ 脂肪醇。用激光共振拉曼光谱探测到红珊瑚中含共轭多烯结构的聚乙炔类有机质的存在，并计算出 C≡C 键的数目；2012 年，张欣等对红珊瑚去矿化分离后进行测试发现，去矿化分离后剩下的物质主要都是有机物，官能团有 C—C、C＝C、C≡O 和 C—O，还发现红珊瑚中的硫是以 $SO_4^{2-}$ 的形式存在的；并用 GC-MS 分析了红珊瑚萃取物，得出了占红珊瑚样品总量的 5.27 μg/g 的烃组分，其中包括碳的个数为 17~33 个不等的正构烷烃，占红珊瑚样品总量的 5.58 μg/g 的非烃有机物化合物，包括 $C_{12}\sim C_{25}$ 的醇类和酸类，主要有 $C_{12}$、$C_{14}$、$C_{16}$、$C_{18}$ 的偶碳醇和酸，还有角鲨烯和甾醇。

【药理作用】

关于红珊瑚的研究不多，其药材、药理方面的研究更是单薄。王列群等参照《中国药典》相关方法检查红珊瑚中的重金属及砷盐，重金属含量均未超过 20 μg/g，砷盐的含量在 4 μg/g 以下，符合药用标准。

（1）接骨续筋作用　蒙古接骨丹用于治疗各种类型的新旧骨折、脱位、软组织损伤、骨不连、股骨头坏死、骨囊肿等已有多年历史，并且疗效佳。李欣、包海鹰等对其做了骨伤愈合实验研究，并对大鼠骨伤 X 光片的愈合情况进行了生物力学测试，血清钙（Ca）、磷（P）、碱性磷酸酶（ALP）等含量测试。结果表明，蒙古接骨丹具有良好的治疗骨折的功效。而红珊瑚是蒙古接骨丹中的君药，同样有接骨续筋作用。

（2）抗氧化活性　张冲等研究蒙药珊瑚的奶制品对脑缺血模型大鼠的药效学实验，结果显示，蒙药珊瑚可明显降低大鼠体内丙二醛（MDA）的含量，升高大鼠体内超氧化物歧化酶（SOD）的含量，证明红珊瑚具有一定的抗氧化能力，可改变大鼠脑血流量和血液中纤维蛋白原的含量。

现代研究发现，红珊瑚还具有促进人体新陈代谢和调节内分泌的功能。在海洋中生存的红珊瑚含有人体所需的特殊的甾醇类、萜类物质，被当作药用生物来研究。

## 参 考 文 献

[1] 常亚青, 君坚. 海参、海胆生物学研究与养殖[M]. 北京：世界出版社, 2004.

[2] Vasseur E. Chemical studies on the jelly coat of the sea urchin egg[J]. Acta Chem Scand, 1948, 2：900-913.

[3] SeGall G K, Lennarz W J. Chemical characterization of the component of the jelly coat from sea urchin eggs responsible for induction of the acrosome reaction[J]. Dev Biol, 1979, 71(1): 33-48.

[4] Alves A P, Mulloy B, Diniz J A, et al. Sulfated Polysaccharides from the Egg Jelly Layer Are Species-specific inducers of Acrosomal Reaction in Sperms of Sea Urchins[J]. J Biol Chem, 1997, 272(11): 6965-6971.

[5] 宋愈佳. 大连紫海胆多肽的制备及生物活性研究[A]//中国食品科学技术学会. 中国食品科学技术学会第十一届年会论文摘要集[C]. 中国食品科学技术学会, 2014: 2.

[6] 尹利昂, 陈士国, 薛长湖, 董平, 常耀光, 徐杰. 4 种海参中含岩藻糖支链的硫酸软骨素化学组成差异的分析[J]. 中国海洋大学学报(自然科学版), 2009, 39(S1): 63-68.

[7] 华会明, 裴月湖. 神经鞘苷的研究概况[J]. 沈阳药科大学学报, 2001(04): 299-306.

[8] Yamada K, Sasaki K, Harada Y, et al. Constituents of Holothuroidea, 12. Isolation and structure of glucocerebrosides from the sea cucumber *Holothuria pervicax*[J]. Chemical and Pharmaceutical

Bulletin, 2002, 50(11): 1467-1470.

[9] Ikeda Y, Inagaki M, Yamada K, et al. Isolation and structure of a galactocerebroside from the sea cucumber *Bohadschia argus*[J]. Chemical and Pharmaceutical Bulletin, 2009, 57(3): 315-317.

[10] Yamada K, Harada Y, Miyamoto T, et al. Constituents of holothuroidea, 9. Isolation and structure of a new ganglioside molecular species from the sea cucumber *Holothuria pervicax*[J]. Chemical and Pharmaceutical Bulletin, 2000, 48(1):157-159.

[11] Yamada K, et al. Constituents of holothuroidea, 10. Isolation and structure of a biologically active ganglioside molecular species from the sea cucumber *Holothuria leucospilota*[J]. Chemical and Pharmaceutical Bulletin, 2001, 49(4):447-452.

[12] Yamada K, Hamada A, Kisa F, et al. Constituents of holothuroidea, 13.Structure of neuritogenic active ganglioside molecular species from the sea cucumber *Stichopus chloronotus*[J].Chemical and Pharmaceutical Bulletin, 2003, 51(1):46-52.

[13] Kisa F, Yamada K, Miyamoto T, et al. Constituents of Holothuroidea, 18. Isolation and structure of biologically active disialo-and trisialo-gangliosides from the sea cucumber *Cucumaria echinata*[J]. Chemical and Pharmaceutical Bulletin, 2006, 54(9): 1293-1298.

[14] Kisa F, Yamada K, Miyamoto T, et al. Constituents of Holothuroidea, 17. Isolation and structure of biologically active monosialo-gangliosides from the sea cucumber *Cucumaria echinata*[J]. Chemical and Pharmaceutical Bulletin, 2006, 54(7): 982-987.

[15] 诸杰. 中医食疗[M]. 北京:中国商业出版社, 1995: 34.

[16] 赵学敏. 本草纲目拾遗[M]. 北京:商务印书馆, 1995: 495.

[17] 王士雄, 宋咏梅, 张传友. 随息居饮食谱[M]. 天津:天津科学技术出版社, 2003: 103.

[18] 苏秀榕, 娄永江, 常亚青, 等. 海参的营养成分及海参多糖的抗肿瘤活性的研究[J]. 营养学报, 2003(02): 181-182.

[19] 杨玉红, 王静凤, 张珣, 等. 海参岩藻聚糖硫酸酯对缺氧条件下胃癌 HGC-27 细胞转移作用的影响[J]. 营养学报, 2013, 35(01): 73-77+82.

[20] Tian Fang, Zhang Xiongwen, Tong Yunguang, et al. PE, a new sulfated saponin from sea cucumber, exhibits anti-angiogenic and anti-tumor activities *in vitro* and *in vivo*[J]. Cancer Biology&Therapy, 2005, 4(8): 874-882.

[21] Du Lei, Li Zhaojie, Xu Jie, et al. The anti-tumor activities of cerebrosides derived from sea cucumber *Acaudina molpadioides* and starfish *Asterias amurensis in vitro* and *in vivo*[J]. Journal of Oleo Science, 2012, 61(6): 321-330.

[22] 黄益丽, 郑忠辉, 苏文金, 等. 二色桌片参的化学成分研究Ⅲ. 二色桌片参多糖-1——岩藻聚糖的免疫调节作用[J]. 海洋通报, 2001(01): 88-91.

[23] Nagase H, Enjyoji K, Minamiiguchi K. Deploymerized holothurian glycosminoglycan with novel anticoagulant actions: antithrombin Ⅲ and heparin cofactor Ⅱ-independent inhibitor of factor Ⅹ activation by factor Ⅷ complex and heparin cofactor Ⅱ-dependent inhibition of thrombin[J]. Blood, 1995, 85: 1527-1534.

[24] 王学锋, 王鸿利, 胡大萌, 等. 玉足海参酸性粘多糖(抗栓胶囊)抗血栓形成作用的观察[J]. 中华血液学杂志, 1997(09): 457-459.

[25] 李志广, 王学峰, 王鸿利, 等. 糖胺聚糖对受刺激内皮细胞组织因子和凝血酶调节蛋白表达的影响[J]. 中华血液学杂志, 2000(04): 32-35.

[26] 沈卫章. 血小板无力症分子发病机制和玉足海参糖胺聚糖抗血栓形成机制的研究[D]. 长春: 吉林大学, 2008.

[27] 王学锋, 李志广, 储海燕, 等. 海参糖胺聚糖抗血栓形成机制的研究[J]. 中国新药与临床杂志, 2002(12):718-721.

[28] 丛日山, 袁文鹏, 樊廷俊, 等. 仿刺参水溶性海参皂苷的分离制备及抗真菌活性的研究[J]. 中国海洋大学学报(自然科学版), 2006(06): 959-964.

[29] 袁文鹏, 丛日山, 杨秀霞, 等. 水溶性海参皂苷的分离纯化及其抗真菌活性研究[J]. 山东大学学报(理学版), 2007(05):69-73+78.

[30] Yuan Weihua, Yi Yanghua, Tang Haifeng, et al. Antifungal triterpene glycosides from the sea cucumber Bohadschia marmorata[J]. Planta Medica, 2009, 75(2):168-173.

[31] 韩华, 易杨华, 喇明平, 等. 糙海参皂苷 Scabrasides A、B 的抗真菌和抗肿瘤活性[J]. 中国药理学通报, 2008(08): 1111-1112.

[32] Wang Zenglei, Zhang Hongwei, Yuan Waihua, et al. Antifungal nortriterpene and triterpene glycosides from the sea cucumber Apostichopus japonicas Selenka[J]. Food Chemistry, 2012, 132(1): 295-300.

[33] Snellman O. Evaluation of extraction methods for acid tissue polysaccharides//Tunbridge R E. connective tissue[D]. Oxford: Blackwell, 2007.

[34] Vieira Ricardo P, Mourao Paulo A S. Occurrence of a unique fucose-branched chondroitin sulfate in the body wall of a sea cucumber[J]. J Bio Chem, 1988, 263(34)：18176-18183.

[35] 王长云, 管华诗. 氨基多糖的提取、分离和分析测定方法及其研究进展[J]. 中国海洋药物, 1996(01): 24-32.

[36] 沈鸣, 陈建伟. 糙海参多糖纯化工艺优选及其产物的药理活性比较[J]. 中国海洋药物, 2003(01): 1-4.

[37] Leonard L A, Strandberg J D, Winkelstein J A. Complement like activity in the sea star, Asterias forbesi[J]. Dev Comp Immunol, 1990, 14(1):19-30.

[38] Kerlin R L, Cebra J J, Weinstein P D, et al. Sea star factor blocks development of T-dependent antibody secteting clones by preventing lymphokine secretion[J]. Cell Immunol, 1994, 156(1): 62-76.

[39] Donnelly J J, Vogel S N, Prendergast R A. Down-regulation of Ia expression on macrophages by sea star factor[J]. Cell Immunol, 1985, 90(2): 408-415.

[40] Beck G, Ellis T W, Habicht G S. Evolution of the actue phase response: iron release by echinoderm (Asterias forbesi) ceolomocytes, and cloning of an echinoderm ferritin molecule[J]. Dev Comp Immunol, 2002, 26:11-26.

[41] Beck G, Habicht G S. Isolation and characterization of a primitive interleukin-1-like protein from an invertebrate, Asterias forbesi[J]. Proc Natl Acad Sci USA, 1986, 83(19): 7429-7433.

[42] Beck G, Habicht G S. Characterization of an IL-6-like molecule from an echinoderm(Asterias forbesi)[J]. Cytokine, 1996, 8(7): 507-512.

[43] Legac E, Vaugier G L, Bousquet F, et al. Primitive cytokines and cytokine receptors in invertebrates: the sea star Asterias rubens asamodel of study[J]. Scand J Immunol, 1996, 44(4): 375-380.

[44] Cancre I, Wormhoudt AV, Gal Y. Heparin-binding molecules with growth factor activities in regenerating-tissue of the starfish Asterias rubens[J]. Comparative Biochemistry and Physiology, 1999, 123(3): 285-292.

[45] Kishimura H, Hayashi K. Isolation and characteristics of carboxypeptidase B from the pyloric ceca of the starfish Asterias amurensis[J]. Comp Biochem Physiol B Biochem Mol Biol, 2002,

133(2): 183-189.

[46] Kan-no N, Sato M, Yokoyama T, et al. Tauropine dehydrogenase from the starfish *Asterina pectinifera*(Echinodermata: Asteroidea): presence of opine production pathway in a deuterostome invertebrate[J]. Comp Biochem Physiol B Biochem Mol Biol, 1998, 121(3): 323-332.

[47] Gollub M, Schauer R, Shaw L. Cytidine monophosphate-*N*-acetylneuraminate hydroxylase in the starfish *Asterias rubens* and other echinoderms[J]. Comp Biochem Physiol B Biochem Mol Biol, 1998, 120(3): 605-615.

[48] Iriyama N, Takeuchi N, Shiraishi T, et al. Enzymatic properties of sialidase from the ovary of the starfish *Asterina pectinifera*[J]. Comp Biochem Physiol B Biochem Mol Biol, 2000, 126(4): 561-569.

[49] Gamble S C, Goldfarb P S, Porte C, et al. Glutathione Peroxidase and other Antioxidant Enzyme function in Marine Invertebrates[J]. Marine Enviromental Research, 1995, 39: 191-195.

[50] Mita M, Yoshikuni M, Nagahama Y. Ecto-ATP diphosphohydrolase in ovarian follicle cells of starfish *Asterina pectinifera*[J]. Comp Biochem Physiol B Biochem Mol Biol, 1998, 119: 577-583.

[51] Gorshkov B A, Kapustina I I, Kicha A A. Stimulatory effects of starfish sapogenins on molluscan heat(*Spisula sachalinensis*)[J]. Comparative Biochemistry and Physiology, 1998, 120(02): 235-239.

[52] De Marino S, Iorizzi M, Zollo F, et al. Isolation, structure elucidation, and biological activity of the steroid oligoglycosides and polyhydroxysteroids from Antarctic starfish *Acodontaster conspicuus*[J]. J Nat Prod, 1997, 60(10): 959-966.

[53] Kicha A A, Ivanchina N V, Gorshkova I A, et al. The distribution of free sterols, polyhydroxysteroids and steroid glycosides in various body components of the starfish *Patiria*(=*Asterina*) *pectinifera*[J]. Comp Biochem Physiol B Biochem Mol Biol, 2001, 128(1): 43-52.

[54] Shiomi K, Midorikawa S, Ishida M, et al. Plancitoxins, lethal factors from the crown-of-thorns starfish *Acanthaster planci*, are deoxyribonucleases II[J]. Toxicon, 2004, 44(5): 499-506.

[55] Ota E, Nagashima Y, Shiomi K, et al. Caspase-independent apoptosis induced in rat liver cells by plancitoxin I, the major lethal factor from the crown-of-thorns starfish *Acanthaster planci* venom[J]. Toxicon, 2006, 48(8): 1002-1010.

[56] Ota E, Nagai H, Nagashima Y, et al. Molecular cloning of two toxic phospholipases A2 from the crown-of-thorns starfish *Acanthaster planci* venom[J]. Comp Biochem Physiol B Biochem Mol Biol, 2006, 143(1): 54-60.

[57] 郭承华, 张恒云, 刘丽娟. 海燕组织中海星皂甙的分布及溶血指数的测定[J]. 中国海洋药物, 2000(03): 12-14.

[58] Ivanchina N V, Kicha A A, Kalinovsky A I, et al. Polar Steroidal Compounds from the Far Eastern Starfish *Henricia leviuscula*[J]. J Nat Prod, 2006, 69(2): 224-228.

[59] Ivanchina N V, Kicha A A, Kalinovsky A I, et al. Hemolytic Steroid Disulfates from the Far Eastern Starfish *Pteraster pulvillus*[J]. J Nat Prod, 2003, 66(2): 298-301.

[60] Tang H F, Cheng G, Wu J, et al. Cytotoxic Asterosaponins Capable of Promoting Polymerization of Tubulin from the Starfish *Culcita novaeguineae*[J]. J Nat Prod, 2009, 72(2): 284-289.

[61] Ma N, Tang H F, Qiu F, et al. Polyhydroxysteroidal glycosides from the starfish *Anthenea chinensis*[J]. J Nat Prod, 2010, 73(4): 590-597.

[62] 程光, 张赟, 章翔, 等. 面包海星皂苷-1对恶性胶质瘤细胞系 U87MG 增殖抑制的体外研究[J].

脑与神经疾病杂志, 2008, 16(05): 575-578.

[63] De Marino S, Borbone N, Iorizzi M, et al. Bioactive asterosaponins from the starfish *Luidia quinaria* and *Psilaster cassiope*. Isolation and structure characterization by two-dimensional NMR spectrocopy[J]. J Nat Prod, 2003, 66(4): 515-519.

[64] 王兵, 郑意端. 海星总皂苷抗肿瘤作用的实验研究[J]. 中草药, 2001(03): 54-55.

[65] Kicha A A, Ivanchina N V, Huong T T, et al. Two new asterosaponins, archasterosides A and B, from the Vietnamese starfish *Archaster typicus* and their anticancer properties[J]. Bioorg Med Chem Lett, 2010, 20(12): 3826-3830.

[66] 周燕霞, 赵丽华, 邢翔, 张超. 多棘海盘车多糖的提取及体外抑菌活性初探[J]. 中国海洋药物, 2009, 28(03): 58-60.

[67] 刘文杰, 周培根. 多棘海盘车皂甙抗菌活性研究[J]. 天然产物研究与开发, 2005(03): 283-286.

[68] 樊廷俊, 张铮, 袁文鹏, 等. 水溶性海星皂苷的分离纯化及其抗真菌活性研究[J]. 山东大学学报(理学版), 2008(09): 1-5.

[69] Chludil H D, Maier M S. Minutosides A and B, Antifungal Sulfated Steroid Xylosides from the Patagonian Starfish *Anasterias minuta*[J]. J Nat Prod, 2005, 68(8): 1279-1283.

[70] Peng Y, Zheng J, Huang R, et al. Polyhydroxy Steroids and Saponins from China Sea Starfish *Asterina pectinifera* and Their Biological Activities[J]. Chem Pharm Bull(Tokyo), 2010, 58(6): 856-858.

[71] 许东晖, 黄世亮, 许实波. 海星甾醇保护樟柳碱处理的小鼠免致学习记忆障碍[J]. 中国药理学与毒理学杂志, 2000(02): 121-124.

[72] 许东晖, 黄世亮, 梅雪婷, 等. 海星甾醇对 AlCl$_3$ 致急性衰老小鼠记忆障碍的保护作用及其机制研究[J]. 中国药理学通报, 2000, 16(4): 432-435.

[73] Higuchi R, Inoue S, Inagaki K, et al. Biologically active glycosides from asteroidea, 42. Isolation and structure of a new biologically active ganglioside molecular species from the starfish *Asterina pectinifera*[J]. Chem Pharm Bull(Tokyo), 2006, 54(3): 287-291.

[74] Inagaki M, Miyamoto T, Isobe R, et al. Biologically Active Glycosides from Asteroidea, 43. Isolation and Structure of a New Neuritogenic-Active Ganglioside Molecular Species from the Starfish *Linckia laevigata*[J]. Chem Pharm Bull(Tokyo), 2005, 53(12): 1551-1554.

[75] 许东晖, 朱良, 梅雪婷, 等. 海星甾醇抗实验性心律失常作用[J]. 药学学报, 2004(07): 504-508.

[76] 李军, 蒋碧蓉, 吴红梅, 王海妹. 海星多糖的提取分离与抗氧化活性研究[J]. 广东化工, 2010, 37(02): 188-189+193.

[77] 高玫梅, 刘燕, 燕启江, 等. 多棘海盘车 AST 抗氧化作用研究[J]. 现代临床医学生物工程学杂志, 2001(01): 7-8.

[78] 高玫梅, 许东晖, 许实波. 海星甾烯 AST 对异丙肾上腺素致大鼠心肌缺血的保护作用[J]. 解剖学研究, 2009, 31(06): 428-430.

[79] 胡建英, 李八方, 李志军, 吕朋. 八种海洋生药抗疲劳作用的初步研究[J]. 中国海洋药物, 2000(02): 56-58.

[80] 迟延青, 姬胜利, 张天民, 等. 海星黄对肾虚大鼠及肾阳虚志愿者的影响[J]. 中国海洋药物, 2002(05): 43-45.

[81] Zhang L X, Fan X, Shi J G. A novel pyrrole oligoglycoside from the starfish *Asterina pectinifera*[J]. NAT PROD RES, 2006, 20(3): 229-233.

[82] 许发龙, 李裕强, 李菲菲, 等. 罗氏海盘车黏多糖的提取及其体外免疫调节作用[J]. 中药材,

2009, 32(09): 1421-1424.

[83] 许东晖, 许实波. 海洋新化合物 A1998 降血糖作用机制研究[J]. 中草药, 1999(10):752-755.

[84] 王伟红, 李发美, 黄阁, 郑址馨. 海星化学成分及其活性的研究进展[J]. 中国海洋药物, 2002(05): 46-50.

[85] Yang S W, Chan T M, Buevich A, et al. Novel steroidal saponins, Sch 725737 and Sch 725739, from a marine starfish, *Novodinia antillensis*[J]. Bioorg Med Chem Lett, 2007, 17(20): 5543-5547.

[86] 许东晖, 许实波. 海星甾醇对血小板聚集的药理研究[J].中药材, 2000(10): 627-630.

[87] Liu H W, Li J K, Zhang D W, et al. Two new steroidal compounds from starfish *Asterias amurensis* Lutken[J]. J ASIAN NAT PROD RES, 2008, 10(6): 521-529.

[88] 赵松岩, 杨静玉, 王金辉, 吴春福, 董迎旭, 张成海. 海星醇提物促小鼠胃排空作用考察及有效部位确定[J]. 沈阳药科大学学报, 2007(10): 636-638+643.

[89] Ivanchina N V, Kicha A A, Huong T T, et al. Highly hydroxylated steroids of the starfish *Archaster typicus* from the Vietnamese waters[J]. Steriods, 2010, 75(2): 897-904.

[90] 王长云, 顾谦群, 周鹏. 多棘海盘车用作新型海洋食品原料的可行性研究[J]. 中国水产科学, 1999(04): 67-71.

[91] 李华, 郝宏, 曹吉超, 徐彩珍, 张天民, 徐均望. 海星类动物的应用研究——Ⅲ罗氏海盘车对小鼠壮阳作用的观察[J]. 中国海洋药物, 1995(02): 26-29.

[92] 宋杰军, 毛庆武. 海洋生物毒素学[M]. 北京: 北京科学技术出版社, 1996.

[93] 雷羽, 熊亮, 王霞. 海蛇肝体的化学成分研究[J]. 时珍国医国药, 2010, 21(05): 1127-1128.

[94] 姚海萍. 平颏海蛇的化学成分研究[D]. 海口: 海南大学, 2014.

[95] 张博, 张翠萍, 江月萍, 等. 牡蛎肝宝对大鼠酒精性肝病的抗脂质过氧化作用[J]. 世界华人消化杂志. 2010, 18(04): 340-345.

[96] Michael J Duryee, Lynell W Klassen, Geoffrey M Thiele. Immunological response in alcoholic liver disease[J]. World Journal of Gastroenterology, 2007, 13(37): 4938-4946.

[97] 赵初环, 卢中秋, 李惠萍, 等. 大鼠酒精性肝病模型的建立[J]. 浙江临床医学, 2007(04): 435-436.

[98] 郭文场, 刘佳贺, 李悦. 海蚕的食、药用概述[J]. 特种经济动植物, 2018, 21(01): 7-11.

[99] 冯金华, 于华华, 李荣锋, 等. 霞水母刺丝囊毒素溶血活性的稳定性研究[J]. 海洋科学. 2009, 33(09): 49-56.

[100] 李翠萍, 于华华, 陈晓琳, 刘松, 冯金华, 李鹏程. 白色霞水母蛋白抗氧化活性的初步研究[J]. 海洋科学. 2008(07): 65-70.

[101] 张明辉. 海洋生物活性物质的研究进展[J]. 水产科技情报, 2007(05): 201-205.

[102] 曲璐璐, 刘佳, 张婷, 等. 海兔素对乳腺肿瘤大鼠肠道屏障损伤的保护作用[J]. 中国海洋药物, 2018, 37(03): 25-31.

[103] 梁惠. 海兔素对酒精损伤大鼠肝组织及肠道微生态的影响[A]//中国营养学会, 中国疾病预防控制中心营养与健康所, 农业部食品与营养发展研究所, 中科院上海生科院营养科学研究所. 中国营养学会第十三届全国营养科学大会暨全球华人营养科学家大会论文汇编[C]. 中国营养学会、中国疾病预防控制中心营养与健康所、农业部食品与营养发展研究所、中科院上海生科院营养科学研究所: 中国营养学会, 2017: 1.

[104] 王长云, 刘海燕, 邵长伦. 软珊瑚和柳珊瑚化学防御物质研究进展[J]. 生态学报, 2012, 28(05): 2320-2328.

[105] Sheu J H, Sung P J, Cheng M C, et al. Novel cytotoxic diterpenes, excavatolides A-E, isolated from the Formosan gorgonian *Briareum excavatum*[J]. J NAT PROD, 1998, 61: 602-608.

[106] Sheu J H, Sung P J, Su J H, et al. Excavatolides U-Z, new briarane diterpenes from the gorgonian *Briareum excavatum*[J]. J NAT PROD, 1999, 62(10): 1415-1420.

[107] Iwashima Makoto, Okamoto Katsumi. Tetrahedron Lett, 1999, 40: 6455-6459.

[108] 彭学东(Peng XD), 邓松之(Deng SZ). 中国海洋药物杂志(Chin J Mar Drugs), 2003, 22: 40-44.

[109] Wang Ming Yan, Luo Yi. Marine Drug Research[J]. Chin Chem Lett, 2000, 11: 783-784.

[110] Anjaneyulu V, Rao P V Subba. Marine Drug Research[J]. Indian J Chem, 2000, 39B: 121-124.

[111] Anjaneyulu V, Rao P V Subba. Marine Drug Research[J]. Indian J Chem, 2001, 40B: 405-409.

[112] Sata Noriko U, Sugano Michihiro. Marine Drug Research[J]. Tetrahedron Lett, 1999, 40: 719-722.

[113] 邢晓旭. 扁玉螺多糖的提取分离及结构分析[D]. 青岛: 中国海洋大学, 2013.

[114] 殷秀红, 赵峡, 张紫恒, 等. 紫贻贝多糖的提取、分离和基本理化性质分析[J]. 中国海洋药物, 2011, 30(02): 12-18.

[115] 黄宗国. 中国海洋生物种类与分布[M]. 北京: 海洋出版社, 1994.

[116] 邹仁林, 陈映霞. 珊瑚及其药用[M]. 北京: 科学出版社, 1989.

[117] 艾小红, 陈亿新, 漆淑华. 中国珊瑚化学成分与生物活性研究新进展[J]. 广州大学学报(自然科学版), 2006(01): 49-56.

[118] Zhang W, Guo Y W, Ernesto Mollo, et al. Acanthovagasteroids A-D, Four new 19-hydroxylated steroids from the South China Sea gorgonian *Acanthogorgia vagae* Aurivillius[J]. J Nat Prod, 2004, 67(12): 2083-2085.

[119] Qi S H, Zhang S, Li M Y, et al. Complete $^1$H and $^{13}$C NMR assignments of three new polyhydroxylated sterols from the South China Sea gorgonian *Subergorgia suberosa*[J]. Magn Reson Chem, 2007, 45(12): 1088-1091.

[120] 漆淑华, 苏国琛, 张偲. 中国南海侧扁软柳珊瑚中孕甾烷类化学成分的研究(英文)[J]. 天然产物研究与开发, 2008(01): 1-4.

[121] Qi S H, Zhang S, Gao C H, et al. Purine and pyrimidine derivatives from the South China Sea gorgonian *Subergorgia suberosa*[J]. Chem Pharm Bull, 2008, 56(7): 993-994.

[122] Qi S H, Zhang S, Huang H. Four Purine Alkaloids from the South China Sea Gorgonian *Subergorgia suberosa*[J]. J Nat Prod, 2008, 71(4): 716-718.

[123] Li L, Wang C Y, Guo Y W, et al. Further highly oxygenated guaiane lactones from the South China Sea gorgonian *Menella* sp[J]. Helv Chim Acta, 2008, 91: 111-117.

[124] Sung P J, Chuang L F, Kuo J, et al. Rumphellatin A, the first chloride-containing caryophyllane-type norsesquiterpenoid from *Rumphella antipathies*[J]. Tetrahedron Lett, 2007, 48: 3987-3989.

[125] Sung P J, Chuang L F, Hu W P. Rumphellatins B and C, two new caryophyllane-type hemiketal norsesquiterpenoids from the Formosan gorgonian coral *Rumphella antipathies*[J]. Bull Chem Soc Jpn, 2007, 80(12): 2395-2399.

[126] 严小红, 李震宇, 郭跃伟. 南海中华小尖柳珊瑚(*Muricella sinensis*)化学成分的研究[J].有机化学, 2008(07): 1264-1267.

[127] Qi S H, Zhang S, Qian P Y, et al. Ten new antifouling briarane diterpenoids from the South China Sea gorgonian *Junceella juncea*[J]. Tetrahedron, 2006, 62: 9123-9130.

[128] 于嘉陵, 严小红, 候慧欣, 郭跃伟. 桂山厚丛柳珊瑚化学成分的研究(二)[J]. 天然产物研究与开发, 2004(02): 118-120.

[129] 史雪凤, 唐旭利, 李国强, 等. 中国南海高领类尖柳珊瑚 *Muriceides collaris* 化学成分研究[J].

中国海洋药物, 2009, 28(02): 18-21.

[130] 苏国琛, 张偲, 漆淑华. 黑角珊瑚的化学成分研究[J]. 中草药, 2008, 39(11): 1606-1609.

[131] 葛洁虹, 高程海, 王萍, 等. 南海二叉黑角珊瑚化学成分研究[J]. 中药材, 2010, 33(09): 1403-1405.

[132] 白雪婷. 黑角珊瑚（海柳）挥发性成分提取及生物活性研究[D]. 汕头: 汕头大学, 2011.

[133] 匡永红, 廖宝丽, 张良钜. 一种海南黑珊瑚的结构特征的初步研究[J]. 矿产与地质, 2006(03): 325-329.

[134] Fu X M, et al. Investigation on the status of coral reef resources and medicinal research in China I. coral reef resources and ecological functions[J]. Period Ocean Univ China(中国海洋大学学报, 自然科学版), 2009, 9: 676-684.

[135] Cachet N, et al. Chemical diversity in the scleractinian coral *Astroides calycularis*[J]. Phytochem Lett, 2013, 6(2): 205-208.

[136] Gnella G, et al. Aplysinopsin-type alkaloids from *Dendrophyllia* sp. a scleractinian coral of the family Dendrophylliidae of the Philippines, facile photochemical(Z/E)photoisomerization and thermal reversal[J]. Helv Chim Acta, 1989, 72(7): 1444-1450.

[137] Mancini I, et al. On the origin of quasi-racemic aplysinopsin cycloadducts, (bis)indole alkaloids isolated from scleractinian corals of the family Dendrophylliidae. involvement of enantiode-fective Diels-Alderases or asymmetric induction in artifact processes involving adventitious catalysts[J]. Tetrahedron, 2003, 59(44): 8757-8762.

[138] Meyer M, et al. An antiplasmodial new (bis)indole alkaloid from the hard coral *Tubastraea* sp[J]. Nat Prod Res, 2009, 23(2): 178-182.

[139] Iwagawa T, et al. Aplysinopsin dimers from a stony coral. *Tubastraea aurea*[J]. Heterocycles, 2008, 75: 2023-2028.

[140] Aiello A, et al. 2-Amino-6-[(1′R,2′S)-1′,2′-dihydroxypropyl]-3-methyl-pterin-4-one, abiologically active metabolite from the anthozoan *Astroides calycularis* Pallas[J]. Experientia, 1987, 43(8): 950-952.

[141] Fusetani N, et al. Montiporic acids A and B, cytotoxic and antimicrobial polyacetylene carboxylic acids from eggs of the scleractinian coral *Montipora digitate*[J]. J Nat Prod, 1996, 59(8): 796-797.

[142] Kodani S, et al. Montiporic acid D, a new polyacetylene carboxylic acid from scleractinian coral *Montipora digitata*[J]. Nat Prod Res, 2013, 27(20): 1859-1862.

[143] Kontiza I, et al. 3-Keto steroids from the marine organisms *Dendrophyllia cornigera* and *Cymodocea nodosa*[J]. Steroids, 2006, 71(2): 177-181.

[144] Youn U J, et al. Chemical constituents from the stony coral *Alveopora japonica*[J]. Nat Prod Sci, 2011, 7: 1-4.

[145] D'Ambrosio M, et al. Sarcodictyin A and sarcodictyin B, novel diterpenoidic alcohols esterified by(E)-N(1)-methylurocanic acid, Isolation from the Mediterranean stolonifer *Sarcodictyon roseum*[J]. Helv Chim Acta, 1987, 70: 2019-2027.

[146] D'Ambrosio M, et al. Isolation from the Mediterranean stoloniferan coral *Sarcodictyon roseum* of sarcodictyin C, D, E, and F, novel diterpenoidic alcohols esterified by(E)-or(Z)-N(1)-methy-lurocanic acid. failure of the carbon-skeleton type as a classification criterion[J]. Helv Chim Acta, 1988, 71(5): 964-976.

[147] Rashid M A, et al. Mycalolides D and E, new cytotoxic macrolides from a collection of the stony

coral *Tubastrea faulkneri*[J]. J Nat Prod, 1995, 58(7): 1120-1125.

[148] 肖定军，邓松之，李凤英，吴厚铭. 南海佳丽鹿角珊瑚化学成分的研究[J].中国海洋药物，1998(01): 17-20.

[149] 范陆薇，张琰，胡洋. 瘦长红珊瑚的振动光谱研究[J]. 光谱学与光谱分析，2013, 33(09)：2329-2331.

[150] 范陆薇，杨明星. 贵珊瑚方解石的 FTIR 光谱特征[J]. 矿物岩石，2010, 30(02): 21-24.

[151] 高岩，张辉. 天然及染色红珊瑚的拉曼光谱研究[J]. 宝石和宝石学杂志，2002(04): 20-23, 56.

[152] 张欣. 宝石级红珊瑚中有机物的赋存状态及漂色实验[D]. 武汉：中国地质大学，2012.

[153] 王烈群，顾艳丽，许丽萍，等. 蒙药珊瑚的质量控制[J]. 中国民族医药杂志，2008, 14(12): 45-47.

[154] 张冲，刘峰，王伯阳. 蒙药珊瑚对脑缺血模型大鼠的药效学研究[J]. 北方药学，2011, 8(12): 28.

[155] 柴兴云，唐力英，雷辉，等. 柳珊瑚化学成分与生物活性研究新进展[J]. 中国中药杂志，2012, 37(05): 667-685.

# 第五章　海洋微生物

海洋微生物包括海洋细菌、海洋真菌和海洋放线菌，其种类约为陆生微生物的 20 倍以上，海洋微生物因其特殊的生存环境（高盐、高压、低温、低光照和营养），从而可合成一些结构新颖的抗生素，这是陆地微生物所不具备的。从海洋微生物中筛选新抗生素，实际上是由陆地资源发掘向整个自然界的延伸，开发海洋微生物资源的意义是重大的。

## 第一节　海洋细菌

### 一、海洋链霉菌

【来源】

海洋链霉菌（*Streptomyces* spp.）由于其独特的生理和代谢功能，成为海洋微生物活性物质的主要来源。截止到 2016 年 6 月，已报道了 547 种海洋链霉菌新天然产物。这些天然产物的结构类型包括生物碱、聚酮、萜类、甾体、卤代物、聚醚类等；并具有多种生物活性，包括抗肿瘤、抗菌、抗疟和抗寄生虫等。因此，海洋链霉菌天然产物可能是发现药物先导化合物的重要的资源宝库。海洋链霉菌大多数来源于海绵、珊瑚、海藻、红树林、海泥、海水和其他海洋动植物等。

【化学成分】

（1）生物碱　Usama 等从 *Streptomyces* sp. Mei37 中分离到 5 种异喹啉醌生物碱［星型孢菌素（**1**）、*p*-甲苯基-3-氨基丙酸酯（**2**）、全霉素（**3**）、聚酮生物碱（**4**）、氯和溴取代的 1,3′-双吡咯核（**5**）］，其中 **1**、**3**、**4**、**5** 对 8 种肿瘤细胞具有细胞毒作用。Bugni 等从 *Streptomyces* sp.变种 CNQ -583 中分离到 5 种吡咯双烷类生物碱，其中有 4 种具有抑制 HCT-16 结肠癌细胞和抗菌活性。Sanchez 等从海洋放线菌 *Streptomyces* sp.（BL-49-58-005）中分离得到 3 种新的吲哚生物碱，并对其进行了 14 种肿瘤细胞群细胞毒性测试，结果表明，4-

乙酰基-1,3-二羟基-咪唑并[4,5-$c$]吡啶-2-酮的活性最强，对白血病 K2562 细胞的 $GI_{50}$ 为 8.46 μmol/L $N$-乙酰基-$\gamma$-羟基缬氨酸内酯含有醛肟基团，对前列腺癌细胞、内皮肿瘤细胞、胰肿瘤细胞和结肠癌细胞的 $GI_{50}$ 值均在 μmol/L 范围内，且无特异性。

（2）环肽及多肽类　Miller 等从采集于关岛的某链霉菌中分离得到 3 种具有细胞毒作用的环肽。Li 等从海洋链霉菌 M045 中分离得到 4 种 chinikomycins 类化合物，具有抗肿瘤活性，但没有抗病毒、抗菌及植物毒性。Renner 等从海洋放线菌 Streptomyces sp.（CNB2982）中分离得到 cyclomarins A～C。其中 cyclomarin A 是活性最强的抗炎剂，在佛波醇诱导的小鼠耳水肿活性实验中，当给药质量浓度为 50 μg/mL 时，显示强的抑制作用，水肿抑制率为 92%。更重要的是，在相同的水肿测试中，cyclomarin A 在体内的投药浓度为 30 mg/mL 时，水肿会减少 45%，表明 cyclomarin A 有药用前景。

（3）聚酮类　聚酮类化合物是聚酮合成酶参与生物合成的化合物的总称，结构上具有特异性。在链霉菌新陈代谢过程中，聚酮类化合物主要由聚酮合成酶及其相关的修饰酶负责合成，在这些化合物的生物合成途径中，除了核心的聚酮合成酶外，还有各自不同的后修饰参与，因而最终表现出化合物结构的多样性，这些化学结构的多样性为其生物活性的多样化提供了重要前提，包括抗细菌、抗真菌、抗病毒、抗肿瘤、抗结核、免疫抑制等独特的功能。

（4）萜类　海洋萜类化合物主要来源于海洋藻类、海绵和珊瑚动物。从海洋放线菌中分离得到的萜类化合物较少。Cheng X. C.等从海洋放线菌 Streptomyces sp.（CNH-370）中分离得到 Luisol A、Luisol B。Luisol B 是天然产物中仅有的一种含环氧萘酚[2,3$c$]呋喃环的化合物。

（5）黄酮类　Taechowi 等从 Streptomyces sp. Tc 052 中分离得到 4 种黄酮类化合物，其中两种可以作为神经保护剂。

## 【药理作用】

链霉菌是一类具有丝状分枝细胞的革兰氏阳性细菌，在分类学上属原核生物界、放线菌目、链霉菌科。与其他细菌相比，链霉菌具有较为复杂的发育分化过程，形态分化的同时伴随着复杂的生理变化和大量次级代谢产物的生成。此外，链霉菌能产生抗生素、胞外酶等多种次级代谢产物。由链霉菌产生的抗生素占自然界已知抗生素的 70%，这些抗生素在医药、农业生产和畜牧业生产等方面有广泛的应用。除抗生素外，该属产生的代谢物还包括抗肿瘤剂、免疫抑制剂、抗虫剂以及胞外水解酶，如淀粉酶、几丁质酶、纤

维素酶、果胶酶、木聚糖酶和蛋白酶等。正因为链霉菌次级代谢途径能产生众
多的次级代谢物,几十年来,对链霉菌的大量筛选及生理研究工作得以进一步
开展,随着对链霉菌的广泛筛选,大量的生物活性物质被重复发现,从链霉菌
得到新的生物活性物质的概率逐渐下降。由于新物种具有产生新的生物活性物
质的潜力,研究者开始使用新的方法在尽可能广泛的范围内寻找新的物种,特
别是那些用常规方法很少分离到的稀有菌种。研究者陆续从稀有链霉菌中发现
了大量有价值的抗生素,分离这些稀有菌种不仅可以减少对产生已知生物活
性物质菌株的重复分离,还可以扩展链霉菌次生代谢产物的化学多样性。

【提取工艺】

(1)培养特征  将海洋链霉菌以三点接种法接种在培养基上 28℃培养
7 d,观察菌落的质地、菌落的边缘、菌落的表面、纹饰以及菌落颜色等特征。

(2)形态特征  将在培养基上生长的菌落,挑取少许菌丝制片,在电镜
下观察菌丝的形态、孢子梗的形态、孢子梗的排列、孢子的形态和孢子的着
生情况等。

(3)生理生化特征  参照《链霉菌鉴定手册》进行生理生化特性鉴定。

(4)菌株的 16S rDNA 序列测定及系统发育分析  对筛选到的目的菌株
进行 16S rDNA 的扩增与测序,细菌总 DNA 的提取参照文献,所用通用引
物为:引物 1(16F27)AGAGTTTGATCCTGGCTCAG;引物 2(16R1492)
GGTTACCTTGTTACGACTT。PCR 反应体系(体系 25 μL):10×buffer 2.5 μL,
$MgCl_2$(25 mmol/L)1.5 μL,dNTP(2.5 mmol/L)2.0 μL,引物 1(10 μmol/L)
1.0 μL,引物 2(10 μmol/L)1.0 μL,模板 DNA1.0 μL,Taq 酶 0.5 μL,dd$H_2O$
15.5 μL。PCR 反应循环参数为:预变性 94℃,10 min;变性 94℃,40 s;退
火 49℃,1 min;延伸 72℃,2 min;进行 30 个反应循环;延伸 72℃,10 min。

【应用】

海洋链霉菌是多种新颖天然产物的重要来源。海洋链霉菌的分离、鉴定
及其活性次级代谢产物的分离纯化、结构解析,有助于深入挖掘其独特的基
因资源和生物合成潜能,为开发在医药和农业等领域迫切需要的药物和先导
化合物奠定基础。

## 二、无色杆菌

【来源】

无色杆菌(*Achromobacter*)是寄生于昆虫病原线虫肠道内的一种共生细

菌，革兰氏染色为阴性，属肠杆菌科（Enterobacteriaceae）、无色杆菌属（Achromobacter）细菌。随着对昆虫病原线虫共生细菌的深入研究，Boenare 等将无色杆菌从"嗜线虫致病杆菌属（Xenorhabdus）"划分出来。现在，昆虫病原线虫共生细菌主要包含 2 个属，即嗜线虫致病杆菌属和无色杆菌属，它们分别与斯氏线虫（Steinernema）和异小杆线虫（Nematode Heterorhabditis）共生。在共生关系中，线虫体内的共生细菌起着主要的杀虫作用，但是，通常体外培养的无色杆菌对很多害虫也有较好的毒杀作用，能毒杀鳞翅目的多种害虫。

近几十年来，由于人们不合理地使用化学农药，导致了"三 R"问题，即：Resistance（耐药性）、Rerampancy（抗繁殖）、Residues（农药残留）。而无色杆菌具有杀虫谱广、对环境无污染、对人畜无毒性的优点，而且，对无色杆菌毒蛋白基因的分离和克隆研究，已经取得初步的进展，因此，无色杆菌是一个前景十分诱人的、有待开发的生物资源。

【药理作用】

针对寄主昆虫的这些防御机制，无色杆菌有相应的抵抗功能。首先，能忍受或逃避昆虫体液血淋巴的抵御反应，其机制可能是由共生细菌产生脂多糖（LPS）分子，抑制昆虫细胞酚氧化酶（PO）的活化作用，昆虫细胞内的酚氧化酶原（PPO）存在于昆虫血淋巴、中肠和表皮中，这些组织中 PPO 活性降低，减少了淋巴细胞对无色杆菌的吞噬作用，从而使无色杆菌存活于昆虫体内。其次，无色杆菌毒素蛋白会破坏昆虫中肠内的一些酶，或改变某些酶的正常功能。国内已有学者报道了无色杆菌培养液对菜粉螺血淋巴酯酶同工酶的影响。试验结果认为，其毒素蛋白对虫体血淋巴中酯酶同工酶的酶活性产生影响，从而导致了昆虫免疫功能的不正常发挥。另外，无色杆菌还能抵御昆虫免疫系统中溶菌酶等的溶蚀，这可能是由于其细胞表面具有抗血细胞特性，也可能是其共生线虫能产生毒素或诱导酶，也可以成为抑制因子，破坏寄主产生的溶菌酶的功能，使细菌得以迅速繁殖。

【应用】

通过与其共生的线虫携带无色杆菌有多种方式可以侵入寄主昆虫：一是由线虫携带进入寄主的食道，然后被释放到血腔；二是从寄主幼虫的呼吸孔直接进入体内，然后被释放到血腔中。另外，还可以由线虫直接刺透寄主表皮进入体内，再被释放到血腔中，与线虫一起作用，通常在 48 h 内杀死寄主幼虫，尤其是在 36 h 内杀虫效果最好。在这个过程中，昆虫病原线虫显示出很强的致病力，而共生细菌在其中也起了很关键的作用。同时，细菌在虫体内大量繁殖，分解其中的营养物质，并产生一些抑菌物质，减少其他微生物的污染。由于在无菌条件下，目前还没有能培养无色杆菌共生线虫的方法，很难在分子水平上解释无色杆菌和线虫的共生关系。所以，早期研究还只是停留在无色杆菌的致病因子如何抵抗寄主的免疫抵御，细菌、共生线虫和寄主昆虫三方的相互关系，以及昆虫免疫系统的生化特征等方面。

## 三、海洋弧菌

【来源】

海洋弧菌广泛分布于各类内湾沿岸和外洋水域，而且数量相当丰富。它们通常占沿岸和外洋海水中可培养异营细菌生菌数的 10%～50%。Simidu 和 Tsukamoto 的研究显示，各种海洋弧菌在海水中的分布，大多不受地理区域的限制，却有依深度分栖（habitat segregation）之倾向。此外，浅水层海洋弧菌大多生长较快，普遍具有降解酪蛋白（casein）、几丁质（chitin）、DNA、esculin、明胶（gelatin）、淀粉（starch）等高分子量有机物的能力。相对地，深水层海洋弧菌一般生长较慢，大多不能降解这些高分子量有机物。海洋弧菌也广泛分布于沉积物和各种海洋生物中；既有研究显示，珊瑚、鱼、虾、软体动物、海草、海绵、动物性浮游生物等海洋生物体表或体内常生存着高密度的海洋弧菌。海洋弧菌具有丰富多样的生理生化机能，其中对于海洋生物和海洋生态系统可能造成重要影响者诸如致病、发光、固氮及降解几丁质和洋菜等复杂多糖类的能力。

【药理作用】

弧菌在自然水体中广泛存在，已有学者从海洋环境中分离出蛭弧菌及其类似物。有研究从海水养殖场的水体中分离出具有噬菌特性的细菌 15 株，经初步鉴定，其中 3 株对副溶血弧菌有较强裂解能力的菌株为弧菌。研究发现，所分离的弧菌对海水养殖动物常见的病原菌有较好的裂解效果，3 株菌的裂解率均在 80% 以上，说明蛭弧菌对水体中细菌数的控制有一定的作用。韩韫等在研究弧菌清除海产品致病弧菌时发现，其从海洋环境中分离的 4 株弧菌对致病弧菌的裂解率分别为 24%、43.8%、68.8% 和 75%；黄冬菊等通过模拟实验发现弧菌对海水弧菌有很好的净化作用，经研究还发现，弧菌对对虾感染副溶血弧菌有明显的预防效果，能有效降低副溶血弧菌感染引起的对虾死亡率。

【提取工艺】

（1）弧菌分离　采用双层琼脂平板。取 100 μL 预处理的样品浓缩重悬液加入含有 400 μL 副溶血弧菌 DX-1 悬液的试管中，混匀；然后加入 5 mL 熔化后冷却至 50℃左右灭菌的 0.7%的 1/10 NB 半固体培养基，充分摇匀后，倾注至 27℃预热的灭菌 1.5%海水琼脂固体平板，27℃培养箱内培养。定期观察记录噬菌斑产生情况。待有明显噬菌斑后，挑取不同噬菌斑双层琼脂平板法传代，单斑传代至无杂菌、噬菌斑均一为止。根据噬菌斑大小判断其噬菌能力，噬菌斑大者为噬菌能力强。

（2）特异性引物 PCR　为从基因水平印证所分离到的菌株为弧菌，采用 UNIQ-10 柱式基因组 DNA 抽提试剂盒，提取弧菌基因组 DNA，进行特异性 PCR 扩增反应。弧菌 109J 的 DNA 为阳性对照。参考文献设计特异性 PCR 引物。上游引物（63F）为 5'-CAGGCC TAAC AC ATGC AAGTC-3'，下游引物（Bd-842R）为 5'-CGWC AC TGAAGGGGTC AA-3'，引物由宝生物大连有限公司合成。参照文献进行 PCR 扩增。采用 50 μL 反应体系，其比例如下：7.5 μL 的 10×PCR buffer（含 $Mg^{2+}$ 1.5 mmol /L），0.4 μL 的 dNTPs（10 mmol/L），Taq 酶 0.625 μL（2 U/μL），引物各 2 μL，5 μL 模板（10 ng/μL），ddH$_2$O 补足体系。PCR 反应条件：94℃ 5 min；94℃ 1 min，50℃ 1 min，72℃ 1 min，循环 32 次；延伸 72℃ 5 min。琼脂糖凝胶电泳检查扩增结果。

【应用】

研究表明，投放弧菌可控制水中副溶血弧菌的数量，使其达不到发病数量，从而降低了对虾的发病率和死亡率，这一结果与杨莉等研究蛭弧菌预防嗜水气单胞菌感染的结果类似。采用生物净化因子以消除水产养殖动物致病菌的数量，从源头防治由其引起的感染性疾病符合绿色养殖、生态养殖的研究方向。本研究结果为将蛭弧菌裂菌技术应用于环境净化及水产病害生物防治奠定了基础，为将蛭弧菌作为一种生物"消毒剂"应用于环境净化提供了依据。

# 第二节　海洋真菌

## 一、海洋酵母菌

【来源】

酵母菌对海洋环境中的理化因子（如渗透压、静水压、温度、酸碱度或者氧张力等）的适应性比较强，在海滨、大洋及深海底质中都能分离到它们，但其数量较细菌少很多。在未受污染的近海水体中酵母菌的数量通常在 100个/L 以下，凤梨科红树林水体中的酵母菌可达 $10^4 \sim 10^5$ 个/L 之多，远海水体一般在 10 个/L 以下，但是在浮游植物和（或）无脊椎动物大量繁殖期可达到 $3 \times 10^3$ 个/L，底质中酵母菌的数量受底质类型的影响比较大，目前还未报道过分离自深海沙质的菌株。酵母菌的丰度随着采样点与陆地的距离和水深的增加而减少，而在一些受到严重污染的海域中酵母菌的丰度很高。

关于海洋酵母菌的研究一般局限于近海。Nagahama 等从近海的水体、沉积物、动物及藻类中分离出 400 余株酵母菌，其中有些菌株具有高产菊粉酶和产肌醇-6-磷酸酶等活性。Limtong 等从红树林的水体中过滤分离到新种等。关于深海酵母菌的研究，日本海洋科学技术中心从位于太平洋西北部日本海一带 1000~6500 m 的深海分离到多种酵母菌。还有人研究了俾斯麦、大西洋中脊、南极及中大西洋亚速尔群岛等海域的酵母菌。其中一些分离株属于新菌株，具有新的研发潜力。

【药理作用】

1969 年，日本开始培养海洋酵母，并用海洋酵母为饵料培养轮虫、卤虫和对虾的蚤状幼体，获得良好的效果。海洋酵母细胞很适合海产动物初期幼体摄食和消化吸收，如海参、对虾等幼体的直接饵料和间接饵料（是以大小进行划分的，单细胞藻类、海洋酵母、轮虫、卤虫、桡足类、糠虾、双壳贝类的卵和幼体）。海洋酵母适于大工业生产，在海水中稳定，产量高，周期短。活菌株产品可低温储存，能有效保证饵料供应，相对于单细胞藻类，具有较大的优越性。陆地酵母，如面包酵母、石油酵母在水中的分散性差，饵料效率低，在海水那样的离子浓度高的液体中不稳定，细胞中的有效成分会渗出，降低了饵料本身的营养价值，同时可引起水质变坏，细菌繁生。最常见的、已经得到应用的有红酵母属和球拟酵母属。

【提取工艺】

早期人们对酵母菌的研究主要集中于分离培养、分离条件、基本形态生态及生理生化性质方面的研究，建立一个或几个模式种，以便研究和保存每个新种。起初是通过干燥活的模式种并制成干标本，它在真菌研究中有着重要的作用，但不适合酵母菌，因为干标本无法用于研究酵母菌的生理、生物化学、基因及生态学等特征。于是出现了菌种保藏，菌种保藏在当前保存酵母菌的多样性上仍起着关键作用，因此研究者发掘了合适的保藏菌种的方法。这些都为研究酵母菌的分布及发现新菌种等提供了良好的途径。传统的鉴定方法主要是基于菌株的形态繁殖方式及生化特征等。生化鉴定是利用微生物对各类碳源的代谢能力的不同，从而建立了一系列的微生物数值分类鉴定系统，如美国的 Biolog、法国的 Biomerieux 等微生物鉴定系统，都可用于酵母菌的鉴定。此外，美国 Midi 微生物鉴定系统，通过分析细胞脂肪酸图谱，可快速准确地鉴定微生物的种类。自从核酸序列的测序用于研究微生物以来，分子生物学手段广泛用于菌种的鉴定，出现了多种鉴定真菌的方法，如 5.8S rDNA、18S rDNA、26S rDNA、26S-18S 核糖体的基因间隔（IGS，intergenic spacers）及 MSP-PCR 等方法。将所测序列通过软件（如 DNAMAN）处理，分析搜索数据库（EMBL、NCBI 等），寻找同源性最高的菌株，构建系统发育树，分析及估计进化树的真实性等，可鉴定到种的水平。此外，还有 G+C 含量测定、FISH、DNA 芯片技术、Q-PCR、SSCP、RFLP、PCR+DGGE、PCR+TGGE、RAPD-PCR、相近菌株的 DNA 重组率及流式细胞仪等鉴定方法。但每种方法都可能存在着缺陷，吴作为等发现大亚基 rRNA 基因 D1/D2 区域相同序列的几株菌，其生理生化功能不同，核型也有差异，所以菌种的鉴定一般应采用几种方法相结合。

【应用】

酵母菌具有极丰富的蛋白质、人体必需氨基酸、B 族维生素、类胡萝卜素、脂肪、碳水化合物、矿物质元素等，同时含有丰富的酶系统（蔗糖酶、麦芽糖酶、肝糖酶、蛋白酶、脂肪酶、氧化还原酶等）和生理活性物质（辅酶 I、辅酶 A、细胞色素 c、卵磷脂、凝血质和谷胱甘肽等）。酵母菌具有蛋白质含量高、杂食性强、易分离培养、代谢产物多、综合利用广等特点，在现代工业中应用广泛。人们对海洋酵母菌的深入研究，有利于阐明真核生物基因组的进化及深海真菌的耐压等机制（酵母菌作为模式生物）、开发新的活性物质、利用酵母菌来认识生态系统以及开发酵母纳米机器人。海洋酵母可用于食品洗涤及医药（专利号 CN1661007）；用于养殖业，提高水产品的质量（专利号 CN1164344）；使米酒具有醇香（专利号 JP11056337）及除去重金属离子（专利号 US2003129734）等。目前几乎所有的生境都受到人类不同程度的污染，环境保护日益受到人们的重视，微生物积极的活动对人类生存起着极其重要的作用。尽管酵母菌分布广泛、容易培养、分类比较完善，并研究了其在环境中的数量，却没有用酵母菌作为环境质量的指示菌。不同的环境分布着不同的酵母类群，种群的变化反映了环境条件的改变。在未受污染的红树林水体沉积物中 *K. aestuarii* 的含量比较丰富，受污染的没有或很少存在该种菌，而 *C. krusei* 比较丰富。随着研究的深入，人们必将突破种种难题，以发挥酵母菌的环境质量指示功能。

## 二、丝状真菌

【来源】

丝状真菌的营养体是由分枝或不分枝的菌丝（hypha）构成的。许多菌丝相互交织形成菌丝体（mycelium）。幼年菌丝一般为无色透明的，老年菌丝常呈各种色泽。在光学显微镜下，菌丝细胞呈管状，直径约为 $3\sim10\,\mu m$，比一般细菌和放线菌的菌丝宽几倍至十几倍，与酵母菌的直径相似。真菌的菌丝分为无隔菌丝和有隔菌丝两种类型。

（1）无隔菌丝 菌丝中没有横隔膜，整个菌丝就是一个单细胞，菌丝内有许多核，在菌丝生长过程中只有核的分裂和原生质量的增加，没有细胞数目的增多。

（2）有隔菌丝 菌丝中有横隔膜将菌丝分隔成多个细胞，在菌丝生长过程中，细胞核的分裂伴随着细胞的分裂，每个细胞含有一至多个细胞核。不同的真菌菌丝中的横隔膜的结构不一样，有的为封闭式，有的为单孔式，有的为多孔式，还有的为复式。但无论哪种类型的横隔膜，都能让相邻两细胞内的物质相互沟通。

【药理作用】

丝状真菌感染的主要病原菌一般是以烟曲霉为首的曲霉菌属，但随着预防性抗真菌治疗的增多，很多对临床常规用药不敏感甚至耐药的病原菌明显增加，使深部丝状真菌感染病原菌的分布有了很大的改变，呈现出烟曲霉所占比例逐年降低，非烟曲曲霉（如土曲霉等）以及非曲霉丝状真菌（如镰刀霉等）的感染所占比例渐渐增加的特点。近来的研究显示，很多以前无致病性的非曲霉丝状真菌，现在也能够引起导管介导的菌血症以及深部脏器的播散性感染。因此，早期诊断及提供准确的药敏结果，为临床治疗提供可靠的依据，显得尤为重要。本研究显示，临床深部丝状真菌感染以曲霉菌为主，其他丝状真菌有上升趋势；ICU 病房仍然是曲霉菌感染的常见科室，由于免疫抑制剂的应用及介入技术的开展逐年增多，血液科、外科患者深部真菌的感染率逐渐上升。目前，临床上常用的抗真菌药主要包括氟康唑、伊曲康唑、5-氟胞嘧啶、两性霉素 B、制霉菌素等。本研究显示伊曲康唑及 5-氟胞嘧啶的耐药率较高，氟康唑的临床敏感性下降，给临床治疗带来了困难。

【应用】

丝状真菌在工业、农业、医药以及基础生物学研究中具有重要作用。例如，重要的抗生素产生菌——产黄青霉（*Penicillium chrysogenum*）和顶头孢霉（*Cephalosporium acremonium*）分别能产生青霉素和头孢菌素，用于疾病的治疗；而有些丝状真菌又能产生对人体有害的物质，如黄曲霉毒素产生菌黄曲霉；一些工业丝状真菌（如黑曲霉 *Aspergillus niger* 和曲霉 *A. oryzae*）被广泛用于生产酶类（如蛋白酶和淀粉酶）和有机酸（如柠檬酸等）；丝状真菌又是重要农作物的致病菌，并能导致粮食等的储藏过程中的腐败变质，同时又有一些丝状真菌（如白僵菌、绿僵菌、哈氏木霉等）可用于作物病虫害的生物防治；丝状真菌中的构巢曲霉（*A. nidulans*）和粗糙链孢霉（*Neurospora crassa*）由于其相对简单性而被作为"模式"种用于真核生物的一些基础生物学特性研究。由于丝状真菌在经济上和科学中的重要性，多年来一直被广泛地研究，以便了解和控制其有益和不利性状。

## 三、青霉菌

### 【来源】

青霉菌［*Penicillium*，X=2（*P. species*）］是真菌的一种（真核细胞），属于子囊菌亚门、不整囊菌纲、散囊菌目、散囊菌科、青霉属。间有性生殖阶段。菌丝为多细胞分枝。无性繁殖时，菌丝发生直立的多细胞分生孢子梗。梗的顶端不膨大，但具有可继续再分的指状分枝，每枝顶端有 2～3 个瓶状细胞，其上各生一串灰绿色的分生孢子。分生孢子脱落后，在适宜的条件下萌发产生新个体。有性生殖极少见。青霉菌常见于腐烂的水果、蔬菜、肉食及衣履上，多呈灰绿色。亦能引起柑橘的青霉病。有些种类如点青霉（*P. notatum*）和黄青霉（*P. chrysogenum*）等可提取青霉素，药用青霉素又称盘尼西林。灰黄青霉（*P. griseofulvum*）等可提取灰黄霉素。青霉菌营养菌丝体无色、淡色或具鲜明颜色。菌丝有横隔，分生孢子梗亦有横隔，光滑或粗糙。基部无足细胞，顶端不形成膨大的顶囊，其分生孢子梗经过多次分枝，产生几轮对称或不对称的小梗，形如扫帚，称为帚状体。分生孢子球形、椭圆形或短柱形，光滑或粗糙，大部分生长时呈蓝绿色。有少数种产生闭囊壳，内形成子囊和子囊孢子，亦有少数菌种产生菌核。

### 【化学成分】

人们对海洋来源的普通青霉菌的化学成分进行了研究。人工海水发酵，发酵产物通过乙酸乙酯萃取后得浸膏，运用硅胶柱色谱、凝胶柱色谱（Sephadex LH-20）和反相 RP-18 柱色谱进行分离纯化。运用现代波谱学方法

（NMR、MS）和结合文献数据等对分离所得化合物的结构进行鉴定。从海洋真菌发酵液中分离得到 7 种化合物，结构分别鉴定为 melithasterol B、chrysophanol、2′,3′-dihydrosorbicllin、2-pyruvoybenzamide、2-aceylquinazolin-4(3*H*)-one、fenestin A、cyclo(D-Pro-D-Leu)。所有化合物均为首次从普通青霉菌（*Penicillium commune* 366606）中分离得到，后四种化合物对多种癌细胞活性有抑制作用。

【提取工艺】

　　青霉菌也称蓝绿霉，是食用菌制种和栽培过程中常见的污染性杂菌，在一定条件下也能引起蘑菇、平菇、凤尾菇、香菇、草菇和金针菇等食用菌子实体致病，是影响食用菌产量和品质的常见病菌。培养料面发生青霉时，初期菌丝呈白色，菌落近圆形至不定形，外观略呈粉末状。随着孢子的大量产生，菌落的颜色由白色逐渐变成绿色或蓝色。生长期菌落边缘常有 1～2 mm 呈白色，扩展较慢。老菌落表面常交织形成一层膜状物，覆盖在培养料面上，分泌毒素致食用菌菌丝体坏死。制种过程中，如发生严重可致菌种腐败报废；发菌期发生较重，可致局部料面不出菇。病原及发病规律：危害食用菌的青霉均属半知菌青霉菌真菌；病菌大批生长时菌落呈蓝绿色；病菌分布广泛，多腐生或弱寄生，存在于多种有机物上，产生大量的分生孢子；主要通过气流传入培养料，进行初次侵染，带菌的原辅料也是生料栽培的重要初侵染来源；侵染后产生的分生孢子借气流、昆虫、人工喷水和管理操作进行再侵染；高温利于发病，28～30℃条件下最易发生，分生孢子 1～2 d 即能萌发形成白色菌丝，并迅速产生分生孢子；多数青霉菌喜酸性环境，培养料及覆土呈酸性较易发病；食用菌生长衰弱利于发病，凡幼菇生长瘦弱或菇床上残留菇根没及时清除均有利于病菌侵染。

【应用】

　　青霉菌与人类的生活息息相关。少数种类能引起人和动物的疾病；许多种青霉能造成柑橘、苹果、梨等水果的腐烂；对工业产品、食品、衣物也造成危害；在生物实验室中，它也是一种常见的污染菌。加强通风，降低温度，减小空气相对湿度，可以大大减轻青霉的危害。但在另一方面，青霉对人类非常重要，在工业上，它可用于生产柠檬酸、延胡索酸、葡萄糖酸等有机酸和酶制剂；非常名贵的娄克馥干酪、丹麦青干酪都是用青霉发酵而制成的；最著名的抗生素——青霉素就是从青霉的某些品系中提取而来的，它是最早发现、最先提纯、临床上应用最早的抗生素；当前发现的另一重要抗生素——灰黄霉素，是由灰黄青霉产生的，是抑制诸如脚癣之类的真菌性皮肤病的最好抗生素。

# 第三节 海洋放线菌

## 一、放线菌

【来源】

　　放线菌是一类非常重要的药源微生物，目前已发现的数万种微生物来源的生物活性物质中，约有 45%是由放线菌产生的。海洋环境具有高盐度、高压、低温和低营养等特点，因此，海洋放线菌具有不同于陆生放线菌的种群特点和独特的代谢途径，使其成为新型放线菌和放线菌代谢产物的重要新资源。自从 1926 年 Aronson 首次描述了海洋放线菌 *Mycobacterium marinum* 新种开始，人们陆续从海洋环境中分离筛选到多种海洋放线菌。但筛选到的海洋放线菌仍和陆地放线菌相似，以 *Streptomyces*、*Micromonospora* 和 *Rhodococcus* 的数量最多。

【化学成分】

　　（1）生物碱　吡咯、吲哚、吡啶、噻唑、吩嗪等常见的杂环生物碱在海洋放线菌中均有发现，此外，还有一些大环生物碱和其他特殊生物碱类化合物，这些生物碱均具有重要的生物活性，从而备受瞩目。

　　① 大环生物碱。大环生物碱主要有两类：一类是美登木生物碱类；另一类是大环精胺和精脒生物碱类。Hanshan 等从海洋放线菌 LM2670 中分离得到一种呈红色的 norcardamine 的铁盐，该化合物具有保护 DNA 细胞免受链黑菌素诱导毒性影响的活性。Canedo 等由一株从海绵中分离的海洋放线菌中分离得到大环精胺素 cribrostatin 4，该化合物对一些重要的肿瘤细胞有抑制作用和抗菌活性。

　　② 其他生物碱。Gorge 等从维多利亚海湾发现的放线菌 MST-MA190 中分离得到 lomeamide A 和 lomeamide B，其中化合物 B 具有抗 *Bacillus sublitis* 活性，$LD_{99}$ 值为 50 mg/L。Woong 等从一株海洋放线菌中分离得到具有酰胺结构的化合物。altemicidin 是从盐屋链霉菌 *Streptomyces sioyaensis* SA-1758 中分离到的结构新颖、含硫和含氮的生物碱，具有单萜骨架，表明它可能经甲羟戊酸路线产生。altemicidin 显示强的体外抗 L1210 淋巴瘤和 IMC 癌细胞的活性，$IC_{50}$ 分别为 0.84 mg/L 和 0.82 mg/L，但它对小鼠也有毒性（$LD_{50}$=0.3 mg/L）。

（2）大环内酯类　来源于海洋生物的大环内酯类化合物一般都具有特殊结构和显著的生物活性，如抗瘤、抗菌、抗病毒等。以前发现的大环内酯类化合物主要是从海绵和软体动物中分离的，近来从海洋放线菌中也分离得到该类化合物。Christian 等从海洋放线菌中分离得到的五元环内酯 A 和 B，化合物 A 具有抗菌活性。Tripikuma 等从海洋放线菌（B5632）中分离得到一种新的丁烯羟酸内酯。Chika 等从海洋放线菌 *Streptomyces maritimus* 中分离得到化合物 A 和 B，化合物 B 有抑菌活性。日本东京研究组从近海海泥中分离到的链霉菌 *Streptomyces griseus* SS20，能产生大环内酯类化合物 aplasmomycins A～C，能抑制革兰氏阳性细菌。Rosa 等从放线菌 HILY-8620959 中分离得到 2 种大环内酯类化合物 mathemycin A 与 mathemycin B。mathemycin A 具有抗植物病原菌活性。halichomycin 是从海鱼 *Hacichoeres bleekeri* 胃肠道分离到的链霉菌 *Streptomyces hygroscopicus* 的大环内酯类代谢产物，对 P388 细胞有显著的细胞毒性（$ED_{50}$=0.13 mg/L）。Francisco Romero 研究组对印度洋海域的小单孢菌属代谢产物进行了抗肿瘤活性筛选，得到了 2 种抗肿瘤化合物 thiocoraline 和 IB-96212。IB-96212 是从海绵中分离到的小单孢菌 L-25-ES25-00 产生的结构新颖的大环内酯类化合物，对 P388 细胞有极强的细胞毒性（$IC_{50}$=0.0001 mg/L），对 A549、HT29 及 MEL28 细胞有显著的细胞毒性（$IC_{50}$=1 mg/L）。

（3）环肽　田黎等从海洋放线菌 *Streptomyces* sp.（CNB2982）中分离得到 cyclomarins A～C，其中 cyclomarin A 的活性最强，在佛波醇诱导的小鼠耳水肿活性实验中，水肿抑制率为 92%。佛罗里达珊瑚礁水母体附生放线菌，产生 L-氨基酸形成的环肽 salinamide A 和 salinamide B，具有新的内酯环肽骨架，能选择性地抑制革兰氏阳性菌。周世宁等从中国南海沉积物中分离到 1 株具有抗菌活性的放线菌 ZS110，从这株菌中得到两类物质：抗菌活性物质和非抗菌性环肽，能抑制金黄色葡萄球菌（*Staphylococcus aureus*）等革兰氏阳性细菌的生长。Jongheon 等从海洋放线菌 MKN-349A 中得到具有对白血病 K-562 细胞有很好活性的组分。Davidson 等从采自深海污泥的链霉菌中分离到 caprolctin A 及 caprolctin B，两者的混合物对 KB 细胞及 LoVo 细胞有细胞毒性。

【药理作用】

药理学研究发现，放线菌产生的许多结构复杂的次生代谢产物具有医药和植物保护方面的用途，已广泛应用作为抗细菌、抗真菌和抗肿瘤药物。在目前已经发现的数万种微生物来源的生物活性物质中，约有 70%是由放线菌所合成的各种次生代谢产物，如抗生素、有机酸、氨基酸、维生素、甾体、酶及酶抑制剂、免疫调节剂等。

弗兰克氏根瘤放线菌能够诱导大范围的放线菌根植物产生根瘤、结瘤固氮，促进植物自身的生长，并增强土壤肥力。这类放线菌与200多个树种具有共生结瘤固氮的能力，是陆地生态系统中有机氮输入的主要贡献者之一，在自然界氮素循环和生态平衡中起着重要的作用。有些共生固氮树种被作为贫瘠土壤上的先锋树种，用于防风和治沙。

此外，放线菌特有的形态和生物学特性也是研究生物形态发育和分化的良好材料。然而，也有少数放线菌对人、动物或植物是致病的，虽然其致病性与真菌和细菌相比是微不足道的，但认识它们对于临床鉴定和诊断同样是重要的。

【提取工艺】

（1）高氏1号培养基　可溶性淀粉（soluble starch）20 g，硝酸钾1 g，磷酸氢二钾0.5 g，NaCl 0.5 g，七水硫酸铁0.01 g，七水硫酸镁0.5 g，琼脂20 g，水1000 mL，pH 7.4～7.6。

（2）改良高氏2号培养基　葡萄糖1 g，蛋白胨0.5 g，胰蛋白胨0.3 g，NaCl 0.5 g，琼脂15 g，复合维生素，水1000 mL，pH 7.2（复合维生素：维生素$B_1$、维生素$B_2$、烟酸、维生素$B_6$、泛酸钙、肌酸、对氨基苯甲酸各0.5 mg，生物素0.25 mg）。

（3）改良脯氨酸培养基　脯氨酸8 g，琼脂20 g，水1000 mL，pH 7.2。

（4）ISP2培养基　葡萄糖4 g，麦芽浸膏10 g，酵母浸膏4 g，琼脂20 g，水1000 mL，pH 7.3。

（5）ISP4培养基　可溶性淀粉（soluble starch）10 g，NaCl 1 g，碳酸钙2 g，微量元素1 mL，琼脂20 g，水1000 mL。

（6）放线菌2号培养基　可溶性淀粉10 g，酵母膏10 g，磷酸二氢钾0.5 g，玉米浆3 g，葡萄糖20 g，牛肉膏1 g，碳酸钙2 g，pH 7.0，琼脂20 g，水1000 mL。

（7）MS培养基　黄豆粉20 g，甘露醇20 g，琼脂20 g，水1000 mL。

（8）M13培养基　可溶性淀粉（soluble starch）15 g，酵母浸出4 g，琼脂18 g，磷酸氢二钾1 g，NaCl 20 g，水1000 mL，pH 7.0 （注：不添加海水素）。

（9）M3培养基　蛋白胨2 g，天冬酰胺0.1 g，丙酸钠4 g，硫酸铁0.01 g，甘油5 g，NaCl 20 g，琼脂20 g，水1000 mL（注：不添加海水素）。

　　所有培养基均添加 3.3% 的海水素，并添加抑制剂以抑制真菌和细菌的生长，常用重铬酸钾或制霉菌素（100 mg/L）和萘啶酮酸（20～25 mg/L）。

　　放线菌菌株的分离纯化：用无菌移液器吸取 0.2 mL 不同稀释倍数的稀释液于平板培养基上，用无菌涂布棒将菌液均匀涂布于整个平板。将各平板于 28℃ 培养箱中培养 7～21 天。采用平板划线法挑取形态差异较大的放线菌单菌落，反复划线分离。纯化后的放线菌菌株接种于固体培养基斜面上，并存放于 4℃ 冰箱内短期保藏。

## 【应用】

　　①海洋放线菌是适应性非常强的分解菌，能够耐高温、高压、高盐、低营养的作用，无毒副作用。②分解水中难以转化的有机质，保持水体中菌藻的平衡，分解、裂变迅速，2～5 min 繁殖一代。③抗菌作用靶点对肿瘤细胞和耐药致病菌革兰氏阳性细菌、革兰氏阴性细菌、真菌表现出较强的抑制作用。④具有抗菌抗病毒、抗钩端螺旋体、解毒、抗肿瘤、破坏白血病细胞的作用，能有效提高免疫力。⑤对枯草杆菌、金黄色葡萄球菌、八联球菌、大肠杆菌、伤寒杆菌、副伤寒甲杆菌、痢疾（志贺氏、弗氏）杆菌、肠炎杆菌等都有抑制作用。⑥降解氨氮、硫化氢、亚硝酸盐，并转化为藻类需要的养分。提高有益藻类的光合作用，增加溶氧量，稳定 pH 值，营造肥、活、嫩、爽水色。分解的同时，起到净水功能。⑦动物拌料量为 0.2%～0.4%，该菌株进入养殖动物肠道，它产生的外酶素能提高饲料利用率 20%～35%，同时能增强动物的肠道消化功能。

## 二、小单孢菌

### 【来源】

　　小单孢菌属（*Micromonospora*）是厄尔斯科夫（Oerskov）1923 年建立的。小单孢菌属在分类学上属于放线杆菌纲、放线杆菌亚纲、放线菌目、小单孢菌科中的一类形态相似的微生物。小单孢菌属中的大多数种为好氧型，最适生长温度为 20～40℃。小单孢菌的生存环境十分广泛，在土壤及水生环境、低温环境、碱性环境均有分布，在河流或湖泊的沉积物中出现的频率要相对高于在土壤中。其特征是在固体培养基表面产生发育良好的营养菌丝体，直径 0.3～0.4 μm，部分长入基内。营养菌丝体直或弯曲，有分枝，无横隔。不产生气生菌丝体或仅有痕迹不生孢子的类型，它们借助于菌丝体小段和孢子而繁殖。单个孢子生长在营养菌丝上，向上生长，孢子梗末端膨胀，膨胀部分由一横隔膜分开，遂产生球形、椭圆形、长圆形或不规则形的孢子。孢子梗或长或短，时常有分枝。孢子或沿菌丝交替线形生长，或形成葡萄串，有的孢子直接在菌丝上长出，似无孢子梗。孢子大小为 $(1.0 \sim 1.5)$ μm×$(0.8 \sim 1.2)$ μm。孢子表面光滑、粗糙或有突起（大疣），或钝刺，甚至在邻近的孢子梗上也有；有的菌孢子形状和表面装饰随孢子年龄而异，如青铜色小单孢菌（$M. chalcea$），孢子幼年表面光滑，成熟后带疣。菌丝体和孢子呈革兰氏阳性、不抗酸。细胞壁内含有内消旋二氨基庚二酸、甘氨酸。

菌落较链霉菌小，坚实致密，皮革样，表面光滑或地衣状、颗粒状，凸起或低平。菌落为绛红、橙、黄、蓝绿或褐等颜色，常因孢子层的厚薄使菌落颜色或深或浅。有的菌有褐、淡粉、浅黄、黄绿或柠檬色等可溶性色素。生孢层干或黏湿，呈灰、绿褐、绿黑、褐、黑褐、褐黑或黑等颜色。这类微生物好氧喜潮湿，但可适应微量氧的环境，因此，在江河湖水和泥中较多。生长一般比常见的链霉菌慢得多，因此比较难于分离。许多种小单孢菌都产生抗生素和维生素 $B_{12}$。

【药理作用】

小单孢菌在自然界分布广泛，但由于分离、分类方法所限，绝大多数还没有被人们所认识，在小单孢菌的分类学研究中，最初主要依据的是形态特征、培养特征及生理生化特征等表观分类学指征，随着"多相分类"的广泛应用，分子分类在小单孢菌的分类学研究中起到了越来越重要的作用。小单孢菌是寻找新的生物活性物质的重要菌源，某些种能产生抗生素，如庆大霉素、利福霉素、新霉素等；某些种能降解天然橡胶和纤维素。近年来的研究表明，小单孢菌能产生具有独特化学结构的生物活性物质，对肿瘤细胞有靶向和识别作用，并能有效地杀死肿瘤细胞。

【提取工艺】

（1）发酵　将生长于新鲜斜面的小单孢菌种接种于一级种子培养基（40 mL/250 mL）摇瓶中，31℃旋转振荡 96 h。以 5%接种量转种于二级种子培养基（40 mL/250 mL），31℃旋转振荡 96 h。再以 5%接种量转种于发酵培养基（800 mL/5000 mL）立瓶中，31℃旋转振荡 120～144 h。菌丝生长良好且呈墨绿色时收获。用金黄色葡萄球菌 209 P 和大肠杆菌 B 检测发酵液的活性。

（2）小单孢菌发酵液中活性成分的提取、分离和纯化　将发酵液（共约 200 L）用布氏漏斗抽滤，滤液弃去。菌丝用丙酮反复浸泡约 5 次，每次均在 12 h 以上，直至浸出液由墨绿色转为橙色。收集浸出液并挥干丙酮，将干品溶于水中，用乙酸乙酯萃取。收集萃取液，脱水后旋转蒸干，得到棕色粗品。用乙酸乙酯溶解粗品，湿法上样于硅胶柱（4.5 cm×25 cm），洗脱液依次为乙酸乙酯、氯仿、氯仿：甲醇=40：1 梯度至 2：1；分别收集可见的四个色段：墨绿色、蓝色 1、橙色、蓝色 2。将墨绿色组分用薄层硅胶柱色谱分离处理，湿法上样（4 cm×12 cm），流动相为氯仿。弃去首先流出的黄色成分，取出上样部分的硅胶，用甲醇洗脱，得到的蓝色组分与前面的"蓝色 1"部分合并。用 TLC 方法分离"蓝色 1"中的各个组分，固定相为薄层色谱分离用硅胶板（20 cm×20 cm），流动相为氯仿：甲醇=20：1，展开两次。收集 $R_f$ 值为 0.6 和 0.5 的两个蓝色条带，分别称为 1 和 2。用中压柱（流动相：84%甲醇水溶液）分别纯化蓝色条带 1 和蓝色条带 2，得到纯品三个，冷冻干燥后均呈蓝色粉末状。

【应用】

　　小单孢菌物种代谢产生了许多著名的抗生素，包括庆大霉素和纳他霉素。小单孢菌物种也会分泌出肿瘤抗生素（包括 lomaiviticin A、lomaiviticin B、四制癌素、LL-E33288 合成物），这类抗生素均属于蒽环类抗生素。另外，内生真菌和小单孢菌都产生蒽醌、lupinacidin A 和 lupinacidin B，上述化合物均具有良好的抗肿瘤活性。小单孢菌可以通过合成维生素 $B_{12}$ 产生一种抗真菌物质。最近对海洋小单孢菌属物种进行了广泛的考察，以挖掘它们作为益生菌的潜在用途。diazepinomicin 是从海洋小单孢菌中分离得到的生物碱类抗生素。

# 三、红球菌

【来源】

　　红球菌属是 1891 年由 Zopf 建立的，在很长一段时间里该属曾被取消。1977 年，Goodfellow 根据自己及许多学者对一些细菌表型、化学、遗传学性状的研究，提出恢复红球菌属，并将该属的定义作了很大程度的修改，红球菌属包括 10 个种。1984 年，Goodfellow 根据生理生化形态特征，提出将 *Coryne-bacterium fascians* 重新命名为 *Rhodococcus fascians*，依据是它含有磷脂酰乙醇胺和结核硬脂酸，DNA 的 (G+C)%（摩尔分数）为 61%～67.6%（棒杆菌属的为 51%～59%），表型数值分类结果也与红球菌属聚类在同一分支。1989 年，在 Bergey's Manual of Systematic Bacteriology（《伯杰氏系统细菌学手册》）中，红球菌属已有 20 个种。随后，Stoecker（1994）、Briglia（1996）和 Jung-

Hbon Yoon（1997，2000）等又先后分离出一些新菌株，并依据它们各自的化学特征分类为红球菌属的新菌种。近年来，随着分子生物学和遗传学研究的深入，通过应用 DNA(G+C)%、DNA-DNA 体外分子杂交和 16S rRNA 序列分析等多种分类手段，红球菌属细菌的种类又有了新的变化。目前，红球菌属包括 14 个种：即 *R. coprophilus*、*R. equi*、*R. fascians*、*R. erythropolis*、*R. globenulus*、*R. rhodnii*、*R. marinonascens*、*R. opacus*、*R. percolatus*、*R. rhodochrous*、*R. ruber*、*R. zopfii*、*R. pyridinivorans* 和 *R. koreensis*。

【化学成分】

（1）形态特征　红球菌细胞的形态复杂。球形细胞可萌芽变成短杆状，形成丝状体或产生大量的分枝菌丝，杆状细胞、丝状体和菌丝体的片段形成下一代的球形和短杆状细菌。在显微镜下可以观察到有些菌丝产生不发达的气生菌丝，并有分枝。菌体不运动，不形成分生孢子或内孢子。革兰氏阳性。菌落可以是粗糙的、光滑的或黏质的，色素为淡黄色、乳酪色、黄色、橙黄色或红色，也可产生无色的变异菌株。

（2）生理生化特征　化能营养型，过氧化氢酶阳性，有些种需要硫胺素作为生长因子，但多数菌株在一般培养基上生长良好（37℃）。芳香基硫酸酯酶阴性，对溶菌酶敏感，不能降解酪蛋白、纤维糖、几丁质、弹性蛋白或木聚糖，可利用许多有机化合物作为唯一碳源。红球菌属分类的修改最初是根据放线菌的 92 种形态特征和生理生化特征的相似程度而作出的。

（3）化学分类　胞壁肽聚糖属 A1γ 型，含有大量的内消旋二氨基庚二酸、阿拉伯糖和半乳糖。细胞磷酸类脂有双磷脂酰甘油（DPG）、磷脂酰乙醇胺（PE）和磷脂酰肌醇甘露糖苷（PIM）。主要甲基萘醌异戊二烯单位是 MK9（H）、MK8（H2），细胞含大量的直链非饱和脂肪酸和 10-甲基硬脂酸以及枝菌酸（$C_{39} \sim C_{64}$）。菌株的 DNA(G+C)%为 59%～69%（$T_m$）。

（4）分子分类　近年来，用于分析和修正红球菌属分类的最有力工具是 16S rRNA 的序列分析。根据序列间的相似程度，可推测出两个菌株间的关系。当 16S rDNA 序列有 97%以上的相似性时，两个菌体可能为同种菌。目前，16S rDNA 序列分析适用于红球菌属的所有种。对红球菌属的序列分析表明，各菌分散在 5 个不同类群中：其中一个类群包括 *R. erythropolis*、*R. globerulus*、*R. marinonascens* 以及 *R. opacus*；另一类群则包括 *R. rhodochrous*、*R. ruber* 和 *R. coprophilus*；而 *R. rhodnii*、*R. fascians*、*R. equi* 则分属于其他 3 个类群。

【药理作用】

红球菌属的分布范围广，在土壤、岩石、地下水、海底沉积物、昆虫内脏及动物的粪便中都能存活。有些菌种是人和动物的致病菌。如 *R. equi* 可侵染马及其他动物，引起动物发烧、乏力等症状，同时它也是引起肺脓肿的病因之一。近年来，红球菌作为一种人体病菌已越来越为人们所关注。在免疫缺陷的人体特别是被 HIV 病毒侵染后，红球菌引起的发病率有所增加。McNeil 和 Brown（1994）报道了 1986 年的艾滋病例中有 100 多例是发生红球菌感染，同时，他们认为红球菌侵染可看成是一个 HIV 阳性的人体感染艾滋病的开始。

在红球菌属中，目前只有 *Rhodococcus fascians*（带化红球菌）是植物病原菌，其模式菌株为 ATCC12974。*R. fascians* 的寄主植物很多，可侵染天竺葵属、草莓属、大丽花属、百合属及茼蒿属等多种植物。侵染双子叶植物时，可造成植物分生组织的局部增生，导致植物小叶都被菌瘿覆盖，即出现叶菌瘿症状。侵染单子叶植物如百合后，可使其失去顶端优势，引起鳞茎的变形，形成很长的侧生根枝，并伴有带化现象出现，最终使百合失去商业价值。侵染烟草幼苗时，可强烈抑制幼苗的生长，对根的发育也有抑制作用，使下胚轴加厚并矮化，阻碍叶片的形成。关于 *R. fascians* 的致病机理，Thimann（1966）认为菌体的细胞分裂素是影响菌株致病性的主要因素。Wim（2000）进一步指出，一种存在于线性质粒上的致病基因 *fas* 是细胞分裂素操纵子的组成部分，对保持菌体的致病性是必不可少的，而这种基因的表达在转录和翻译水平可通过调节 pH、碳素来源、磷酸盐和氧的含量以及细胞密度等环境因素来加以控制。

然而，要想获得更多的关于红球菌在环境和医学上的信息，就必须改进红球菌属的鉴定方法，这也有助于从菌体获取更多具有商业价值的特征。对细菌的分类研究，20 世纪 60 年代从表观水平深入到了细胞水平，70 年代又进入了化学分类时期。20 世纪 80 年代以来，随着分子生物学和遗传学研究的深入开展，诸如 DNA(G+C)%、DNA-DNA 体外分子杂交、16S rRNA 序列分析等分子生物学分类的内容也逐渐成为革兰氏阳性细菌分类学中的重要特征。由于形态和化学特征的相似性，植物病原细菌包括红球菌属细菌在分类上一直都有很大争议。传统的形态和生理生化方法得出的分类结果可能在基因水平上不能得到证实，而植物病原细菌的现行分类体系仍有相当一部分是沿用过去的名称。因此，改进分类方法，对红球菌进行更科学的分类，同时获取和利用一些特征，有待于科学工作者的进一步研究。

【应用】

（1）工业合成与转化 在工业上，红球菌属是一个非常具有商业价值的细菌类群，许多菌株参与了氨基酸如 L-亮氨酸和 L-苯丙氨酸的生产以及固醇类的转化。日本的 Nitto Chemistry Industry 公司利用微生物发酵技术每年可生产 30000 多吨丙烯酰胺。这是利用微生物细胞生产化学试剂的第一例成功事件。此外，红球菌也可用来进行腈水解酶的生产，目前的研究主要集中在腈水解酶的应用上。利用腈水解酶也可生产一系列的其他化合物，如丙烯酰胺及其他各种酰胺，具有高产性和较高的专一性，在工业上可广泛应用。

（2）生物表面活性剂和生物絮凝剂　红球菌属的细菌对许多化合物有转化及降解作用，利用这一特性，可利用它来生产生物表面活性剂及生物絮凝剂。表面活性分子中有亲水性和疏水性两种基团，因此可在油相与水相间移动。表面活性剂与生物降解的关系主要有 3 点：①细胞表面活性物如枝菌酸，可使红球菌黏附在亲水界面；②活性物质可降低交界面的表面张力，从而使亲水性化合物更易进入菌体细胞；③胞外活性物可驱散亲水性化合物，这就增加了菌体的侵入面。据报道，红球菌产生的表面活性物，与现有的人工合成活性物相比，其效率更高，降解力也更强，而毒性则更低。*R. erythropolis* 能产生絮凝物质，对许多悬浮物产生絮凝作用。这些絮凝物由多肽和脂类聚集而成，包括含枝菌酸的糖脂，有助于废水或废物处理中悬浮物的清除。

（3）生物去污　从生物去污的角度来看，红球菌属也是非常重要的一个属。在自然条件下，红球菌可在污染的环境中存活，因此可作为生物去污的接种介体。Sorkhoh（1995）、Koronelli（1996）和 Christofi（1998）利用红球菌降解油污染物均获得了很好的效果。

生物反应器可用于降解废水中的有毒化合物，近年来已有了很大发展，而红球菌在这一方面有着重要的作用。可被红球菌降解的污染物包括烃类化合物、氯化烃、芳香烃、硝基芳香化合物以及氯化多环芳香烃（如聚氯联苯）。如 2,4-二硝基苯酚，它对细胞线粒体中的氧化磷酸化能产生解偶联作用，因此，对暴露在污染环境中的人会产生二硝基苯酚毒害。而 *R. koreensis* 能利用二硝基苯酚作为碳氮源，从而达到降解的目的。另外，吡啶是工业和实验中常用的一种溶剂，也是一种对人体有致癌作用的化合物，由于它在水中有很高的溶解度，且在自然环境中的流动性很强，因此对人体健康危害很大。*R. pyridinivorans* 对吡啶有很强的降解作用。其他如重氮基噻吩（DBT），是燃料中主要的含硫化合物，对酸雨的形成有很大影响，菌株 IGTS8 可将 DBT 脱硫转变成 2-羟基联苯，从而减少了燃烧放出的硫量。

红球菌的研究在很多领域都是非常有意义的。尽管与红球菌有关的许多微生物过程尚未转化成成型的工业生物技术，但利用红球菌进行丙烯酰胺生产的成功显示了它的应用前景。红球菌的生物降解去污能力在环境污染的预防与治理生物技术上也将有很大的应用前景。此外，在医药方面，随着免疫缺陷个体数量的增加，*R.equi*（可能还有其他菌株）在医学上的重要性也将会上升。

## 参 考 文 献

[1] Usama W H, Mohamed S, Khaled A S, et al. Mansouramycins A-D, Cytotoxic Isoquinolinequinones from a Marine Streptomycete [J]. Journal of Natural Products, 2009, 72(12): 2120-2124.

[2] Bugni T S, Woolery M, Kauffman C A, et al. Bohemamines from a marine-derived *Streptomyces* sp. [J]. Journal of Natural Products, 2006, 69(11): 1626-1628.

[3] Sanchez L J, Insua M M, Baz J P, et al. New Cytotoxic Indolic Metabolites from a Marine *Streptomyces*[J]. Journal of Natural Products, 2003, 66(6): 863-864.

[4] Miller E D, Kauffman C A, Jensen P R, et al. Piperazmycins: Cytotoxic Hexadepsipeptides from a Marine-Derived Bacterium of the Genus *Streptomyces*[J]. Journal of Organic Chemistry, 2007, 72(2): 323-330.

[5] Li F, Maskey R P, Qin S, et al. Chinikomycins A and B: Isolation, Structure Elucidation, and Biological Activity of Novel Antibiotics from a Marine *Streptomyces* sp. Isolate M045[J]. Journal of Natural Products, 2005, 68(3): 349-353.

[6] Renner M K, Shen Y C, Cheng X C, et al. Cyclomarins A-C, New Antiinflammatory Cyclic Peptide Produced by a Marine Bacterium(*Streptomyces* sp.) [J]. J Am Chem Soc, 1999, 121(49): 11273-11276.

[7] Cheng X C, Jensen P R, Fenical W. Luisols A and B, New Aromatic Tetraols Produced by an Estuarine Marine Bacterium of the Genus *Streptomyces* (Actinomycetales) [J]. Journal of Natural Products, 1999, 62(4): 608-610.

[8] Taechowisan T, Chuaychot N, Chanaphat S, et al. Cytoprotetctive activity of Chemical Constituents Isolated from *Streptomyces* sp[J]. International Journal of Biological Chemistry, 2009, 3(1): 11-17.

[9] 刘志恒. 现代微生物学[M]. 北京: 科学出版社, 2002.

[10] 刘志恒, 姜成林. 放线菌现代生物学与生物技术[M]. 北京: 科学出版社, 2004.

[11] Bentley S D, Chater K F, Cerdeno T, et al. Complete genome sequence of the model actinomycete *Stretomyces coelicolor* A3(2)[J]. Nature, 2002, 417: 141-147.

[12] Thompson C J, Fink D, Nguyen L D. Principles of microbial alchemy: insights from the *Streptomyces coelicolor* genome sequence[J]. Genome Biol, 2002, 3(7): 1020.1-1020.4.

[13] 苏文金, 黄益丽, 黄耀坚, 等. 产免疫调节活性多糖海洋放线菌的筛选[J]. 海洋学报(中文版), 2001(06): 114-119

[14] 林丽玉, 黄霞灵, 吴萍茹, 方金瑞. 海洋药物资源的微生物的分离技术[J]. 中国海洋药物, 1999(03): 15-18.

[15] 刘全永, 胡江春, 薛德林, 等. 海洋微生物生物活性物质研究[J]. 应用生态学报, 2002, (07): 901-905.

[16] 阮继生, 刘志恒. 放线菌研究及应用[M]. 北京: 科学出版社, 1990: 80-95.

[17] 张和春, 陈亮, 季文明, 等. 产蓝色素放线菌的初步鉴定和蓝色素性质研究[J]. 无锡轻工大学学报. 1999(03): 23-28.

[18] 中国科学院微生物研究所放线菌分类组. 链霉菌鉴定手册[M]. 北京:科学出版社, 1975: 240-260.

[19] Thomas G Y M, Poinar G O. *Xeno rhabdus gen. nov.* a genus of entomopathogenic, nematophilic bacteria of the family Enterobacteriaceae[J]. Int J Syst Bacteriol, 1979, 29(4): 352-360.

[20] Boenare N E, Akhunt R J. DNA relatedness between *Xenorhabdus* spp. (Enterobacteriaceae), symbiotic bacteria of entomopathogenic nematodes, and a proposal to transfer *Xenorhabdus luminescens* to a new genus, *Photorhabdus* gen. nov[J]. Int J Syst Bacteriol, 1993, 43(2): 249-255.

[21] Akhurst R J. Morphological and functional dimorphism in *Xenorhabdus* spp. bacteria symbiotically associated with the insect pathogenic nematodes *Neoaplectana* and *Heterorhabditis*[J]. J Gen Micro, 1980, 121: 303-309.

[22] 田世尧, 李素春, 王晓容, 等, 仲恺 1 号毒素对三种鳞翅目害虫的生物活性初报[J]. 仲恺农业技术学院学报, 1993(02): 74-75.

[23] Bowen D Y J, Blackburn M, et al. Novel insecticidal toxins from the bacterium *Photorhabdus luminescens*[J]. Science, 1998(6): 2129-2132.

[24] Wstefield N R, Bowen D J, Fetherston J D, et al. The *tc* genes *Photorhabdus*: a growing family[J]. Thends Microbiod, 2001, 9(4): 185-191.

[25] Simidu U, Tsukamoto K. Habitat segregation and biochemical activities of marine members of the family Vibrionaceae[J]. Applied and Environmental Microhiology, 1985, 50(4): 781-790.

[26] 韩韫, 蔡俊鹏, 宋志萍, 王志. 应用蛭弧菌清除海产品潜在致病弧菌的研究[J]. 水产科学, 2005(11): 26-28.

[27] 黄冬菊, 林红华, 白泉阳. 噬菌蛭弧菌微生态制剂对海水中弧菌的净化作用[J]. 福建畜牧兽医, 2002(05): 4.

[28] Starr M P, Stolp H. Chapter Ⅵ Budellovibrio methodology[J]. Methods in Microbiology, 1976, 9: 217-244.

[29] Jurkevitch E, Ramati B. Design and uses of Bdellovibrio16S rRNA-targeted oligonucleotides[J]. FEMS Microbiology Letters, 2000, 184: 265 -271.

[30] 卢圣栋. 现代分子生物学实验技术. 第 2 版[M]. 北京:中国协和区科大学出版社, 1999: 233-292.

[31] 杨莉, 马志宏, 黄文, 等. 蛭弧菌对鲤感染嗜水气单胞菌预防效果的观察[J]. 大连水产学院学报, 2000(04): 288-292.

[32] Nagahama T. Yeast biodiversity in freshwater, marine and deep-sea environments [A]//Biodiversity and Ecophysiology of Yeasts[M]. Springer, 2006: 241-262.

[33] Hagler A N, Ahearn D G. Ecology of aquatic yeasts[A]//Rose A H, Harrison J S. The yeasts [M]. London: Academic Preis, 1987(1): 181-205.

[34] Gao L M, Chi Z M, Sheng J, et al. Inulinase-producing MarineYeasts: Evaluation of their Diversity and Inulin Hydrolysis by Their Crude Enzymes [J]. Microbial Ecology, 2007b, 54: 722-729.

[35] Li X Y, Chi Z M, Liu Z Q, et al. Phytase Production by a Marine Yeast Kodamea ohmeri BG$_3$ [J]. Applied Biochemistry and Biotechnology, 2008, 149(2): 183-193.

[36] Limtong S, Yongmanitchai W, Kawasaki H, et al. *Candida-thaimueangensis* sp. nov. an anamorphic yeast species from estuarine water in a mangrove forest in Thailand [J]. Int J Syst Evol Microbiol, 2007b, 57: 650-653.

[37] Nagahama T, Hamamoto M, Nakase T, et al. Distribution and identification of red yeasts in deep-sea environments around thenorthwest Pacific Ocean [J]. Antonie Van Leeuwenhoek, 2001, 80(2):

101-110.

[38] Nagahama T, Hamamoto M, Nakase T, et al. *Cryptococcus: surugaensis* sp. nov., a novel yeast species from sediment collected the deep-sea floor of Suruga Bay [J]. Int J Syst Evol Microbiol, 2003, 53: 2095-2098.

[39] Nagahama T, Hamamoto M, Horikoshi K. *Rhodotorula pacifica* sp. nov., a novel yeast species from sediment colleted on the deep-sea floor of the north-west Pacific Ocean [J]. Int J Syst Evol Microbiol, 2006, 56: 295-299.

[40] Nagahama T, Hamamoto M, Horikoshi K. *Dipodascus tetrasporeus* sp. nov., an ascosporogenous yeast isolated from deep-sea sediments in the Japan Trench [J]. Int J Syst Evol Microbiol, 2008, 58(4): 1040-1046.

[41] Bass D, Howe A, Brown N, et al. Yeast forms dominate fungal diversity in the deep oceans [J]. Proc R Soc B, 2007, 274: 3069-3077.

[42] Gadanho M, Sampaio J P. Occurrence and Diversity of Yeasts in the Mid-Atlantic Ridge Hydro-thermal Fields Near the Azores Archipelago [J]. Microbial Ecology, 2005, 50(3): 408-417.

[43] Vincent R, Joost S, Teun B, et al. Yeast Biodiversity and Culture Collections[A]//Biodiversity and Ecophysiology of Yeasts [M]. Springer, 2006: 31-44.

[44] 吴作为, 白逢彦. 大亚基 rRNA 基因 D1/D2 区序列相同或相似的子囊菌酵母 ITS 序列比较和核型分析(英文)[J]. 菌物学报, 2005(02): 193-198.

[45] 王定昌, 赖荣婷. 酵母的用途[J]. 粮油食品科技, 2002 (01): 12-13+16.

[46] Kock J L F, Pohl C H, Strauss C J, et al. Yeast 'nanobots'//Kuokka A, Penttil M. Systems Biology of Yeasts—from Models to Applications [R]. Springer, 2006: 83.

[47] Allen N, Hangler. Yeasts as Indicators of Environmental Quality[A]//Biodiversity and Ecophy-siology of Yeasts [M]. Springer, 2006:515-532.

[48] Colosi I A, Faure O, Dessaigne B, et al. Susceptibility of 100 filamentous fungi: comparison of two diffusion methods, Neo-Sensitabs and E-test, for amphotericin B, caspofungin, itraconazole, voriconazole and posaconazole [J]. Med Mycol, 2011, 50(4): 378-385.

[49] Schemuth H, Dittmer S, Lackner M, et al. *In vitro* activity of colistin as single agent and in combination with antifungals against filamentous fungi occurring in patients with cystic fibrosis [J]. Mycoses, 2013, 56(3): 297-303.

[50] Shobana C S, Mythili A, Homa M, et al. *In vitro* susceptibility of filamentous fungi from mycotic keratitis to azole drugs[J]. J Mycol Med, 2015, 25(1): 44-49.

[51] Vale-silva L, Silva M J, Oliveira D, et al. Correlation of the chemical composition of essential oils from *Origanum vulgare* subsp. *virens* with their *in vitro* activity against pathogenic yeasts and filamentous fungi [J]. J Med Microbiol, 2012, 61(2): 252-260.

[52] Pinto E, Lago M, Branco L, et al. Evaluation of Etest performed in Mueller-Hinton agar supple-mented with glucose for antifungal susceptibility testing of clinical isolates of filamentous fungi [J]. Mycopathologia, 2014, 177(3-4): 157-166.

[53] Hill R T, Fenical W. Pharmaceuticals from marine natural products: Surge or ebb? [J]. Curr Opin Biotechnol, 2010, 21: 777-779.

[54] Molinski T F, Dalisay D S, Lievens S L, et al. Drug development from marine natural products [J]. Nat Rev Drug Discovery, 2009, 8: 69-85.

[55] Burkholder P R, Pfister R M, Leitz F H. Production of a pryrole antibiotic by a marine bacterium [J]. Appl Microbiol, 1966, 14: 649-653.

[56] Mostafa E R, Rainer E. Secondary metabolites of fungi from marine habitats[J]. Nat Prod Rep, 2011, 28: 290-344.

[57] John W B, Brent R C, Murray H G M, et al. Marine natural products[J]. Nat Prod Rep, 2011, 28: 196-268.

[58] Bérdy J. Bioactive microbial metabolites[J]. The Journal of Antibiotics, 2005, 58(1): 1-26.

[59] Bull A T, Stach J E M, Ward A C, Goodfellow M. Marine actinobacteria: perspectives, challenges, future directions[J]. Antonie Van Leeuwenhoek, 2005, 87(1): 65-79.

[60] Mincer T J, Jensen P R, Kauffman C A, Fenical W. Widespread and persistent populations of a major new marine actinomycete taxon in ocean sediments[J]. Applied and Environmental Micro-biology, 2002, 68(10): 5005-5011.

[61] Tian X P, Zhang S, Li W J. Advance in marine actinobacterial research-A review[J]. Acta Micro-biologica Sinica, 2011, 51(2):161-169.

[62] Hanshan W, Su L, Jin X, et al. Isolation of Streplonigin and Its Novel Derivative from *Micro-monospor* as Inducing Agents of p53-Dependent Cell Apoptosis[J]. J Nat Prod, 2002, 65: 721-724.

[63] Canedo L M, Fuente J A, et al. Agrochelin, a new cytotoxic alkaloid from the marine bacteria *Agrobacterium* sp[J]. Terahedron Letters, 1999, 40: 6841-6844.

[64] Gorge R P, Jhon C K, Jeramiah C C, et al. Antineoplasti Agent 430. Isolation and Structure of Cribrostatins 3, 4, and 5 from the Republic of Maldives crbrochalina Species[J]. J Nat Prod, 2000, 63: 793-798.

[65] Woong K, Hyi R, Tae S, et al. New Lactone-Containing Metabolites from a Marine-Derived Bacterium of the Genus *Streptomyces*[J]. J Nat Prod, 2001, 64: 664-667.

[66] Venugopal J R, Michael S, Hatmut L, et al. New Butenolides from Two Marine Streptomycetes[J]. J Nat Prod, 2000, 63: 1570-1572.

[67] Christian H, Bradley S M. A Plan-like Biosynthesis of Benzoy1-CoA in the Marine Bacterium 'Steptomyces martimus'[J]. Tetrahedron, 2000, 56: 9115-9120.

[68] Tripikumar M, Nadkarni S R, Bhat R G, et al. Mathemycin B, a New Antifungal Macrolactone from Actinomycete Spieces HIL Y-8620959[J]. J Nat Prod, 1999, 62(6): 889-890.

[69] Chika Takahashi, Tamie Takada. Halichomycin, a new class of potent cytotoxic macrolide produced by an actinomycete from a marine fish[J]. Tetrahedron Lett, 1994, 35(28): 5013-5014.

[70] Rosa Isabel Femandez-Chimcno, Francisco Romero. IB-96212, a novel cytotoxic macrolide produced by a marine Micromonospora 1. Taxanomy, fementation, isolation and biological acti-vities[J]. J Antibiot, 2000, 53(5): 474-478.

[71] 田黎, 陈杰, 何运转, 田玲. 农用抗生素的新资源——海洋微生物[J]. 中国生物防治. 2003(03): 121-124.

[72] 周世宁, 林永成, 姜广策. 海洋微生物的生物活性物质研究[J]. 海洋科学, 1997(03): 27-29.

[73] Jongheon S, Youngw man S, Hyi S L, et al. A New Cyclic Peptide from a Marine-Derived Bacterium of the Genus Noccardiopsis[J]. J Nat Prod, 2003, 66(6): 883-884.

[74] Waksman S A. 放线菌: 第二卷[M]. 阎逊初, 译. 北京: 科学出版社, 1974: 326.

[75] Maximova T, Sveshnikova M. The Actinomycetales[M]. Jena: The Jena international symposium on taxonomy, 2016: 199-203.

[76] Luedemann G M, Brodaky B C. Antimidrobial Agents & Chemotherapy[J]. J Nat Prod, 2010, 116-124.

[77] Luedemann G M, Gasmer C J. Intern J Syst Baoteriol, 2014, 23: 243-255.

[78] Maiese W M, Lechevalier M P, Lechevalier H A, el al. Calicheamicins, a novel family of antitumor antibiotics: taxonomy, fementation and biological properties[J]. J Antibiot, 1989, 42(4): 558-563.

[79] Megumi Miyoshi, Naoko Morisaki, Yoshiyuki Tokiwa, et al. Facile Reductive Rearrangement of Dynemicin A to Dynemicin H: the direct evidence for the *p*-phenylene diradical intermediate[J]. Tetrahedron Letters, 1991, 32(42): 6007-6010.

[80] Bell K S, Philp J C, Aw D W J, et al. Marine Drug Research[J]. Jourmal of Applied Microbiology, 2018, 85: 195-210.

[81] Briglia M, Rainey F A, Stackebrandt E, et al. Marine Drug Research[J]. Intermational Journal of Systematic Bacteriology, 1996, 46 (1): 23-30.

[82] Yoon J H, Lee J S, Shin Y K, et al. Marine Drug Research[J]. International Journal of Systematic Bacteriology, 1997, 47(3): 904-907.

[83] Yoon J H, Kang S S, Cho Y G, et al. Marine Drug Research[J]. International Journal of Systematic and Evolutionary Microbiology, 2000, 50: 2173-2180.

[84] Yoon J H, Cho Y G, Kang S S, et al. Marine Drug Research[J]. International Journal of Systematic and Evolutionary Microbiology, 2000, 50: 1193-1201.

[85] 任欣正. 植物病原细菌的分类和鉴定[M]. 北京: 农业出版社, 1994: 210-211.

[86] Rahiman H, Zarei A. Marine Drug Research Overview[J]. lranian Journal of Plant Pathology, 1998, 34 (3/4): 197-212.

[87] 郭坚华, 王玉菊, 李瑾, 任欣正. 抑菌圈-定殖力双重测定法筛选青枯病生防细菌[J]. 植物病理学报, 1996(01): 51-56.

[88] Temmerman W, Vereecke D, Dreesen R, el al. Marine Drug Research Overview[J]. Journal of bacteriology, 2000, 5832-5840.

[89] Eason J R, Jameson P E, Bannister P. Marine Drug Research Overview[J]. Pant Pathology, 1995, 44(1): 141-147.

[90] Fason J R, Mbrris R O. Marine Drug Research Overview[J]. Jameson P E Pant Pathology, 1996, 45(2): 323-331.

[91] Crespi M, Vereecke D. Marine Drug Research Overview[J]. Journal of Bacteriology, 1994, 176(9): 2492-2507.

[92] Stange R R J R, Jeffares D, Young C, et al. Marine Drug Research Overview[J]. Plant Pathology, 1996, 45(3): 407-417.

# 第六章　海洋矿物

## 一、珍珠

### 【来源】

在两亿年前，地球上就已经有了珍珠（图 6-1）。珍珠是一种有机宝石，早在大禹时代，就将南海"玑珠大贝"作为贡品。珍珠别名为真珠、蚌珠、真珠子等，具有安神定惊、清肝明目、解毒生肌等功效，主要用于目赤翳障、口舌生疮、咽喉溃腐、心烦失眠、惊风癫痫、惊悸怔忡等的治疗。珍珠具有抗疲劳、提高机体抵抗力、抗炎、抗衰老、延年益寿等作用。《本草纲目》记载："凡入药，不用首饰及见尸气者，以人乳浸三日煮过，捣研。一法以绢袋盛入豆腐腹中煮一炷香，云不伤珠也。"珍珠的成分以碳酸钙为主，含有丙氨酸（alanine）、天冬氨酸（aspartic acid）、亮氨酸（leucine）、碳酸镁、氧化硅、氧化铝、铝、铜、铁、镁、锰、钠、锌、硅、钛等。

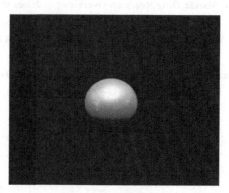

图 6-1　珍珠标本

### 【药理作用】

（1）抗疲劳、提高机体抵抗力　从民间寻访及大量临床跟踪中得出珍珠具有壮阳、抗衰老、抗辐射等作用。药理药效实验结果表明，珍珠对果蝇从成虫早期开始给药能明显延长其平均寿命和最高寿命；能延长小鼠的游泳时间，有一定的抗疲劳作用；能明显增加去势大鼠包皮腺精液囊—前列腺的重量，表明有雄激素样作用；对辐射引起的小鼠造血功能损伤有一定的保护作用，能提高致死量辐射损伤小鼠的存活率和平均存活时间。观察了珍珠对大鼠多项免疫指标的影响，结果表明，珍珠能增强外周血中性白细胞的吞噬功能，提高脾脏抗体形成细胞的比值，并能提高外周 T 淋巴细胞的百分比，证实珍珠能增强机体的免疫功能。

（2）抗炎作用　通过实验发现，按最佳组合配制的珠黄乳膏（珍珠粉：蛋黄油：蜂蜜：基质 0.5∶3∶4∶50）的抗炎作用优于醋酸肤轻松软膏（$P<0.05$）。主药珍珠粉、蛋黄油具有抗炎、抗溃疡等功效，对冻伤、湿疹有效，还可用于美容。药理实验表明，由珍珠粉、苦参、柴胡等中药制成的珍参散对二甲苯所致小鼠耳肿胀、毛细血管通透性增强、大鼠棉球肉芽肿及足肿胀均有抑制作用。

（3）抗衰老、延年益寿作用　现代衰老学说认为，自由基及所诱导的脂质过氧化对细胞和机体的损伤与机体的衰老过程有关。实验表明，珍珠水解液可提高中老龄大鼠超氧化物歧化酶（SOD）活性，降低脂褐质的含量，与青年大鼠的水平相似，说明它具有一定的抗衰老作用。珍珠含多种氨基酸及锌、铁等元素，实验结果表明，珍珠末可显著延长果蝇的寿命，在果蝇年轻时及时给其服用珍珠末，可使其生命力更加旺盛；珍珠末对钴 60 照射所致的小鼠造血功能损伤有十分明显的减轻作用，提示服用珍珠末可以提高动物对不良因素的抵御能力，对寿命有益。珍珠中还含有金属离子与卟啉结合生成的络合物，即金属卟啉，一些学者强调指出，卟啉类物质对人体具有极其重要的抗衰老作用。珍珠中含有的某些元素，如锌能活化人体 SOD，从而清除易引起人体衰老的过氧化脂质；锰可以防治心血管疾病和调节神经系统，并促进人体对钙的吸收；锗具有抗肿瘤作用。

【应用】

近年的研究还表明，珍珠有明显的抗衰老、免疫促进、抗辐射及抗肿瘤等作用，具有广泛的开发应用前景。一些医学家还特别强调了珍珠作为补钙剂的重要意义，不仅可防治各种缺钙引起的疾病，如抽筋、骨质疏松、痴呆病等，而且具有美容保健的综合效果。观察珍珠钙对衰老鼠脑组织中元素含量的变化，探讨其抗衰老的机制，认为适当补充珍珠钙可降低脑组织钙离子的水平，增加 Zn/Cu 比值，从而抗衰老。除已知的七类珍珠的营养成分外，很多研究珍珠的学者还不断探索新的成分，最近又有学者发现珍珠中含有一种特殊的生命源物质——核酸，还有学者报道了珍珠中含有 B 族维生素以外的其他维生素，这些新的发现虽然还在进一步深入研究，但可以肯定，这将有利于促进珍珠的进一步开发与利用。

## 二、贝壳

【来源】

贝壳（图 6-2）的主要成分为碳酸钙（95%），还含有少量的壳质素。一般可分为 3 层，最外层为黑褐色的角质层（壳皮），薄而透明，有防止碳酸侵蚀的作用，由外套膜边缘分泌的壳质素构成；中层为棱柱层（壳层），较厚，由外套膜边缘分泌的棱柱状的方解石构成，外层和中层可扩大贝壳的面积，但不增加厚度；内层为珍珠层（底层），由外套膜整个表面分泌的叶片状霰石（文石）叠成，具有美丽的光泽，可随身体增长而加厚。方解石和霰石的主要化学成分都是 $CaCO_3$。贝壳的外层具有多条深浅颜色相间、同心环状的生长线，但它不代表年龄；它的形成是外套膜边缘因受某些原因（食物不足、季节不同、生殖期间等）的影响而不能继续分泌的结果。

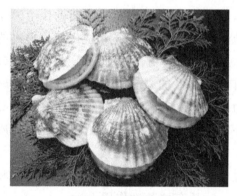

图 6-2　新鲜贝壳

【化学成分】

贝壳主要含有碳酸钙类成分及其他无机盐类成分，如磷酸盐、硫酸盐、硅酸盐等。

（1）微量元素　贝壳中含有钙、镁、铜、铁、锌、锰、钼、钴、锶、铅、铬、硒、铜、碘、汞等微量元素。其中，石决明含有极为丰富的易被人体吸收的 $SiO_2$，其含量在已知种类的矿物药材中居首位。

（2）氨基酸　贝壳中含有多种氨基酸。牡蛎壳中分离得到的贝壳硬蛋白，经水解可得天冬氨酸、甘氨酸、谷氨酸等 17 种氨基酸。

（3）其他成分　贝壳中还含有少量如多糖等其他有机质成分。煅烧后有机质被破坏，碳酸盐被分解，产生氧化钙。此外，珍珠母中还含有磷脂酰乙醇胺、半乳糖神经酰胺、羟基脂肪酸等氧化物。对三角帆蚌贝壳的珍珠层进行了鉴定，发现珍珠层中含有类胡萝卜素成分，推测其可能与贝壳的矿化及颜色有关。

石决明、珍珠母、牡蛎均为多基源贝壳类药材，临床疗效确切，应用范围较广，然而质量控制现状堪忧。《中国药典》（2005 年版）一部对此三味药的质控仅有外观性状鉴别，甚至缺少定性鉴别和含量测定。《中国药典》（2015 年版）一部中也仅对牡蛎和石决明增加了 EDTA 滴定碳酸钙含量分别不得少于 94.0% 和 93.0% 作为质控指标。然而碳酸钙并不是该类药材仅有的有效成分，用碳酸钙的含量作为评价指标，显然不能从根本上控制药材的内在质量。现将近年牡蛎、石决明、珍珠母主要成分的现代分析方法总结如下。

① 滴定法。采用 EDTA 滴定法测定闽产牡蛎壳与龙骨中钙的含量，同时也参照文献方法分析两者中铅和砷的限量。实验结果表明，闽产牡蛎壳与龙骨的含钙量基本相近，为开发利用闽产牡蛎壳替代龙骨的研究提供了一定的科学依据。采用 EDTA 滴定法测定了闽产鲍鱼壳中碳酸钙的含量。结果表明，其碳酸钙含量高达 92%。

② 电感耦合等离子体光谱法和电感耦合等离子体质谱法。采用电感耦合等离子体发射光谱法（ICP-AES）对 5 种不同产地的牡蛎进行了微量元素的含量分析，发现牡蛎在某些元素含量方面有明显差异，可能与其生长地域及环境有关。此外，在所测定的牡蛎中，均检出被认为可疑的有害元素 As、Pb、Cd，这可能与环境的污染有关。采用 ICP-AES 法测定了闽产鲍鱼壳中微量元素的含量，结果表明，微量元素的含量以 Ca、Sr、Zn、Cu、Cr、Fe 元素的含量相对较高，而与治疗高血压及心血管疾病有关的元素的含量也很高。例如锶的含量高达 0.14%，比一般植物类中药高 100 倍左右。采用电感耦合等离子体质谱（ICP-MS）法测定了贝壳类药材石决明、牡蛎和珍珠母中 17 种微量元素的含量。

③ X 射线衍射分析法。应用 X 射线衍射分析方法，对牡蛎、龙骨、白矾及其煅制品进行了 X 射线衍射指纹图谱分析及特征标记峰鉴别。结果表明，通过对三组样品进行分析鉴定，获得了三组样品的标准 X 射线衍射傅里叶（Fourier）图谱及特征标记峰值。结果表明，X 射线衍射 Fourier 谱鉴定法可用于牡蛎、龙骨、白矾及其煅制品的鉴定。用 X 射线衍射仪对，5 种不同

基源的石决明样品进行了结构的测定分析，测试结果表明，5 种鲍的贝壳成分十分相似，均存在两种类型的成分，即三方晶系 $CaCO_3$（方解石）和斜方晶系 $CaCO_3$（文石）。采用 X 射线衍射分析研究了 8 个产地 11 个批次的生牡蛎药材，以其 X 射线衍射峰的平均数和中位数作为共有模式，以最强峰进行谱峰匹配，采用相关系数法和夹角余弦法对每批样品进行整体相似度计算，相似度均达到 95%以上，表明生牡蛎的 X 射线衍射指纹图谱具有很好的专属性。

④ 分光光度法。应用分光光度法测定石决明口服液中的游离氨基酸氮的含量。在 pH=4.40 的 $CH_3COONa$-$CH_3COOH$ 缓冲溶液中，游离氨基酸氮与乙酰丙酮-甲醛试剂产生显色反应，于波长 425 nm 处测定显色产物的吸光度值，所测结果与国际标准检验方法（甲醛法）相一致。

⑤ 其他方法。采用胶束电动力学毛细管电泳，25 mmol/L $Na_2HPO_4$-$NaH_2PO_4$（pH=7.0）、40 mmol/L 十二烷基硫酸钠和 3mol/L 尿素的实验条件下，在 28 min 内实现了牡蛎中 8 种游离乙酰化氨基酸的分离和测定。对石决明中的粗蛋白分别进行酸水解、酶水解、酶-酸联水解，并测定其水解液中的总氮及氨基氮含量，结果表明，石决明粉含总氮量为 0.124%，含氨基氮为 0.094%。以邻苯二甲醛和 $\beta$-巯基乙醇为衍生化试剂，柱前衍生，ODS（$C_{18}$）柱分离，pH 5.6 乙酸盐缓冲液、甲醇二元梯度洗脱，荧光检测，在 32 min 内分离测定了珍珠母中 8 种氨基酸的含量。采用乙酸脱钙的方法提取马氏珠母贝珍珠母中的可溶性蛋白质，发现其主要成分为蛋白聚合体，氨基酸分析表明这种蛋白质富含甘氨酸、天冬氨酸、丙氨酸、谷氨酸、亮氨酸。此外，据相关报道还可采用红外光谱法和差热分析法对石决明、珍珠母、牡蛎进行主成分分析。

【药理作用】

贝壳为平肝潜阳药，临床疗效确切，应用范围较广。现将近年属于贝壳的牡蛎、石决明、珍珠母三味药的现代药理研究总结如下。研究表明，生牡蛎有较好的镇静、催眠、安神作用，低温煅制的牡蛎亦有镇静作用。用牡蛎水提液灌胃观察，发现牡蛎水提液能够延缓去卵巢大鼠脑衰老。在研究牡蛎提取物对四氧嘧啶诱发的小鼠高血糖的作用中发现，牡蛎提取物对四氧嘧啶所致小鼠血糖升高有显著的降低作用。研究牡蛎提取液对小鼠运动耐力、血液生化指标的影响，发现牡蛎提取液可消除小鼠体内的自由基，从而减轻运动后因自由基大量产生、毒性物质累积等因素而导致的运动机体组织器官损伤，延缓运动疲劳，进而增强运动耐力。石决明水提物能抑制血管紧张素转化酶（ACE）活性，具有强而持久的降压作用。

用牡蛎汤对实验性肝损伤的保护作用进行研究，发现牡蛎汤 3 个剂量组均能显著降低 $CCl_4$ 所引起的急性损伤小鼠血清 ALT、AST 含量，减轻肝细胞的损伤程度，对 $CCl_4$ 引起的小鼠急性肝损伤有保护作用。以牡蛎提取物对乙醇所致小鼠肝损伤的保护作用进行研究，发现服用牡蛎粉提取物的小鼠，肝内乙醇脱氢酶的含量较未用药物的小鼠明显增加。在经过 14 d 胃管给酒后，未用牡蛎粉提取物的小鼠肝细胞切片显示肝细胞出现脂肪变性，而用药的小鼠肝细胞切片显示未见异常改变。由于牡蛎、石决明、珍珠母主含碳酸钙是制酸物质，碳酸钙是中和胃酸的有效成分，具有中和胃酸的作用。实验结果表明，1 g 石决明粉可以中和浓度为 0.1 mmol/L 的人工胃酸 166.2～168.1 mL，用于治疗胃溃疡、胃炎等胃酸过多的患者，具有较好的效果。石决明水解液对大肠杆菌、金黄色葡萄球菌、枯草芽孢杆菌、四联小球菌、酿酒酵母和对马氏珍珠母贝提取液进行了体内外抗氧自由基研究，发现马氏珍珠母贝提取液具有清除 $O_2$ 和 $H_2O_2$ 的能力，在体外可抑制鼠肝匀浆丙二醛的生成，在人体内能显著提高 SOD 和 GSH-Px 的活性。即马氏珍珠母贝提取液具有清除活性氧的能力和提高体内抗活性氧酶活性的作用，对延缓衰老有一定作用。研究发现，石决明中药水提液可以延缓半乳糖白内障的发展，这可能与它能保持 SOD 和 GSH 及 GSH-Px 含量、减少氧化有关。牡蛎提取成分牡蛎天然活性肽（BPO），能有效抑制胃癌 BGC-823 细胞增殖活动，出现 $G_1$ 期细胞，细胞进入凋亡现象，说明 BPO 具有显著的诱导凋亡作用。牡蛎糖胺聚糖能提高机体的免疫机能，有一定的抗 I 型单纯疱疹病毒作用。此外，体外细胞学实验结果表明，水溶性的珍珠母蛋白能够有效地促进成纤维细胞、骨髓基质细胞向骨细胞分化，提高成骨样细胞的增殖速度，具体表现为成骨细胞的特异性产物碱性磷酸酶活性、Bcl-2 的分泌、I 型胶原的表达均有显著的增加，细胞的矿化结节阳性率增加。综上所述，牡蛎、石决明、珍珠母的药理作用主要有镇静、抗氧化、抗急性肝损伤、中和胃酸、调节免疫力、抑菌、降血糖、抗肿瘤等。贝壳类药材的临床应用广泛，对其主要功效的作用机制缺乏系统探讨，需要进一步深入研究。

# 三、石决明

## 【来源】

石决明（sea-ear shell）（见图 6-3、图 6-4）为杂色鲍（*Haliotis diversicolor*

Reeve）、皱纹盘鲍（*Haliotis discus* hannai Ino）、耳鲍（*Haliotis asinina* Linnaeus）、羊鲍（*Haliotis ovina* Gmelin）、白鲍（*Haliotis laevigata* Donovan）等软体动物门鲍科动物的贝壳，具有平肝潜阳、明目之功效。近年来，石决明在中医临床上的应用越来越广泛，这促使我们必须不断学习和探讨石决明的化学成分及药理活性，以便将其更好地应用到临床。

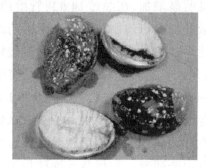
图 6-3　石决明

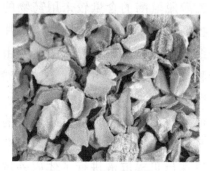
图 6-4　石决明碎块

## 【化学成分】

（1）无机盐　以碳酸钙为主要成分，采用 EDTA 法测定钙含量，含量约为 92.54%，其含钙量很高，可以利用石决明中的钙来制备各种功能的钙盐。有学者采用 X 射线衍射分析出石决明的晶体结构，石决明中 $CaCO_3$ 小部分为三方晶系方解石结构，六方晶胞 $a=0.497$ nm，$c=1.701$ nm；菱面晶胞 $a_0=0.635$ nm，$\alpha=46°02'$。大部分为正交晶型的文石结构，晶格常数为 $a=0.497$ nm，$b=0.791$ nm，$c=0.573$ nm。

（2）微量元素　石决明主要含有钙、镁、铁、锌、铜、铅等元素，有报道表明，部分石决明中也检测出了有害元素砷、铅和汞，这有可能是海洋环境遭到破坏造成的。其中，在目前的动物药材和矿物药材中，石决明含有极为丰富的且极易被人体吸收的 $SiO_2$。采用火焰原子吸收光谱仪来测定微量元素的含量。其中钙含量最高，镁含量次之，两者均为人体所必需的常量元素。锌、铜、铁、锰、铬等含量均偏高，这 5 种元素均为人体所必需的微量元素。采用等离子发射光谱法对多种石决明待测品分别测定微量元素，同时用 X 射线衍射仪进行结构分析测定。元素分析结果表明，石决明样品均含三方晶系 $CaCO_3$（方解石）和斜方晶系 $CaCO_3$（文石）两种成分。红外光谱测定结果表明，5 种样品的谱图十分相似，说明它们的主要成分相近；差热分析结果表明，5 种样品的图谱极相似，进一步确定它们的成分是一致的。

（3）氨基酸　石决明中珍珠样光泽的角质蛋白，经盐水解得 16 种氨基酸。

（4）其他成分 首次从石决明中提取出咖啡因和邻苯二甲酸二丁酯，从目前的报道来看，咖啡因主要存在于植物中。此外，鲍鱼壳中还含有少量的藻胆素。还需要特别注意，在白鲍、杂色鲍中检出了对人体有害的元素铅，铅在鲍鱼体内不易代谢，容易积累，这可能是养殖环境的污染和破坏所致。

【药理作用】

（1）降压作用 通过研究采取石决明给药对正常麻醉大鼠血压的影响及对清醒自发性高血压大鼠血压的影响来分析其降压效果，结果表明，两种实验给药后血压均迅速下降，具有明显的降压效果。停药后血压恢复正常。由此可见，杂色鲍的贝壳在中医临床上应用几千年治疗高血压引起的头昏眩晕等症是比较科学的。石决明对长期紧张引发的高血压效果更佳。

（2）抗菌作用 石决明提取物对金黄色葡萄球菌、枯草芽孢杆菌、大肠杆菌、四联小球菌、卡氏酵母和酿酒酵母有显著的抑菌作用。运用平皿挖洞灌药法及对铜绿假单胞菌最低抑菌浓度的测定法研究其抗菌作用。前者的结果表明，石决明对铜绿假单胞菌的抑菌作用较强，对金黄色葡萄球菌、大肠杆菌等其他细菌的抑菌作用不明显。后者的结果表明，石决明对铜绿假单胞菌具有抑菌作用，并得到最小的抑菌浓度（MIC）为 1.25 mg/mL。上述实验初步证明了石决明具有降压作用，并对铜绿假单胞菌具有明显的抑菌作用。此结论为从现代药理角度认识石决明的降压、抑菌功效提供了依据。

（3）抗氧化 研究石决明退障丸对白内障大鼠脂质过氧化的影响。通过建立白内障大鼠模型，观察决明退障丸治疗和预防组模型对晶状体的氧化损伤作用，结果用药后决明退障丸预防和治疗组晶状体浑浊程度均降低，说明决明退障丸可以有效地预防和治疗白内障。并且在预实验中观察到低、中、高剂量的决明退障丸均可使造模大鼠晶状体浑浊程度减轻，高剂量组作用最强。这为深入探讨老年性白内障的发病机理提供了客观实验依据，也为进一步完善配方、筛选有效中药提供了科学实验方法。

（4）对离子通道的影响 由于石决明的主要成分是碳酸钙，故能影响血清钙离子浓度及钙通道。用天麻钩藤饮去石决明及石决明水煎液给高血压大鼠模型灌胃，分别测定给药前与给药后的血清钙浓度。结果发现给天麻钩藤饮 4 周后大鼠血清中钙离子浓度无变化，石决明组的血清游离钙浓度有所降低，这说明石决明中的钙离子对离子通道有一定的影响。

（5）中和胃酸 石决明的主要成分含碳酸钙，其是中和胃酸的有效成分，可以减少胃酸的含量。通过实验证明 1 g 石决明粉能够中和浓度为 0.1 mmol/L 的人工胃酸 166～168 mL，此实验结果表明，石决明提取物对于治疗胃溃疡、胃炎等胃酸过多的患者，具有显著的效果。

【应用】

（1）治疗角膜炎　角膜炎在临床上较为常见，论其原因，总以实证、热证者居多。眼科临床上中西医结合，用石决明散与眼药水同用点眼治疗角膜炎，有较好的治疗效果。

（2）防治白内障　老年性白内障的发生与缺乏锌、硒等微量元素紧密相关。石决明提取物中含有人体必需的微量元素，其中锌是维持晶状体内糖代谢过程中酶系不可缺少的微量元素，并能抑制膜过氧化作用。研究表明，决明退障丸可以有效地阻止和延缓硒性白内障晶状体组织浑浊变性的发生和发展，预防和治疗白内障。

## 参 考 文 献

[1] 王芙蓉，谢中国. 酶-酸水解法制备水溶性珍珠粉的研究[J]. 食品工业，2016, 37(01): 59-62.

[2] 沈链链，钟义红，李世芬，等. 珍珠粉的食用安全性毒理学评价[J]. 包头医学院学报，2013, 29(05): 21-24.

[3] 张轩，胡超，闫妍，等. 珍珠粉的近红外光谱定性鉴别方法[J]. 中成药，2014, 36(09): 1912-1915.

[4] 曾跃武，吕光烈，廖杰，阮华君. 珍珠粉与蚌壳粉的鉴别[J]. 材料科学与工程学报，2012, 30(06): 937-939.

[5] 夏静芬，钱国英，陈亮，李彩艳. 珍珠粉和贝壳粉的化学成分和结构特征分析[J]. 化学研究与应用，2010, 22(11): 1467-1471.

[6] 李芝娟，陈晔，梁卫. 珍珠粉/复方氯雷酊复合面膜治疗寻常痤疮的效果[J]. 当代护士(中旬刊)，2016(01): 122-124.

[7] 杨品红，王晓艳，李梦军，等. 制备方法对水溶性珍珠粉质量的影响[J]. 食品与机械，2014, 30(06): 165-168.

[8] 王照旗，韩学凯，白志毅，李家乐. 三角帆蚌紫色选育系 1 龄阶段内壳色及生长性状的遗传参数估计[J]. 水产学报. 2014, 38(05): 644-650.

[9] 隋欣，吴海铭，王宝辉，姜伟. ICP-AES 应用进展及展望[J]. 牡丹江师范学院学报(自然科学版). 2014(01): 25-27.

[10] 张根芳，叶容晖，方爱萍. 珍珠颜色和贝壳珍珠层颜色研究进展[J]. 动物学杂志. 2014, 49(01): 137-144.

[11] 侯巍巍，白金泉，吴翠敏. 卟啉及金属卟啉化合物的应用研究新进展[J]. 广东化工. 2014, 41(02): 44-45.

[12] 刘娟花，马孝甜，苗东亮，等. 珍珠致色因素研究概况[J]. 江苏农业科学. 2011(01): 289-292.

[13] 刘爽，肖云峰，李文妍. 石决明药理作用研究[J]. 北方药学. 2011, 8(11): 21+12.

# 第七章  海洋毒素

　　海洋是生命的发源地，从海洋中出现最原始的生命开始，到现在已有40多亿年的历史，海洋在几十亿年的演化过程中孕育了丰富多彩的生物世界，成为资源最丰富、保存最完整、最具有新药开发潜力的新领域。海洋约占地球表面积的71.2%，达3.6亿平方千米，生物总种类达30多门50余万种，生物总量占地球总生物量的87%。海洋特殊生态环境中的生物资源已成为拓展天然药用资源的新空间，海洋生理活性物质成为新药研究开发的活跃领域，其中海洋毒素以其新颖的化学结构和独特的生理活性，成为21世纪研究与开发海洋生物资源的一个重要组成部分，也成为研究生命科学的重要工具。

　　海洋毒素在陆生动物中极为罕见，绝大部分仅为海洋生物所特有。海洋毒素对受体作用有高选择性和高亲和性，它们通常特异地作用于神经和肌肉，可兴奋细胞膜的关键靶位，如神经受体或离子通道，从而影响与受体有关的一系列细胞调控活动，具有广泛的神经系统活性、心血管系统活性和细胞毒活性。一方面，可为神经生理学研究鉴定受体及其细胞调控分子机理提供丰富的工具药，如特异作用于 $K^+$、$Na^+$ 和 $Ca^{2+}$ 通道的生物活性物质大部分来自海洋毒素，包括河豚毒素、石房蛤毒素、西加毒素等；另一方面，对攻克人类面临的重大疑难疾病特别是癌症和心血管等疾病具有重要意义，如有的海洋毒素直接开发为天然药物，有的可作为先导化合物用于新药研发。目前已发现一些海洋毒素具有显著的抗肿瘤、抗病毒活性，许多海洋毒素具有钙离子通道调控作用，已成为寻找防治心血管疾病药物的重要来源。海洋毒素无色无味，人类吃了海洋毒素污染的海鲜会引起食物中毒，鱼类吃了含有海洋毒素的微藻也会引起大批鱼类死亡，因此，近年来海洋毒素越来越引起科学界的重视，海洋毒素不仅影响了人类的健康，对于渔业生产、环境保护和海洋旅游均产生不良影响。海洋毒素属于非蛋白类的低分子化合物，它们的结构特征、物理性质和作用机理均有很大的不同，通常根据中毒症状不同，把海洋毒素分为腹泻性贝毒、麻痹性贝毒、神经性贝毒、记忆缺失性贝毒等。

但也有些海洋毒素很难根据中毒特征分类，而是根据最初分离得到它们的来源进行分类，如河豚毒素、西加毒素等。

## 一、河豚毒素

**【来源】**

海产品味道鲜美，而且营养价值高，一直受到人们的青睐，其中享有"鱼中之王"的河豚更是受到人们的追捧；但河豚的某些器官，例如卵巢、血液、鱼皮等都含有剧毒的河豚毒素。河豚毒素是一种通俗的说法，其学名为河鲀毒素（TTX），是鲀鱼类（俗称河豚）及其他生物体内含有的一种生物碱，也是自然界中所发现的毒性最大的神经毒素之一，曾一度被认为是自然界中毒性最强的非蛋白类毒素。TTX 的毒性比氰化物高 1250 多倍，0.5 mg 即可致人丧命。TTX 对肠道有局部刺激作用，吸收后会迅速作用于人的神经末梢及神经中枢，并可高选择性和高亲和性地阻断神经兴奋膜上的钠离子通道，阻碍神经传导，从而引起神经麻痹甚至死亡。TTX 是起源于生物体本身还是其寄生物尚有争议，因为河豚毒素及类似物不仅存在于各种鲀科鱼类中，还广泛分布于各种高等、低等生物中。其他含有河豚毒素的生物有一个共同点，即其体内含有多种能分泌毒素及其类似物的细菌，这些生物体内毒素的积累和分布因季节和部位不同而存在差异。

**【化学成分】**

分子式 $C_{11}H_{17}N_3O_8$，分子量为 319，无色棱柱状晶体。对热不稳定。难溶于水，可溶于弱酸的水溶液。TTX 是发现最早的小分子的海洋毒素，毒性极大。河豚毒素怕碱，在碱性水溶液中，其结构迅速遭到破坏，毒性很快就会消失。将河豚毒素加热到 200℃，它就会变黑，但不分解，超过 220℃炭化，其毒性很快就会消失。河豚毒素不溶于水，因此，在生产过程中可以用纯水洗去其中的杂质。但是，若从河豚内脏中提取河豚毒素，则又必须通过水来浸泡。只要浸泡 1 h，河豚毒素就能从内脏中流到水里。根据这个原理，人们应该将"拼死吃河豚"改为"拼洗吃河豚"。

最初是在 1909 年把河豚鱼卵的神经毒性成分命名为河豚毒素（tetrodotoxin，TTX，1），1964 年才确定 TTX 的结构是一种复杂的笼形原酸酯类生物碱，分子中几乎所有的碳原子均有不对称取代，河豚毒素结构新颖，是自然界中发现的结构最奇特的分子之一。1972 年，名古屋大学岸羲人完成了其全合成；2003 年，名古屋大学矶部焌首次完成了河豚毒素的不对称全合成。TTX 在有机溶剂和水中都不溶解，仅溶于乙酸等酸性溶剂，并且在碱性和强酸性溶剂中不稳定，在溶液中以两种平衡体的形式存在（**1a，1b**）。TTX 可来源于多种海洋动物甚至陆生动物，近年从含有河豚毒素的珊藻、毒蟹、河豚、毛颚动物等的体内和体表分离出的一些细菌、放线菌中检测出河豚毒素和相类似物，推测河豚毒素最初合成于含毒生物体内共生的微生物，并可能与食物链有关。从日本蝾螈中分离出 TTX 的衍生物 4-epi-TTX、6-epi-TTX、11-deoxy-TTX 和 11-deoxy-4-epi-TTX 等。TTX 的毒性极大，$LD_{50}$ 为 8.7 μg/kg，是氰化物的 1000 倍。其局部麻醉作用是普鲁卡因的 4000 倍，可用作某些癌症后期的缓解药。TTX 在极低的浓度就能选择性地抑制 $Na^+$ 通过神经细胞膜，但却允许 $K^+$ 的通过，是神经生物学和药理学研究极为有用的标准工具药，临床上用于治疗各种神经肌肉痛、创伤及癌痛、肠胃及破伤风痉挛等，也用于局部麻醉及治疗神经性汉森（Hansen）型疾病等。

**【临床表现】**

潜伏期短，一般为 30 min～3 h，病程发展迅速。中毒者首诉局部皮肤"麻或刺痛感"，以后延及手指及脚趾，再到四肢的其他部位，麻感逐渐加重。有些患者诉说身体好像有"漂浮"感。

（1）神经系统 口唇、舌尖麻木，舌和喉咙苍白，并且有蚁走和辛辣感，继则全身麻木，肌肉颤搐，共济失调，四肢无力瘫痪，最后进入广泛的肌肉麻痹：咽和喉最先麻痹，导致失声和吞咽困难，进而语言能力丧失，最后眼球固定，且常伴以惊厥。从发病到死亡，整个过程患者始终神志清楚、敏锐，但也有部分患者呈昏迷状态。其原理是，河豚毒素选择性地阻断钠离子透过神经细胞膜，从而阻断了神经系统的兴奋传导，使机体发生神经性麻痹，因而出现呼吸麻痹、血压下降，由于呼吸中枢深度麻痹而窒息死亡。

（2）消化系统 症状出现早，主要表现为恶心、呕吐、腹泻和上腹部痛。严重者可出现稀水样大便、血便等症状。

（3）呼吸系统 初始为呼吸窘迫、呼吸频率增高、鼻孔搐动，以及呼吸浅表。以后，呼吸窘迫变得非常明显，并出现嘴唇、四肢和身体发绀，最后，呼吸肌进行性上行麻痹，成为死亡的主要原因之一。

（4）循环系统 心前区疼痛，脉率加速、细弱，出现多种心律失常，血压下降，最终导致循环衰竭。

（5）视觉系统 开始瞳孔收缩，以后散大，随着症状加重，眼球固定，瞳孔和角膜反射丧失。

据日本统计资料表明，河豚中毒，死亡率为 60%，且死亡多发生在中毒后 6～24 h 内，若能存活 24 h 以上，则预后良好。

【药理作用】

河豚的种类很多。体长的河豚毒性相对高些，其组织器官的毒性强弱也有差异。河豚毒素从大到小依次排列的顺序为：卵巢、肝脏、脾脏、血筋、鳃、皮、精巢。冬春季节是河豚的产卵季节。此时河豚的肉味最鲜美，但是毒素也最高。随着科学的进步，令人恐惧的河豚毒素已步入了药学殿堂，并且在治疗人类疾病方面发挥着越来越重要的作用。河豚毒素在医疗上可以用于治疗癌症。河豚毒素可以用于镇痛，对癌症疼痛、外科手术后的疼痛、内科胃溃疡引起的疼痛，河豚毒素制剂均有良好的止痛作用。使用河豚毒素的好处是用量极少（只需 3 μg），止痛时间长，又没有成瘾性。特别是穴位注射，作用快、效果明显，可以作为成瘾性镇痛药吗啡和杜冷丁的良好替代品。河豚毒素还有止喘、镇痉、止痒作用，可用于治疗哮喘、百日咳，对治疗胃肠道痉挛和破伤风痉挛有特效。河豚毒素对细菌有强烈的杀伤作用，从河豚卵巢提取的毒素，对痢疾杆菌、伤寒杆菌、葡萄球菌、链球菌、霍乱弧菌均有抑制作用，而且可以防治流感。目前，在国际市场上，河豚毒素结晶每克已经高达 17 万美元。现在，已经可以人工合成河豚毒素了。

① 用作镇痛剂、麻醉剂，对于神经痛、肌肉和关节创伤产生的疼痛、晚期癌痛有显著的镇痛作用，且没有成瘾性。临床上，河豚毒素针剂可代替吗啡、杜冷丁、阿托品和南美筒箭毒，用于治疗神经痛，起效较吗啡慢，但镇痛时间可达 12～20 h。用于局部麻痹要比一般局部麻经强上万倍，比普鲁卡因强 16 万倍，比狄布卡因（dibuccaine）强 1 万倍。

② 用作瘙痒镇静剂，针对皮肤瘙痒症可以止痒而促其痊愈。

③ 用于呼吸镇静剂，治气喘和百日咳。

④ 用于镇痉剂，治疗松弛肌肉痉挛、胃痉挛和破伤风痉挛等病的特效药。

⑤ 由于河豚毒素具有充血作用，对阳痿和妇女阴冷也有效。

⑥ 具有尿意镇静作用，对遗尿症有良效。

⑦ 这种毒素还是生化试剂和皮肤防皱剂。

【提取工艺】

河豚毒素的提取工艺十分复杂。据有关资料介绍，每 100 kg 河豚卵只能提取 1 g 粗品，而将粗品纯化成精品，其损耗率将是 50%。由于河豚毒素得率低微，故全球每年的河豚毒素产量很少，有不少报道说每年只产 25 g。

（1）工艺流程 河豚卵巢→水提取→除蛋白质→离子交换→脱色→活性炭吸附→浓缩→精制→结晶。

（2）操作要点

① 原料。取新鲜河豚卵巢，如不及时使用可保存在福尔马林溶液中，卵巢需磨碎才能加工。

② 提取。碎卵巢加水浸泡 4 天，过滤后，再加水泡 1 天。反复 3 次，3 次滤液合并，浸泡时需在 0～5℃低温下进行。

③ 除蛋白质。滤液中有许多水溶性蛋白质需去除，可用加热法处理。将滤液加热至沸，并维持 10 min，使蛋白质产生热变性析出滤去，取滤液。

④ 离子交换。要提纯毒素，需用离子交换方法将一些杂质去除，河豚毒素带正离子，所以可用弱酸性阳离子交换树脂进行交换，当树脂交换饱和后（用小白鼠跟踪进行毒性测定），停止上柱，分别用水及 10%乙酸洗脱交换柱，并分别收集洗脱液。

⑤ 脱色。洗脱液的毒性已很强，但色泽较深，需脱色处理。用乙酸调节洗脱液的 pH 至 4～6，加 3%活性炭，加热至 80℃，然后过滤，得无色澄清滤液。

⑥ 吸附。为了得到更纯的毒素，需进一步提纯。用硬脂酸减活处理后的活性炭柱将毒液吸附（滤液需用 8%氨水调节 pH 至 9），吸附饱和后再用含 0.5%乙酸的 20%乙醇溶液洗脱，洗脱至最后的洗脱液无毒为止，收集洗脱液。

⑦ 浓缩。洗脱液于 70℃以下减压浓缩，蒸发去除水分和乙醇，此时液体呈淡黄色油状。

⑧ 粗品。用 5%乙酸溶液，再用 8%氨水调节 pH 至 9，并放置在低温处 24 h，析出的白色固体即为河豚毒素粗品。

⑨ 结晶。如想继续提取精品结晶，则将上道工序反复进行溶解、沉淀，几次后再将析出的沉淀加等量苦味酸混合，加入少量水加热溶解、过滤，低温析出结晶，此工序也要反复 3～4 次，才能得到较纯的结晶状河豚毒苦味酸盐，将此产品加热水溶解，并滴入 10%氨水调节 pH 至 9，冷却、结晶、洗涤，再加 10%乙酸溶解，用氨水调 pH，直至结晶析出。最后将晶体干燥，得到纯品。

随着科学技术的发展，食品安全快速检测的方法也多种多样，目前国内外有关食品安全快速检测的方法主要有生物传感器、免疫检测技术、化学传感器、比色传感器以及纳米技术等。河豚毒素的检测方法包括小鼠检测法、色谱法、荧光分析法和免疫法等。生物检测法存在耗时且精密度低的缺点。

【应用】

尽管 TTX 及其类似物作为防御性化学武器广泛分布于海生动物和两栖动物中，但对它们的生物合成途径还知之甚少。很多细菌可以合成 TTX 及其类似物，但为什么要合成这些毒素，为什么 TTX 集中分布于河豚的卵巢部位，目前还没有得出肯定的结论。

加拿大科学家却利用河豚毒素研制出一种能止痛的新型药物。这种新型特效止痛药能够有效地缓解癌症病人的疼痛。目前这个课题已经做完 I 期和 II 期的临床试验。在临床试验中，医生每天给病人注射两次这种药剂，一次几微克，连续注射 4 d。当用药进入第 3 天后，患者的疼痛开始减轻。结果，有将近 70% 的病人的病痛得到缓解。研究人员还发现，最后一次注射停止后，止痛效果仍可延续。在一些病例中，止痛效果甚至可以延续 15 d。加拿大多伦多大学药理学教授爱德华·赛勒斯说，这种药物可以阻断发向大脑的有关疼痛的神经信号，其止痛效果比吗啡强 3000 倍。

1909 年，Mebs 首次报道了河豚毒素提取工艺，其纯度只有 0.2%，20 世纪 50 年代，横尾等又相继报道了改进工艺，我国直到 20 世纪 80 年代才由河北省水产研究所与中国人民解放军药物化学研究所共同合作提取成功，河豚毒素于 1982 年 1 月 9 日通过鉴定，打破了日本在这方面的技术垄断。粗品的提取方法大同小异：使用水浸泡、酸提取，盐沉淀除杂质，再用氨水沉淀，得到河豚毒素粗品。随着科技的发展和技术的更新，河豚毒素的纯化工艺有很大改进，在提取得到的粗品的基础上采用氧化铝柱色谱分离进行纯化，随后又改进为活性炭柱色谱分离纯化等方法。研究采用大孔树脂 D201 和离子交换树脂 IRC286 进行吸附，用去离子水将杂质洗掉，再用酸将河豚毒素洗脱下来，采用高效液相色谱制备得到高纯度的河豚毒素，纯度为 99.5%，粗品精制得率为 81.1%，将河豚毒素的纯化工艺又提高了一个层次。目前的提取纯化工艺成熟，在提高产率的同时，又能获得高纯度的河豚毒素，确保了河豚毒素原料的生产。国内的研究检测方法主要是在国外的研究基础上进行的，并没有太大的改进。以前的研究检测方法足以确保河豚毒素药品的质量检测，很少有报道研究河豚毒素有关物质的方法，所以还应对其有关物质的检测方法做研究，确保河豚毒素药品质量和用药安全。

## 二、石房蛤毒素

### 【来源】

石房蛤毒素（saxitoxin，STX）又称蛤蚌毒素、岩藻毒素。石房蛤是一种属软体动物的贝类生物。当贝类吞食了含有神经毒素的涡鞭毛藻类，如链状膝沟藻（*Gonyaulax catanella*）、小丽腰鞭虫（*G. calenella*）、塔玛琳膝沟藻（*Gonyaulax tamalrensis*）等，人再食用此类贝类而中毒。STX 是自然界海洋中涡鞭毛藻、亚历山大藻、裸甲藻、蓝藻、鱼腥藻和束丝藻属植物所含有的神经性毒素。石房蛤毒素中毒是通过摄食污染后的贝类（通常通过被有毒赤潮污染的贝类）引起人类发生中毒现象。石房蛤毒素作用于电压门控的神经细胞钠离子通道，防止正常细胞功能，并导致瘫痪。石房蛤毒素被海洋微生物进行降解，会产生一系列具有石房蛤毒素结构的神经毒素，广泛存在于贝类（如贻贝、蛤、扇贝等）中，长期的毒素堆积往往会导致商业和休闲捕捞贝类关闭。石房蛤毒素亦称贝类毒素，因中毒后产生麻痹性中毒效应，又称麻痹性贝毒。它是海洋生物中毒性最强烈的麻痹性毒素之一，作为潜在的化学生物战剂，长期以来为国外军事研究单位所高度重视，是主要的研究对象之一。

### 【化学成分】

海洋中约有 27000 种藻类，其中约有 0.2%能产生毒素。STX 是从阿拉斯加石房蛤和加州贻贝中提取的毒素，故亦称为石房蛤毒素或贻贝毒素。后来又从膝沟藻（*Gonyaulax catenella*）中分离出 STX、新海藻毒素（ncosaxitoxin，ncoSTX）及膝内藻毒素（gonyautoxin）。现已证实 STX 是赤潮的主要毒素。1977 年合成了 STX 消旋体。STX 是被首先确定的贝类神经麻痹中毒（PSP）成分，是在美国阿拉斯加的大石房蛤中发现的浓度最高的一类 PSP 毒素。STX 是四氢嘌呤的衍生物，是一种白色、吸湿性很强的固体，溶于水，微溶于甲醇和乙醇。石房蛤毒素的分子式为 $C_{10}H_{17}N_7O_4$，分子量为 299，具有两个碱基。分子式中氮和氧的原子总数超过碳原子数，7 个氮原子中有 6 个以胍基（2 个）形式存在。该不被人的消化酶破坏，遇热稳定，在酸性溶液中很稳定，它可以保存在稀盐酸中数年而不失活性，只有当在高浓度酸溶液（如 7.5 mol/L HCl）100℃时才发生氨甲酰酯的水解；然而在碱性条件下极不稳定，可发生氧化反应，毒性消失。

**【临床表现】**

中毒症状发生很突然，一般口服后 30 min～3 h 出现症状，其他途径中毒则快得多。

早期出现唇、舌、指尖、面部麻木感，间或有刺痛。进而颈部和四肢末端麻痹，直至随意肌共济失调，步态不稳。全身肌肉松弛麻痹，呼吸困难，依中毒剂量不同，一般在中毒后 2～12 h 内因呼吸肌麻痹呼吸中枢衰竭而死亡，死亡时多数患者意识清楚。一般 24 h 后仍存活的患者愈后良好，不留后遗症。

救治时无特效解毒药。采用对症治疗和支持疗法。如就医及时，皮下注射盐酸阿扑吗啡 5 mg 引吐，或洗胃后灌入 2% 碳酸氢钠 1 L。静脉注射 5% $NH_4Cl$ 利尿。患者必须 24 h 监护，一旦发现呼吸困难，立即实行人工呼吸，及时供氧。用拟胆碱药新斯的明有助于恢复肌力、恢复呼吸；用肾上腺素和麻黄素等对抗休克。勿服含酒精的饮料和药物，以免病情加剧。有人建议勿使用镁制剂（如硫酸镁导泻），因高血镁有抑制神经传导的作用。

**【药理作用】**

石房蛤毒素主要作用于突触前膜，与膜表面毒素受体结合，阻断突触后膜的钠离子通道，产生持续性去极化作用，特异性地干扰神经肌肉的传导过程，使随意肌松弛麻痹，导致一系列的中毒症状，特别是呼吸肌麻痹是致死的主要原因。石房蛤毒素在很低的浓度下（7 mol/L）即可阻断钠离子通道，而对钾离子通道则毫无影响。该毒素不影响突触前神经末梢传导介质的释放。据报道，石房蛤毒素对胆碱酯酶有抑制作用。河豚毒素与海藻毒素是典型的钠离子通道阻滞剂。临床表现类似箭毒作用，但箭毒抗毒药物对其无作用。

石房蛤毒素属于胍类毒素，其活性部位为 7、8、9 位的胍基，与可兴奋细胞膜上的电压门控钠离子通道位点 1 的氨基酸残基高亲和，通过选择性阻断钠离子内流，阻碍动作电位的形成而起抑制作用。由于神经钠离子通道、脑钠离子通道、心钠离子通道、骨骼肌钠离子通道等各种钠离子通道存在差别，STX 7、8、9 位的胍基与钠离子通道氨基酸残基的结合也有所不同，但都是与更靠近钠离子通道外口的氨基酸残基结合。在成年兔骨骼肌钠离子通道中，STX 通过 7、8、9 位的胍基与通道上的 Asp400 和 Glu755 高亲和；此外，STX 的 C-12 位的羟基（作为水合酮）和氨甲酰基侧链官能团对通道阻断也起一定作用，但不是关键性作用；STX 1、2、3 位的胍基与通道上的 Asp1532 亲和，也增加了其对钠离子通道的阻断作用；而 neoSTX 在 N-1 位比 STX 多了一个羟基，该羟基能够与 ASP400 和 Tyr401 作用，可与 Tyr401 形成氢键，因此比 STX 有更高的亲和力。通过研究龙虾巨轴突、枪乌贼巨轴突和脊蛙郎飞氏结，发现 PSP 毒素能够抑制去极化刺激产生的膜瞬时钠离子传导。PSP 毒素各衍生物对膜的作用机理相似，均以剂量依赖型方式阻断钠离子内流，而对静息膜电位或钾离子通道无作用。

石房蛤毒素大量分散使空气染毒的方法尚未解决，不过空气染毒的浓度还不至于引起呼吸道中毒。因此，目前主要作为破坏性毒剂使用，如作为小型武器的污染剂。石房蛤毒素是毒性很高、分子量很小的麻痹性神经毒素。其毒性远远超过了神经性毒剂。小鼠 $LD_{50}$ 静脉为 10 μg/kg，经口为 382 μg/kg，家兔静脉为 3～4 μg/kg。推算人的口服致死量是 1.0～5.0 mg/人，$LD_{50}$ 为 10～20 μg/kg，吸入中毒的 $LC_{50}$ 为 1～5 mg/L。

【提取工艺】

1957 年首先从加州贻贝中分离提纯 STX。国内对于贝类的研究工作较迟，林燕堂、邱德全等分别对大鹏湾海域、广东沿海麻痹性贝毒及海南三亚海区的腹泻性贝毒有过研究报道。

蛤的毒素含量远较贻贝低，但有毒蛤因为有大量供应并且比贻贝易得，是毒素的主要来源。在蛤中大约有 2/3 的毒素存在于呼吸器官，待蛤的呼吸器官中的毒素含量为 5000～10000 Mu/100 g 或更多一点（Mu 是小白鼠单位，用 1.0 mL 含有毒素的水溶液注射到小白鼠的腹腔，一只体重 20 g 的小白鼠如在 10 min 后死亡称为 1 Mu）时才收集。但贻贝的肝或消化腺的毒素要在含有 0.5 Mu/mg 或多一点时才收集。将蛤的呼吸器管装成罐头，冷冻直至可用酸性乙醇水磨碎，贻贝的消化腺也可以用酸性乙醇水磨碎，在这种条件下操作，毒素在长时间内稳定。对 272.16 kg 蛤的呼吸器官进行纯化可得 $27 \times 10^6$ Mu/600 L 溶液，大多数酸性或中性杂质可以被 Amberlite IRC-50（羧酸钠型的离子交换树脂）除去，留在树脂上的大部分钠离子可用 pH 为 4 的 1.0 mol/L 乙酸冲洗，这一步常常有 5%的损失。用 0.5 mol/L 乙酸冲洗，可得 90%以上的毒素，其毒性为 100～500 Mu/mg，经过一次 Amberlite IRC-50 纯化，可得 2500 Mu/mg 或多一点的毒素，然后用 $Al_3O_2$ 柱色谱分离、纯化，得 5000 Mu/mg 的毒素，最后纯化可回收 15%～30%的毒素，如果把较不纯的部分再进行纯化，回收率可增至 50%。

【应用】

石房蛤毒素在赤潮检测、分子生物学与神经生物学研究中都有应用，尤其是在医学方面有广泛的应用。石房蛤毒素具有较强的降压作用，2.0～

3.0 μg/kg 可降低狗和猫正常动脉血压的 2/3，剂量大于 1.5 μg/kg 时可能阻滞血管神经而减小外周阻力；剂量小于 1.5 μg/kg 时则直接弛缓血管肌肉而达到降压的目的。石房蛤毒素有较强的局麻作用，比普鲁卡因强 10 万倍。石房蛤毒素长期以来为军事实验室所应用。据称，它不能与用于大量分布的神经毒剂相比，但作为一种毒弹装备较为有价值。用来福枪射出石房蛤毒素到人体，仅感觉与蚊子咬痛相仿，但不到 15 min 即死亡，比细菌毒素引起死亡的时间短很多。石房蛤毒素是一种快速毒素，中毒后症状在 0.25～4.00 h 发作，石房蛤毒素是强烈的胆碱酯酶抑制剂，对中枢和外神经均有强烈的作用；它对中枢的作用主要是对心血管和呼吸中枢的作用，它能妨碍离子的通透，从而扰乱神经肌肉的传导。

通过对 STX 的检测方法和毒性的研究可以看出，石房蛤毒素可以作为新型药物应用在医药和农业方面。根据其有关的结构和作用机理方面的研究，石房蛤毒素的结构属于氨基甲酸酯类化合物，与农药中的氨基甲酸酯类杀虫剂的结构相似；从作用机理看，它和拟除虫菊酯类杀虫剂的作用机理相似，所以设想可以根据其化学结构与构效的关系寻找一种高效、低毒、低残留、高选择性且害虫不容易产生耐药性的新农药。

## 三、扇贝毒素

### 【来源】

扇贝毒素（pectenotoxins，PTXs）是由海洋甲藻中的鳍藻属（*Dinophysis* spp.）的几个种产生的毒素，1984 年首次从日本陆奥（Mutsu）湾的养殖扇贝日本虾夷扇贝（*Patino- pecten yessoensis*）的消化腺中发现鉴定，具有很高的小鼠腹腔注射致死毒性（小鼠致死剂量实验数据存在冲突，因此无法给出结论性数值）。自从被发现以来，其所发现的地理区域不断扩大，我国亦有发现。已报道发现的 PTXs 来源生物为鳍藻属的 *Dinophysis acuta*、*D. fortii*、*D. acuminata*、*D. caudata*、*D. norvegica*、*D. norgevica*、*D. rotundata*、*D. infundibulus* 和 *D. sacculus* 几种。PTX-2 是在鳍藻中发现的最主要的 PTXs 类毒素组分。鳍藻难以在实验室培养，以及标准毒素的匮乏是限制深入研究的最大困难。

截止到 2011 年，已报道在微藻或贝类中发现 PTXs 的国家有澳大利亚、意大利、日本、新西兰、挪威、葡萄牙和西班牙、克罗地亚、爱尔兰、法国、智利、加拿大等。在我国近海海域已报道发现的鳍藻有 16 种：渐尖鳍藻（*D.*

*acuminata*)、倒卵形鳍藻（弗氏鳍藻）(*D. fortii*)、具尾鳍藻（*D. caudata*)、锐角鳍藻（急尖鳍藻）(*D. acuta*)、勇士鳍藻（叉形鳍藻，具叉鳍藻）(*D. miles*)、圆形鳍藻（*D. rotundata*)、三角鳍藻（*D. tripos*)、帽状鳍藻（*D. mitra*)、楔型鳍藻（*D. cuneus*）以及 *D. acutoides*、*D. apicatum*、*D. hastata*、*D. homunculus*、*D. porodictyum*、*D. schuttii*、*D. rudgei*。其中已报道能产生 PTXs 毒素的鳍藻有 5 种。在胶州湾海域发现产毒藻渐尖鳍藻（*Dinophysis acuminata*)；1998 年，在渤海湾发现倒卵形鳍藻（*Dinophysis fortii*)；1997～1998 年，广东沿海发生的多次赤潮中，具尾鳍藻（*Dinophysis caudata*）以优势赤潮藻类存在；在广东近岸海域能产生这类毒素的毒藻有渐尖鳍藻（*D. acuminata*)、倒卵形鳍藻（*D. fortii*)。

## 【化学成分】

扇贝毒素（PTXs）是一类具有大环内酯结构的环多醚化合物。PTX-1～PTX-7 和 PTX-10 最初都是从日本扇贝中发现的。PTX-1 是 1984 年首次从日本养殖虾夷扇贝（*Patinopecten yessoensis*）中分离鉴定的第一种 PTXs 化合物。迄今为止，已从世界各地微藻和贝中发现了 20 多种 PTXs 组分结构。PTX-2 是唯一由 *Dinophysis fortii* 产生的此类化合物，其他大多数 PTXs 同系物则是 PTX-2 在贝中生物转化或提取过程中的人为转化产物。这类化合物的绝大部分结构变化发生在 C-7 位的差向立体异构和 C-43 位甲基的氧化，PTX-2 连续的氧化产物包括 RaCH$_2$OH（PTX-1）、RaCHO（PTX-3）和 RaCOOH（PTX-6）。PTX-1 被认为是 PTX-2 降解转化为 PTX-6 的中间产物。由于不能得到足够的含有毒素的生物材料，限制了 PTX-5 和 PTX-10 的结构研究。pectenotoxin-2seco acid（PTX-2sa）和它的差向立体异构体 7-epi-pectenotoxin-2 seco acid（7-epi-PTX-2sa）以及 AC 1 是内酯环打开的酸性组分结构，最初是从爱尔兰的 *D. acuta* 和新西兰绿贻贝（*Pema canaliculus*）中发现鉴定的。PTX-11 是 PTX-1 的异构体，第一次在来自新西兰的 *D. acuta* 中发现。

最近证实了酸催化导致 PTXs 的螺旋异构化，并产生众多的异构体。研究表明，PTX-1 和 PTX-6 可以在酸催化下，通过环打开再重新闭合，在 A/B 环系统的螺环骨架碳上发生立体差向异构化反应；PTX-1 的变化产物是一对差向立体异构体 PTX-4 和 PTX-8，而 PTX-6 的变化产物是一对差向立体异构体 PTX-7 和 PTX-9。PTXs 是一类结构复杂、异构体众多的天然海洋生物活性物质，随着精密仪器的发展完善和结构研究的不断深入，更多的系列化合物被发现，如 PTX-2b、PTX-2c、PTX-11b、PTX-11c。

【药理作用】

文献报道的 PTX-2 小鼠腹腔注射最小致死剂量（minimum lethal dose，MLD）是 260 μg，而半数致死剂量 $LD_{50}$ 是 411 μg。PTX-1 和 PTX-2 具有相似的小鼠腹腔注射毒性，最小致死剂量是 250 μg。PTX-6 对于小鼠的腹腔注射致死剂量是 500 μg，其毒性值大约是 PTX-1、PTX-2 和 PTX-11 的腹腔注射致死剂量值的一半。研究已经显示 PTX-2sa 对实验鼠没有或很低的口服或腹腔注射毒性，PTX-2 转化为 PTX-2sa 导致毒性消失，完成了脱毒反应。因此，PTXs 在贝类中发生酶解氧化为酸式结构的转化反应，会转化这类毒素对人类消费者是低风险的。PTX-6 的腹腔注射和口服毒理有巨大的差异，关于随贝类摄入的 PTX-6 是否会被肠吸收，并转移到血液系统，尚不得而知。

PTX-1、PTX-3 和 PTX-6 具有高度肝毒性。PTX-1 能引起肝脏坏死，但不具有导致腹泻的作用。PTX-2 和 PTX-6 对鼠肝脏损伤的机理是有本质区别的，PTX-2 由于引起循环紊乱而在肝脏下部引起充血；而 PTX-6 在肝内引起严重的出血。PTX-6 的这一毒理现象非常类似于用蓝藻毒素 microcystin-LR 得到的病理结果。

研究显示，PTXs 对几株人癌细胞具有强烈的细胞毒性。使用小鼠神经母细胞瘤（NG108-15、neuro-2a）细胞的研究也证实了 PTX-2 的细胞毒性，而且 NG108-15 细胞更敏感。以几株白血病细胞的实验表明，PTX-2 抑制端粒酶活性，并通过抑制 NF-κB（nuclear factor-kappa B）快速合成活性而具有抗癌活性。PTX-2 是肌动蛋白抑制剂，因此被建议作为 p53-缺损肿瘤的化学疗法的有效药剂。对 PTX-6 和 PTX-2 的研究证实中断肌动蛋白细胞骨架可能是 PTXs 毒素关键的毒理作用功能，尽管在分子水平的作用机制还不清楚。

在动物实验中，PTX-2 具有极高的小鼠腹腔致死毒性，而经口摄入毒性很小或没有，这可能是因为它在胃肠消化道内极少被吸收，或者是在胃和肠道内快速生物转换为毒性更小的降解物，如 PTX-2sa 等；PTX-1 和 PTX-11 具有鼠腹腔注射毒性。PTX-2sa 无论是经口摄入还是腹腔注射毒性都很小，这表明内酯环打开的反应（PTX-2→PTX-2sa）导致了 PTXs 毒性消失或减小的反应转换；PTX-2 和 PTX-2sa 在小鼠实验中都不具有致腹泻的作用，证明早期将 PTXs 归为腹泻性贝毒组是名不符实的。

PTX-2sa 和 7-epi-PTX-2sa 对于 KB 细胞的细胞毒性明显低于 PTX-2 的现象，意味着 PTXs 类毒素的环状结构是重要的毒理作用部位。PTXs 的脂溶性萃取液对实验小鼠具有很高的腹腔注射致死毒性，但口服毒性很小；这一类化合物并不具有诱导腹泻的毒理作用，早期曾报道的几种PTXs结构导致腹泻作用，现已证明是由于共存在贝中的腹泻性贝毒组分软海绵酸（okadaic acid，OA）或鳍藻毒素（dinophysis toxins，DTXs）引起的。由于有毒的鳍藻也产生OA和DTXs，所以通常PTXs与OA等共同存在于有毒的贝中。

【提取工艺】

采用酸性80%乙醇溶液（pH 3.3）提取扇贝肠腺中的贝类麻痹性毒素，经过脱脂、浓缩后得到PSP提取液。小鼠生物法毒性试验结果显示，PSP提取液的总毒性为6170 Mu。以每克扇贝中肠腺样品中的毒素含量计（共360 g样品），扇贝中肠腺的毒性达17.1 Mu/g。这个数值为AOAC规定的食用安全标准（4 Mu/mg）的4倍以上，表明该扇贝肠腺中富集有大量的PSP毒素。对于PSP提取液，为了进一步去除提取液中的高分子杂质，采用超滤方法对PSP提取液进行了初步纯化，得到PSP粗毒素溶液。小鼠毒性试验结果显示，PSP粗毒素溶液的总毒性为5700 Mu。相对于PSP提取液，PSP粗毒素的得率高达92.4%，表明超滤可以达到较好的初步纯化效果。

【应用】

（1）标准物质研制技术研究　我国缺少PTXs贝毒的组分结构、分布规律的背景研究资料；根据我国特有的贝毒组分结构，应尽快开展标准物质研制技术研究；加强和建立我国贝毒流行病学管理系统，有效地预防和控制我国的贝毒事件发生。

（2）毒性和毒理机制研究　一些国家政府规定的不同藻毒素的安全阈值都是基于来自实验室的急性毒性动物实验结果建立的，缺少关于藻毒素低剂量长期暴露的人类慢性毒性研究数据。对于PTXs类毒素，由于其产毒鳍藻还产生其他种类的毒素，如软海绵酸（OA）和鳍藻毒素（DTXs）等，因此，在染毒贝中通常几种毒素共存，所以综合毒性研究数据对于制定安全标准和风险评估是更为重要的毒理基础。我国迫切需要关于各种藻毒素包括PTXs的结构分布、毒理机制、剂量响应规律，特别是藻毒素低剂量长期暴露以及多种毒素共存的人类慢性毒性的深入研究，为制定我国藻毒素安全限值、制定和实施贝类养殖区的常规监测计划、实行贝类产品允许上市或关闭管理制度提供理论基础。

（3）鳍藻生态学研究　为了更好地完成PTXs的毒理学研究和评估人类健康风险效应，迫切需要获得大量的产毒生物。然而关于阐明DSP毒素组的研究有两个巨大的阻碍：其一是主要的产毒藻鳍藻不能在实验室人工培养以供研究，而在野外天然生长条件下，藻细胞的获得和研究实验的实施都存在巨大的困难；其二是商业可得到的毒素标准的匮乏严重限制了详细毒素组分结构的研究。

## 四、海葵毒素

【来源】

海葵触手发达，触手内含有大量的刺细胞，刺细胞里有特殊的囊状细胞器，称作刺丝囊（cnidocyst）。刺丝囊的形状各异，有球形、卵圆形、梨形或长圆形等，结构复杂。当海葵受到外界刺激时，刺丝囊会收缩刺入入侵者或猎物的身体，释放各种化学多肽毒素，从而麻痹或杀死对方，达到捕食猎物和抵御敌害的目的。Hyman 于 1940 年鉴别描述了 16 种不同刺丝囊的结构。1968 年 Shapiro 从海葵（*Condylactis gigantea*）中提取到能引起龙虾神经巨轴突动的动作电位毒素，而后 Béress 于 1975 年分离出 3 种海葵毒素，并将其用于细胞膜钠离子通道研究。至今，大约已有 50 种海葵毒素被鉴别，它们能够作用于各种细胞膜离子通道，并且具有强心药物和神经毒素的特征。研究资料表明，Norton 将海葵毒素分为海葵神经毒素和海葵溶细胞素两类，其中还存在具有其他功能的毒素。

【化学成分】

（1）蛋白肽类成分　海葵体内分布着腔肠动物所特有的刺丝囊（主要分布于触手中），当海葵捕食或者抵御外敌时，能够分泌大量的有毒活性物质。这些活性物质主要是蛋白质和多肽类，具有神经毒、细胞毒、溶细胞、蛋白酶抑制剂等作用。海葵中蛋白质和多肽类毒素的研究是对海葵化学成分及生物活性研究最为广泛和深入的一类。

① 神经毒类成分。海葵神经毒素一般由 27～49 个氨基酸组成，能特异性结合细胞膜钠离子通道，能阻断或延迟钠离子通道的失活，从而增加钠离子内流，使细胞内钠离子的浓度增高，延长细胞膜动作电位时程，通过改变通道活性而起到特定的生物活性。Norton 等根据氨基酸序列差异将海葵钠离子通道毒素分为 3 种类型，即 1 型、2 型和 3 型。其中 1 型和 2 型钠离子通道毒素通常由 46～49 个氨基酸残基组成,分子中均含有 6 个半胱氨酸并形成 3 对二硫键；从海葵中分离得到的 1 型钠离子通道毒素有 ApA、ApB 和 ATXⅡ等；2 型钠离子通道毒素有 RTⅠ和 RTⅡ等。3 型钠离子通道毒素通常

由 27～32 个氨基酸残基组成，相对较短，分子中含有 8 个半胱氨酸，形成 4 对二硫键；从海葵中分离得到的 3 型钠离子通道毒素有 Da I 、Da II 和 ATX III 等。1 型和 3 型钠离子通道毒素虽然在氨基酸序列上差异较大，但它们与钠离子通道的结合位点是相同的。根据氨基酸一级结构的不同，钾离子通道毒素也被分为 3 种类型，即 1 型、2 型和 3 型。1 型钾离子通道毒素由 35～37 个氨基酸残基组成，分子中含有 6 个半胱氨酸，形成 3 对二硫键，1 型钾离子通道毒素主要作用于外向延迟整流钾离子通道（Kv）；从海葵中分离得到的 1 型钾离子通道毒素有 *Stichodactyla helianthus* 中的 Sh K、*Bunodosoma granulifera* 中的 Bg K 和 *Anemonia erythraea* 中的 AETX K 等。2 型和 3 型钾离子通道毒素目前研究发现的还不多，2 型有从迎风海葵中分离得到的 AsKC-1、AsKC-2 和 AsKC-3；3 型有从 *Anemonia sulcata* 中分离得到的 BDS-I 和 BDS-II、从 *Anthopleura elegantissima* 中分离得到的 APET×1。还有些神经毒素如 APET×2 和 APHC1，作用于细胞膜上除钠、钾离子通道以外的其他离子通道。

② 溶细胞毒类成分。海葵溶细胞毒素一般由 170～190 个氨基酸残基组成，是一类分泌蛋白，是具有溶血性、细胞毒性、心脏刺激活性等功能的毒素。海葵溶细胞毒素主要是在细胞膜上成孔，然后导致细胞的溶解，根据这类毒素的分子量不同，将其分为 4 类：第 1 类分子量 5000～8000，由具有抗组胺活性的多肽构成，且这类毒素的溶血活性不被鞘磷脂阻断；第 2 类分子量 20000 左右，这类毒素是海葵溶细胞毒素中研究最多并相对透彻的一类，包括一些碱性蛋白，溶细胞活性可被鞘磷脂阻断；第 3 类分子量 30000～40000，由带有或不带有磷脂酶的溶细胞素构成；第 4 类分子量 80000 左右，由单一的溶细胞素构成，溶细胞活性可被磷脂和胆固醇阻断。

③ 其他蛋白多肽类成分。欧阳平等研究了重组海葵溶细胞素（Src）对离体大鼠血管平滑肌细胞增殖的影响，实验中应用了不同浓度的 Src 分别刺激血管平滑肌细胞（VSMC）并设立对照，结果显示，Src 对大鼠血管平滑肌细胞增殖有一定的抑制作用，特别是浓度 100 mg/L 以上时抑制作用明显。而血管平滑肌细胞增殖是动脉粥样硬化及血管成形术后再狭窄的主要病理基础之一。因此，Src 具有抗动脉硬化的潜在作用。

（2）酰胺类成分　张淑瑜等采用稻瘟霉模型生物活性追踪法，通过色谱技术对太平洋侧花海葵（*Anthopleura pacifica*）中的活性成分进行了比较全面的分离鉴定，得到了一系列化合物，其中包括 7 种酰胺类成分：2*S*,3*R*,*Δ*4(*E*),*Δ*8(*E*)-十八碳鞘氨醇-正十六碳酰胺、2*S*,3*R*,*Δ*4(*E*),*Δ*8(*E*)-十八碳鞘氨醇-正十四碳酰胺、Δ4,5(E),Δ8,9(E)-鞘氨醇-正十六碳酰胺、N-羟乙基-N-十四酰-(2S,3R)-十八碳鞘氨醇-4(E),8(E)-二烯、N-羟乙基-N-(9Z-十六烯酰)-(2S,3R)-十八碳鞘氨醇-4(E),8(E)-二烯、N-羟乙基-N-十六酰-(2S,3R)-十八碳鞘氨醇-4(E),8(E)-二烯、N-羟乙基-N-(13Z-二十二烯酰)-(2S,3R)-十八碳鞘氨醇-4(E),8(E)-二烯。其中 2S,3R,Δ4(E),Δ8(E)-十八碳鞘氨醇-正十六碳酰胺、2S,3R,Δ4(E),Δ8(E)-十八碳鞘氨醇-正十四碳酰胺、Δ4,5(E),Δ8,9(E)-鞘氨醇-正十六碳酰胺和 N-羟乙基-N-十四酰-(2S,3R)-十八碳鞘氨醇-4(E),8(E)-二烯都具有抑制稻瘟霉菌丝生长或导致菌丝生长形态异常的活性。崔萍等从纵条矶海葵中也分离得到了Δ4,5(E),Δ8,9(E)-鞘氨醇-正十六碳酰胺。

（3）甾体类成分　郑淑贞等从太平洋侧花海葵（*Anthopleura pacifica*）中得到了 5α,8α-过氧麦角甾-6,22-二烯-3β-醇。

（4）糖和糖苷类成分　郑淑贞等首次对生长于我国南海西沙群岛的斯式花群海葵（*Zoanthus stephensoni*）的化学成分进行了研究，从中分离得到了 2 种组分不同的多糖，对这 2 种多糖组分中的单糖进行了初步鉴定，并对分离得到的 2 组多糖成分进行了后续活性研究。离体兔心脏实验显示，多糖 I 能使心脏冠脉流量显著减少，心脏收缩力增强；多糖 II 能使心脏冠脉流量显著增加，心脏收缩力显著增强，大鼠实验表明这两组多糖都具有显著的降压作用。刘兴杰等用碱提法从绿疣海葵（*Anthopleura midori*）中分离得到了酸性黏多糖。傅宏征等从黄海葵（*Anthopleura xanthogrammica*）中分离得到了 1-甲氧基-α-半乳糖苷。

（5）脂肪酸和甘油酯类成分　傅宏征等从青岛产黄海葵（*Anthopleura xanthogrammica*）的乙酸乙酯提取物中首次分离得到 5 种化合物，分别为：2 种脂肪酸，9,12-十八碳二烯酸、9,14-二十二碳二烯酸；3 种甘油酯，1-O-十六碳烷酰-2-O-(9-十八碳烯酰)-3-O-(9,12-十八碳二烯酰)甘油酯、1-O-十六烷酰基-3-O-(14-二十碳烯酰基)甘油酯、1-O-(9,12-十八碳二烯酰基)-2-O-(9,12-十八碳二烯酰基)甘油酯。同样从太平洋侧花海葵（*Anthcpleura pacifica*）中分离得到了一些脂肪酸和酯类：棕榈酸甲酯、花生酸甲酯和 1-O-蜡酰甘油酯等。

（6）生物碱类成分与生物活性　陆亚男等采用 HPLC 等多种色谱方法对纵条矶海葵（*Haliplanella luciae* Hand）中的生物碱类成分进行了研究，鉴定得到了 3 种吲哚生物碱成分：tryptoline、1-甲基四氢-β-咔啉和 β-吲哚乙胺；以及 1 种嘌呤生物碱成分：2-甲基亚氨基-3-甲基-6-甲基氨基-9-氢-嘌呤。

【药理作用】

海葵毒素有广泛的生物活性，是潜在的抗肿瘤药物、强心药物，成为海洋天然产物化学研究的热点之一，海葵毒素（anthoplerintoxin，AP）是目前最强的冠状动脉收缩剂，是强心药物的重要先导化合物。通过动物实验研究发现，海葵毒素在增强心肌收缩的同时，对实验动物的不良反应小，对心率、血压并无明显影响。因此，深入研究海葵的毒素蛋白，对设计、开发抗心血管病的药物具有积极意义。

樵如朋等从玫瑰红绿海葵（*Sagarti arosea*）中分离制备了 2 种海葵毒素多肽 RSAP I 和 RSAP I，它们对豚鼠心脏钠离子通道起活性作用，分别表现为：RSAP I 使钠离子内流增加，起开放性作用；RSAP II 使钠离子内流减少，起阻滞作用。金玲等揭示了海葵毒素 ShK 与钾离子通道 IKCa 相互作用的化学信息学，通过大量的结构与功能分析，筛选到合理的 ShK-IKCa 复合物结构。海葵毒素 ShK 主要由两个螺旋转角结构部分来识别钾离子通道 IKCa，功能重要的氨基酸残基均位于钾离子通道孔区上方，影响着海葵毒素 ShK 与钾离子通道 IKCa 的相互作用。李慈珍等使用与心肌细胞钠离子通道有高度亲和力的海葵毒素 ATX II 改变钠离子通道开放的动力过程，研究钠离子通道、动作电位、心电图变化的关系，探讨长 QT 综合征的发病机制。袁兆新等检测了海葵毒素 PSTX 对神经胶质瘤细胞的凋亡诱导作用及对肿瘤细胞 Fas 蛋白表达的影响。欧阳平等观察了重组海葵溶细胞素 Sre 对离体大鼠血管平滑肌细胞增殖的影响以及重组海葵毒素 Hk2a 对大鼠心室肌细胞离子通道的影响。蒋令希研究了重组海葵神经毒素 Hk7a、Hk2a 对虎纹蛙坐骨神经干电活动的影响。Hk7a 是从侧花海葵（*Anthopleura* sp.）触手毒腺 cDNA 文库中筛选改造获得的生物多肽类物质。重组海葵毒素 Hk2a 对患慢性充血性心力衰竭（CCHF）新西兰兔左心功能的影响：统计学分析表明，Hk2a 在给药后即刻可明显增加 LVEF，作用时间持续 60 min，起效快、作用强、持续时间长、对心率没有明显影响，可作为一种新型的潜在正性肌力药物在大动物心力衰竭模型上进行进一步的心血管药效及毒理学研究。但由于通过化学方法分离的海葵神经毒素具有明显的抗原性，所以无法应用于临床。药理结构研究结果显示，海葵神经毒素有非常专一的作用靶点，和细胞膜上电压依赖性钠离子通道 3 位点结合，能延迟钠离子通道失活。刘文华等从侧花海葵（*Anthopleura* sp.）触手总 RNA 中分离出多个神经毒素新基因。刘必勇等制备了岩沙海葵毒素（PTx）的人工抗原和抗血清，制备酶联免疫反应之包被抗原 PTX-PDP-BSA，用于检测血清抗体效价。成岩等合成了海葵毒素 AP-B

的基因序列，构建出海葵毒素 AP-B 酵母真核表达体系，并鉴定出 4 株含有海葵毒素基因的毕赤酵母工程菌。

【提取工艺】

本实验采用的是反复冻融法提取海葵毒素样品。

（1）首先采集海葵样品。样品带回实验室后，鉴定海葵样品的类别，并对海葵进行分类，从中我们选取黄海葵作为研究对象。

（2）鉴定后，所选取出的黄海葵在实验室中用海水进行饲养，饲养温度控制在 25℃左右，时间为 12 h 左右。

（3）从海水中取出饲养了 12 h 的黄海葵样品，并用超纯水进行冲洗，待所有海葵都冲洗干净后，将洗净的黄海葵放置于烧杯中，然后把烧杯置于温度为-80℃的冷冻箱中，迅速冷冻。

（4）取一大烧杯（烧杯必须是清洗干净的，并且用超纯水冲洗过），倒入 1000 mL 超纯水，接着在烧杯中加入 15 mL 的 0.5 mol/L EDTA、300 μL 的 2 mg/mL 抑肽酶，用玻璃棒（玻璃棒必须洗净，并用超纯水冲洗）将其充分混匀后，溶液备用。

（5）从冷冻箱中取出冷冻完全的海葵样品，待其充分溶解后，将海葵样品倒入在第（4）步中配制好的 1000 mL 溶液中，并使海葵样品全部浸没于溶液。

（6）将盛有海葵样品的烧杯放置于-80℃的冷冻箱内，冷冻样品。

（7）待海葵样品在冷冻箱中冷冻了 1 h 后，将充分冷冻的海葵样品从冷冻箱中取出，并将其置于 4℃的冰箱中融化，使海葵样品得到充分融化。

（8）重复（5）（6）两步 3～4 次。

（9）待海葵样品反复冻融 4～5 次后，用纱布对融化后得到的海葵样品进行粗过滤，去掉海葵躯体等杂质，过滤后得到的滤液备用。

（10）将第（9）步中得到的滤液分装在数个 50 mL 的离心管中，并将离心管放置于高速冷冻离心机中进行离心，离心条件：温度设定为 4℃，转速设定为 20000 r/min，离心时间设定为 20 min。待离心结束后，取出离心管，将离心管中的上清液转移到另一个 50 mL 的离心管中。

（11）海葵样品重复离心两次，离心条件均为：温度设定 4℃，转速设定 20000 r/min，离心时间设定为 20 min。离心结束得到的样品，将上清液转移到离心管中，备用。经过多次离心得到的上清液即为海葵毒素样品。

（12）将经过上述处理的所有海葵毒素样品置于 4℃的冰箱内保存，备用。

## 【应用】

海葵是海洋天然产物化学研究的热点之一，由于海葵毒素比其他腔肠动物毒素稳定得多，可主要作用于电压门控钠离子通道、电压门控钾离子通道，还有部分海葵多肽类神经毒素能特异性地作用于甲壳动物，但尚不清楚其具体分子靶标。

在海葵毒素一级结构的基础上，二维核磁共振技术被引入到海葵神经毒素结构的研究中，使若干海葵神经毒素的二级结构获得确定；多维高分辨率核磁共振（NMR）技术的出现和不断完善，使多肽三维结构分析得到迅速发展，特别是长距几何学和限制性分子动力学（restrained molecular dynamics）计算方法引入到 NMR 数据分析，使许多溶液状态下的多肽三维结构获得确定；电生理学研究使人们对多种海葵毒素结构与毒素生理活性功能的关系有了更深入的了解。

由于海葵神经毒素具有结构新颖、靶位点专一、作用效率高等特点，受到了更广泛的关注。研究人员尝试利用海葵神经毒素作为治疗神经系统和心血管疾病的药物，将其作为神经生理学和药理学研究的工具，为新药开发提供序列和空间结构模型，并借以发现新药物作用靶位点。在治疗神经系统疾病方面，APET×2 通过与 ASICS 上部分亚基特异性结合，从而影响 ASICS 的功能，因此，它有望成为一种研究 ASICS 通道相关神经兴奋和痛觉的重要工具。来自海葵（*Stichodactyla helianthus*）的 ShK，由于它能特异性地抑制 T 淋巴细胞膜上的钾离子通道，从而抑制钙离子刺激所引起的 T 淋巴细胞增殖，为治疗一些慢性自体免疫疾病如多发性硬化症（MS）、Ⅰ型糖尿病、风湿性关节炎等提供了新的治疗方式。海葵神经毒素也能选择性地作用于昆虫神经元电压门控的钠离子通道，可作为具有杀虫剂效果的"先导化合物"。

现代新药发展已不仅依赖于化学研究，而且更注重于生物学的新发现。新药物靶位的出现对创新药物具有极其重要的启发和开拓意义。海洋多肽毒素在探讨毒理药理机制、疾病病因和建立新药物靶位方面均发挥着不可替代的作用。

# 五、西加毒素

## 【来源】

西加毒素的产毒源是生活于珊瑚礁附近的多种底栖微藻。多年的生态调查表明，西加毒素的产毒藻类主要有：有毒冈比亚藻（*Gambierdiscus toxicus*）、利马原甲藻（*Prorocentrum lima*）、梨甲藻属（*Pyrocystis*）等热带和亚热带底栖微藻种类。这些产毒微藻在中国南海诸岛和华南沿海地区、香港、海南岛和台湾等地的珊瑚礁海域均有发现。西加毒素并非鱼类与生俱来的，它属于获得性毒素。当珊瑚鱼摄食有毒藻类后，即可在鱼体内积累，它对鱼本身无害，经由食物链传递和富集，以及生物氧化代谢后成为毒性更强的毒素。由于毒素会通过食物链富集，所以鱼体越大，其所含毒素浓度越高。许多研究者研究过鱼类的染毒原因，普遍认为毒素的产生与摄食习性有关。Schantz曾报道，早期认为裂须藻（*Schizothrix calcicola*）是西加毒鱼的原因藻，之后 Yasumoto 报道，Gambjer 诸岛产的鱼的消化管内容物中存在一种毒性很大的鞭毛藻，称为有毒冈比亚藻（*Gambierdiscus toxicus*），从该藻中分离得到脂溶性的西加毒素（CTX）和水溶性的刺尾鱼毒素（maitotoxin，MTX）。这与从西加毒鱼中分离得到的毒素是一致的，因而认为有毒冈比亚藻是西加毒鱼的生物源。Bagnis 等也报道了相同的结果，发现毒性高的鱼中存在的有毒冈比亚藻的数量与毒性大小相关，并从天然取来的有毒冈比亚藻与人工培养得到的有毒冈比亚藻中都得到脂溶性的西加毒素和水溶性的刺尾鱼毒素，其生物学性质、薄层色谱分离（TLC）的 $R_f$ 值、对小鼠产生的症状的性质，以及该藻在太平洋地区和西印度洋的广泛分布表明，它可能是世界范围内的西加毒素的来源。最近，Shimizu 等也报道，有毒冈比亚藻也是夏威夷诸岛西加毒鱼的生物源。

有毒底栖微藻的生活习性决定了易感染西加毒素的鱼类大多数为珊瑚礁鱼类，仅限于热带和亚热带海区珊瑚礁周围摄食有毒微藻的鱼类。世界上估计有 400 多种珊瑚礁鱼可感染西加毒素，其中中国本地约可出产 45 种，主要分布在台湾岛、西沙群岛和海南岛等地。因远不能满足消费市场的需要，所以广东、香港等地每年还直接或间接地从南太平洋岛国大量进口各种活珊瑚鱼，而南太平洋地区正是全球西加毒素的主要流行区域之一。香港进口的活珊瑚鱼主要为苏眉、东星斑、西星斑、老鼠斑、青斑、杉斑、芝麻斑、老虎斑、龙趸、红斑、红曹等 11 个种类，均为易感染西加毒素的鱼种，都曾直接导致过香港和广东两地大宗的西加毒鱼中毒事件。西加毒素通常在有毒鱼类肝脏中含量较高，在肌肉和骨骼中其含量相对较低。有研究表明，有毒新西兰鲷的肝脏中西加毒素含量比肌肉中高 50 倍，有毒海鳝肝脏中西加毒素含量比肌肉中高 100 倍。在海鳝体内，即使肌肉中含有不可检出量的西加毒素，其肝脏中也可能含有相当量的西加毒素。

## 【化学成分】

西加毒素是目前发现的危害性较严重的毒素之一。它是一种无色、耐热的非结晶体，极易被氧化，溶于极性有机溶剂，如甲醇、乙醇、丙酮和2-丙醇，但不溶于苯和水。该毒素成分最初是由 Colmun 等从有毒的鳃环裸胸鳝（*Gymnothorax javanicus*）的肝脏中提取出来的。此后，许多研究人员从有毒鱼类和有毒微藻细胞中提取出过该毒素成分，但由于提取量的限制，阻碍了对其化学结构的研究和分析。直到 1989 年，Murata 等从鳃环裸胸鳝肝脏中提纯得到约 0.35 mg 的西加毒素，并由核磁共振谱确定了其化学结构式。西加毒素的化学结构式与短裸甲藻毒素（赤潮生物毒素成分之一）相似，其分子式为 $C_{60}H_{88}O_{19}$，分子量为 1112，分子中有 6 个羟基、5 个甲基和 5 个双键。其化学结构由 13 个连续醚环组成，醚环原子个数在 5~9 个之间。

该毒素是一种高毒性化合物，小鼠腹腔注射实验表明其 $LD_{50}$（半数致死量）为 $4.5 \times 10^{-10}$ [毒素剂量（g）/小鼠体重（g）]。其毒性强度比河豚毒素高 100 倍，大大超过短裸甲藻毒素和石房蛤毒素（麻痹性贝毒成分之一）的毒性强度。

## 【临床表现】

西加毒素对人体造成的危害主要是由食用含西加毒素的草食性鱼类和肉食性鱼类引起的。据统计，1976~1983 年间，在世界范围内平均每年发生的西加毒素中毒人数达 10000 多人。过去，西加毒素引起的人体中毒事件只局限于加勒比地区和 35°N~35°S 之间的太平洋地区。然而，有证据表明，由于鱼类的洄游性和鱼类产品的贸易扩大，西加毒鱼也可以影响到其他地区。如在美国缅因州发生的一次西加毒鱼引起的中毒事件中，有 12 人出现中毒症状，有 2 人由于血压过低，住院治疗。通过调查，发现这次中毒事件是由于食用了从佛罗里达沿岸水域洄游到缅因州沿岸水域的一种鲭科鱼类引起的。在法国发生的一次西加毒鱼中毒事件与食用了从中国台湾进口的鱼类有关。近十几年来，据李勇等报道，西加毒鱼在我国约有 30 种，其中包括海鳝科、舒科、鲹科、笛鲷科、裸颊鲷科、隆头鱼科、剃尾鱼科、缎光鱼科、鳞鲀科和蛇鲐科的有毒鱼，大都分布于南海诸岛、广东省和台湾沿岸，少数种类亦见之于东海南部，包括台湾和福建南部。

西加毒素引起人体中毒的临床症状有消化系统症状、心血管系统症状和神经系统症状。消化系统症状包括恶心、呕吐、腹部痉挛、腹褶等；心血管系统症状包括心率低（40~50 次/min）、心律不齐或心率过快（100~200 次/min）、血压降低等；神经系统症状包括头痛、肌肉痒痛、感觉异常、关节痛、肌肉麻痹和痉挛、视听模糊、眩晕、失去平衡等。通常中毒症状始于胃肠炎，而后出现心血管症状和神经症状。一般在食用有毒鱼类 1～6 h 内出现上述某些中毒症状；特殊情况下，在食用有毒鱼类 30 min 内或 48 h 后也可以出现某些中毒症状。西加毒鱼中毒偶尔可能是致命的，急性死亡病例发生于血液循环破坏或呼吸衰竭。中毒症状的严重程度和持续时间取决于有毒鱼类的毒性和食入有毒鱼类的量，即毒性越高、食入量越大，中毒症状越严重，持续时间越长。大多数患者在 3 d 之后可以恢复健康；严重情况下，身体不适、感觉异常、瘙痒和肌肉运动失调，其症状可能持续数个月，甚至几年。值得指出的是，西加毒鱼中毒并不产生免疫作用，多次受西加毒鱼毒害的病人可能复发西加毒鱼中毒症状。有时甚至在食用含有不可检出量的西加毒素的鱼类时也可能导致复发西加毒鱼中毒症状。

我国地处太平洋西岸，纵跨热带、亚热带和温带海域，有着漫长的海岸线和众多岛屿，是西加毒鱼多发区域。虽然在我国有关西加毒素引起人体中毒事件的报道不多，但是由于食用有毒海产品引起人体中毒的案例时有发生。在这些案例中并不排除西加毒鱼引发中毒的可能性。今后，随着我国海洋渔业资源的开发、海水养殖业的发展和海产品国际贸易的增加，可以肯定由西加毒鱼引起的人体中毒事件肯定会不断增多。因此，为减少或防止西加毒鱼造成人体危害，应加强海产品的检验和管理，积极开展西加毒素的研究，探讨西加毒素的中毒机制，完善西加毒素和其他毒素引起人体中毒的防治措施。由于西加毒鱼中毒具有明显的散发性，目前又缺乏鉴别有毒鱼和无毒鱼的简单有效的方法，加之加工和烹调对毒素又无影响，因此对其预防较难。当人们食用鱼类后出现可疑中毒症状即可用动物实验加以证实后，确定其污染范围及有毒鱼类的分布，然后提出禁捕、禁食，或予以废弃的建议和措施。

【药理作用】

早期，Scheuer 报道的从裸胸鳝中分离得到的西加毒素，对小鼠腹腔注射的 MLD 为 0.5 mg/kg。之后，Yasumoto 报道过精制的西加毒素对小鼠腹腔注射的 MLD 为 8 μg/kg。顾谦群则报道 $LD_{50}$ 为 0.45 μg/kg，对人的最小中毒量约为 0.2 mg。最近，江天久报道，西加毒素对小鼠腹腔注射的 MLD 为 2 μg/kg，鹦嘴鱼毒素对小鼠腹腔注射的 $LD_{50}$ 为 0.03 mg/kg，刺尾鱼毒素对小鼠腹腔注射的 MLD 为 0.17 μg/kg。安元健报道精制的刺尾鱼毒素对小鼠腹腔注射的 $LD_{50}$ 为 0.15 μg/kg。

许多研究者对西加毒素的药理作用进行过研究。西加毒素能增加肌肉和神经细胞中钠离子的通透性，并可用钙和河豚毒素来拮抗这个效应。最近，

Legrandi 等报道了西加毒素、鹦嘴鱼毒素及刺尾鱼毒素的作用试验以麻醉的猫进行。当静脉注射时（精制毒素的剂量为 5～160 μg/kg）引起呼吸和心血管障碍；在低剂量时，出现高换氧、心血管不良和心房传导的疾病。在亚致死剂量时（40～80 μg/kg），出现心悸亢进和心房传导阻滞的疾病；而在高剂量时，呼吸抑制并停止，动脉压下降直至心脏衰竭。三种毒素中，刺尾鱼毒素似乎是毒性最强的，在低剂量时，就常出现高血压及心律不齐、心脏衰弱，常引起呼吸停止。因而提示，在西加毒素的症状中，很大程度上可能是所含的刺尾鱼毒素所致。

【检测方法】

由于西加毒素在鱼体内的含量很低，而且染毒鱼类在感官、嗅觉和味觉上均没有什么异常，不易用简单的常规方法检测到。因此，至今尚未建立一种简便、快速的可信赖的检测方法。目前已有多种检测方法，但是每种方法都有其优缺点，主要的检测方法有生物分析法、细胞毒性检测法、免疫学检测法、化学分析法等。

（1）生物分析法（MBA）　小鼠生物法是目前应用最广泛的西加毒素检测方法，可作为藻毒素的半定性分析方法。

Sehan 曾叙述用 95%乙醇和乙醚对鱼肉进行化学成分的提取，并制备成稳定的乳剂，对小白鼠腹腔注射 0.5 mL，观察 36 h。在 1 h 内死亡者，表示为高毒鱼，在 3 h 内死亡者为中等毒鱼，在 6 h 内死亡者为弱毒鱼，36 h 试验期内小鼠仍存活的为阴性。

Graham 叙述以鼠单位（Mu）表示鱼中含有的西加毒素。取鱼样 100 g 放置在盛有 100 mL $NH_4Cl$ 的烧瓶中，煮沸 5 min，冷却，调节 pH 2～4，使混合物量至 200 mL，离心或沉淀使之纯净。对体重约 20 g 的小鼠腹腔注射 1 mL 原液或适当的稀释液，在 110～260 min 观察小鼠的致死时间。根据致死时间-剂量曲线或相应的表格，即可求出该鱼所含西加毒素的量（Mu）。

小鼠生物法的原理是根据毒素标准品建立剂量与死亡时间的关系方程式 $[\lg c(Mu)=\lg(1+T^{-1})]$ 定量检测样品的毒素含量。通过向固定种系和体重（18～22 g）的小白鼠腹腔注射含 5% 吐温-60 的生理盐水溶解的毒素标准品或样品提取液，观察 24 h 内受试小白鼠的死亡率或 4 d 内的中毒症状，得到的西加毒素毒性结果用小鼠单位（Mu）表示，即 20 g 体重小鼠死亡的 $LD_{50}$（半数致死量）毒素剂量为 1 Mu，4 d 内未死亡但有体温降低、体重减轻、腹泻、分泌吐液、活动减少等症状的毒素剂量为 0.5 Mu，由小鼠单位可估算出毒素的含量。

　　小鼠生物法具有可靠性强、能表达出样品的实际毒性、不需复杂设备等优点。

　　尽管该方法在概括样品毒性方面相当有效，但也有较多的限制。小鼠生物法的缺陷主要是西加毒素观察时间长，步骤烦琐，不适于大规模的检测，以及死亡时间和注射剂量为非线性关系等。此外，还有其他一些缺陷，如不能确定样品中的毒素结构、毒素分子与受体亲和的错误率高、灵敏度低，标准程序中不同小鼠的品系、批次、损伤程度和大小对毒素测定的灵敏度有很大的被动性；浪费较多的毒素，须使用活体动物等。除小鼠外，还有鸡、卤虫、蚊子等也被用于西加毒素的检测。

　　（2）细胞毒性检测法　细胞毒性检测法是利用毒素对细胞的毒性来检测毒素的一种技术。该法较直观，始于20世纪80年代末，是利用小鼠成神经瘤细胞系易被毒素阻断钠离子通道这一特性来检测毒素。当加入通道活化剂后，钠离子过度内流，造成细胞肿胀，甚至死亡。但加入拮抗剂毒素可使细胞存活，从而可确定毒素的存在，进而确定其量。基于西加毒素特异性结合到细胞膜钠离子通道上选择性地增加钠离子的通透性，促使钠离子大量流入细胞的特性，细胞毒性试验具有很好的西加毒素特异性。此方法检测的灵敏度较高，能检测出较低含量的毒素水平（检测极限可达到 0.01 μg/kg），可同时检测大量样品，并且可以减少实验动物的使用，既节省检测时间又节省检测成本。然而，该技术的缺点是不能确定毒素的准确成分，实验配置及操作人员的技术要求高。另外，在该方法中，细胞的生长状况也是非常重要的因素，在一定程度上限制了该方法在基层单位的应用和推广。

　　（3）免疫学检测法　免疫学检测技术是利用抗原与抗体专一、特异结合的特点，对毒素进行定性、定量的检测。该法具有准确、灵敏、便利等优点。

　　免疫方法包括 ELISA（酶联免疫吸附检测）、RIA（放射免疫分析）、ELA（竞争性酶免疫分析）、S-PIA 法（固态免疫珠检测）等。免疫测试的灵敏性，如 ELISA 法要比相应的小鼠生物法或 HPLC 法高得多，检测毒素的含量在皮克（pg）级，且专一性强。放射免疫技术、酶联免疫技术也被用于西加毒素的检测，如 Hokaua 和 Klmura 等报道了放射免疫法（RIA）测定夏威夷诸岛经常引起中毒的杜氏鲫中的西加毒素。Hokaua 等采用酶联免疫吸附法（ELISA）测定鱼中的西加毒素，结果表明，该法具有特异性高、实用性强等特点，认为该法可供常规监测应用。但是西加毒素的抗体和其他聚醚类物质的交叉反应以及抗体供应不足限制了免疫学方法的广泛应用。

近年来，随着西加毒素的成分被相继鉴定以及人工合成毒素的获得，免疫检测方法得到了更好的发展。多种西加毒素成分免疫检测方法不断被报道，如美国 Oceanit Test Systems, Ine.公司利用 P-CTX-1 的单克隆抗体，在 MIA 的基础上研制了西加毒素免疫膜检测试剂盒，其检测的灵敏度最低为 0.05 μg/kg，是一种简便、快速的检测方法，适用于现场的快速检测和中毒人群的诊断。但是该检测试剂盒也存在一些缺点，如不能检测低含量的（<0.105 μg/kg）的毒素成分，导致假阴性的结果，也可能非特异性地检测出其他的聚醚类海洋毒素，引起假阳性的产生，这就需要利用其他的辅助检测方法加以验证。最近，Tsumuraya 等制备单克隆抗体，建立的夹心 ELISA 法检测 CTX-3C、51-hydroxy CTX-3C，其检测的特异性和敏感度都很高。但是，这些免疫学检测方法目前大部分还处于实验室的试验评估阶段，要使这些检测方法真正进入市场，作为食品安全的检测或中毒的诊断手段，还有待进一步改进和完善。

（4）化学分析法　方法的原理是利用毒素分子结构上的羟基与 1-蒽羰化青（1-anthrylcarbocyanide，AN）反应生成荧光性物质，然后在 FLD 上检测，线性较好，极限浓度可达 3.5 ng/kg。液相色谱检测西加毒素的主要缺点是需要大量提取西加毒素，当毒素浓度小于 0.1 nmol/kg 时，液相色谱就不能检测到了。目前最为常用的是高效液相色谱（HPLC）法，该方法是 20 世纪 90 年代麻痹性贝毒（PSP）研究领域较成熟和普遍使用的理化检测技术之一。HPLC 法是一种非常快速的方法，被认为可以与小鼠生物测定法互换。HPLC 法的检出限通常比小鼠生物检测法低，灵敏度是小鼠法的 4～400 倍。高效液相色谱-串联质谱联用技术的检测灵敏度能够达到 40 ng/kg P-CTX-1 或 100 ng/kg C-CTX-1，是非常灵敏、可靠的检测技术。HPLC 法具有灵敏、准确、可靠、能确定各种毒素成分、使用广泛、易校正、所需检测的样品量少等优点。缺点是需测定所有毒性成分，不同的化合物（包括同分异构体）需要不同的标准品分别测定，不能同时检测大量的样品，毒素标准品价格昂贵，样品前处理要求较高，检测程序烦琐，需要昂贵的设备仪器及高素质的操作人员，不便于野外现场检测，限制了其在基层的普及应用，但被广泛接受用于研究和确认实验。

西加毒素的主要检测技术各有其优点和缺陷。随着研究的深入，会有更多新的检测技术被发现并应用，传统和新兴技术将分别在不同领域发挥作用。

# 参 考 文 献

[1] Al-Sabi A, et al. Marine toxins that target voltage-gated sodium channels[J]. Mar Drugs, 2006, 4: 157-192.

[2] 平田義正. 天然物有机化学[M]. 东京: 岩波书店, 1981: 1-308.

[3] Noguchi T, Arakawa O. Tetrodotoxin-distribution and accumulation in aquatic organisms, and cases of human intoxication[J]. Mar Drugs, 2008, 6: 220-242.

[4] Yasumoto T, et al. New tetrodotoxin analogs from the newt Cynops ensicauda[J]. J Am Chem Soc, 1988, 110: 2344-2345.

[5] 周思, 肖小华, 李攻科. 食品安全快速检测方法的研究进展[J]. 色谱, 2011, 29(07): 580-586+593.

[6] 刘丽强, 彭池芳, 金征宇, 胥传来. 纳米金技术的发展及在食品安全快速检测中的应用[J]. 食品科学, 2007(05): 348-352.

[7] 张也, 刘以祥. 酶联免疫技术与食品安全快速检测[J]. 食品科学, 2003(08): 200-204.

[8] Amine A, Mohammadi H, Bourais I, et al. Enzyme inhibition-based biosensors for food safety and environmental monitoring[J]. Biosensors and Bioelectronics, 2006, 21(8): 1405-1423.

[9] Patel P D. (Bio) sensors for measurement of analytes implicated in food safety: a review[J]. TRAC Trends in Analytical Chemistry, 2002, 21(2): 96-115.

[10] Kuswandi B, Wicaksono Y, Abdullah A, et al. Smart packaging: sensors for monitoring of food quality and safety[J]. Sensing and Instrumentation for Food Quality and Safety, 2011, 5(3-4): 137-146.

[11] Bontemps J, Cantineau R, Grandfils C, et al. High-yield synthesis of a [3H] ethylenediamine ditetrodotoxin derivative[J]. Analytical biochemistry, 1984, 139(1): 149-157.

[12] Kurono S, Hattori H, Suzuki O, et al. Sensitive analysis of tetrodotoxin in human plasma by solid-phase extractions and gas chromatography/mass spectrometry[J]. Analytical and gas letters, 2001, 34(14): 2439-2446.

[13] Nakayama T, Terakawa S. A rapid purification procedure for tetrodotoxin derivatives by high-performance liquid chromatography [J]. Analytical biochemistry, 1982, 126(1): 153-155.

[14] Kawatsu K, Hamano Y, Yoda T, et al. Rapid and highly sensitive enzyme immunoassay for quantitative determination of tetrodotoxin[J]. Japanese Journal of Medical Science and Biology, 1997, 50(3): 133-150.

[15] Mebs D, Yotsu-Yamashita M, Yasumoto T, et al. Further report of the occurrence of tetrodotoxin in *Atelopus species* (family: Bufonidae)[J]. Toxicon, 1995, 33(2): 246-249.

[16] Penzotti J L, Fozzahd H A, Lipkind G, et al. Differences in saxitoxin and tetrcdotoxin binding revealed by mutagenesis of he $Na^+$ channel outer vestibule[J]. Biophys J, 1999, 75(6): 2647-2657.

[17] 林泰喜. 海洋药物学[M]. 青岛: 海洋大学出版, 1985: 53-55.

[18] SHT Z YI. marine foxciasand weilo ms Han'dboo atural toxins[J]. Tu AT New York, 1988, 13: 63-85.

[19] 陈宁庆. 实用生物毒素学 M. 北京: 中国科学技术出版社, 2001:559-568.

[20] Nagasawa J, Speegelstein N, Kao C Y. Cardiovascular actions of saxitoxin[J]. J Plarmurol Exp Ther, 1971, 178(1): 103-109.

[21] 周维善, 海洋天然产物化学[J]. 海洋科学, 1984(03): 54-58.

[22] Sasaki K, Wright J L C, Yasumoto T. Identification and Characterization of Pectenotoxin (PTX) 4 and PTX 7 as Spiroketal Stereoisomers of Two Previously Reported Pectenotoxins[J]. The Journal

[23] James K J, Bishop A G, Draisci R, Palleschi L, Marchiafava C, Ferretti E, Satake M, Yasumoto T. Liquid chromatographic methods for the isolation and identification of new pectenotoxin-2 analogues from marine phytoplankton and shellfish[J]. Journal of Chromatography A, 1999, 844: 53-65.

[24] Yasumoto T, Murata M, Oshima Y, Matsumoto G K, Clardy J. Diarrhetic shellfish poisoning //Ragelis E P. Seafood Toxins. American Chemical Society, Symposium Series No. 262. Washington DC, 1984: 207-214.

[25] Yasumoto T, Murata M, Oshima Y, Sano M, Matsumoto G K, Clardy J. Diarrhetic shellfish toxins[J]. Tetrahedron, 1985, 41: 1019-1025.

[26] Murata M, Masaki S, Iwashita T, Naoki H, Yasumoto T. The structure of pectenotoxin-3, a new constituent of diarrhetic shellfish toxins[J]. Agricultural and Biological Chemistry, 1986, 50: 2693-2695.

[27] Yasumoto T. Historic considerations regarding seafood safety//BotanaL M. Seafood and Fresh-water Toxins: Pharmacology and Detection. New York: MarcellDekker, 2000: 1-18.

[28] Suzuki T, Mackenzie L, Stirling D, Adamson J. Conversion of pectenotoxin-2 to pectenotoxin-2 seco acid in the New Zealand scallop, Pecten novaezeladiae[J]. Fisheries Science, 2001, 67(3): 506-510.

[29] Suzuki T, Mackenzie L, Stirling D, Adamson J. Pectenotoxin-2 seco acid: a toxin converted from pectenotoxin-2 by the New Zealand Greenshell mussel, Perna canaliculus[J]. Toxicon, 2001, 39: 507-514.

[30] Yasumoto T, Murata M, Lee J S, Torigoe K T D. Polyether toxins produced by dinoflagellates //Natori S, Hashimoto K, Ueno Y. Proceedings of Mycotoxin sand Phycotoxins'88. Elsevier Amsterdam Comment, 2008: 375-382.

[31] MacKenzie L, Holland P, McNabb P, Beuzenberg V, Selwood A, Suzuki T. Complex toxin profiles in phytoplankton and Greenshell mussels (Perna canaliculus), revealed by LC-MS/MS analysis[J]. Toxicon, 2002, 40: 1321-1330.

[32] Daiguji M, Satake M, James K J, Bishop A, Mackenzie L, Naoki H, Yasumoto T. Structures of new pectenotoxin analogs, pectenotoxin-2 seco acid and 7-epi-pectenotoxin-2seco acid, isolated from a dinoflagellate and Greenshell mussels[J]. Chemistry Letters, 1998, 7: 653-654.

[33] Draisci R, Palleschi L, Giannetti L, Lucentini L, James K J, Bishop A G, Satake M, Yasumoto T. New approach to the direct detection of known and new diarrhoeic shellfish toxins in mussels and phytoplankton by liquid chromatography-mass spectrometry[J]. Journal of Chromatography A, 1999, 847: 213-221.

[34] Suzuki T, Beuzenberg V, Mackenzie L, Quilliam M A. Liquid chromatography-mass spectrometry (LC-MS) of spiroketal stereoisomers of pectenotoxins and the analysis of novel pectenotoxin isomers in the toxic dinoflagellate Dinophysis acuta from New Zealand[J]. Journal of Chromatography A, 2003, 992: 141-150.

[35] Miles C O, Wilkins A L, Munday R, Dines M H, Hawkes A D, Briggs L R, Sandvik M, Jensen D J, Cooney J M, Holland P T, Quilliam M A, MacKenzie A L, Beuzenberg V, Towers N R. Isolation of pectenotoxin-2 from Dinophysis acuta and its conversion to pectenotoxin-2 seco acid, and preliminary assessment of their acute toxicities[J]. Toxicon, 2004, 43: 1-9.

[36] MacKenzie L, Beuzenberg V, Holland P, McNabb P, Suzuki T, Selwood A. Pectenotoxin and okadaic acid-based toxin profiles in Dinophysis acuta and Dinophysis acuminata from New

Zealand[J]. Harmful Algae, 2005, 4: 75-85.

[37] Puente P F, Fidalgo Saez M J, Hamilton B, Furey A, James K J. Studies of polyether toxins in the marine phytoplankton, Dinophysis acuta, in Ireland using multiple tandem mass spectrometry[J]. Toxicon, 2004, 44: 919-926.

[38] Suauki T, Waler J A, LeBlanc R, MagKinnon S, Beuzenbeg V, Quilliam M A, Miles C Q, Munday R, Wilkins A L, MacKenzie A L, Jensen D Cooney J M. Identification of pectenotoxin-11 as 34S-hydroxypectenotoxin-2, a new Pectenotoxin analogue in the toxic dinoflagelate Dinophysis acuta from New Zealand [J]. Chemical Research in Toxicology, 2006, 19: 310-318.

[39] 和振武. 水螅的刺细胞及其功能[J]. 生物学通报, 1989(09): 28+2.

[40] Hyman L H. The invertebrates: Protozoa through Ctenophora[M]. New York: McGraw-Hill, 1940.

[41] Shapiro B I. Purification of a toxin from tentacles of the anemone *Condylactis gigantea* [J]. Toxicon, 1968, 5 (4): 253-259.

[42] Beress L, Beress R. Purification of three polypeptides with neuro and cardiotoxic activity from the sea anemone *Anemonia sulcata*[J]. Toxicon, 1975, 13 (5) :359-367.

[43] Anderluh G, Macek P. Cytolytic peptide and protein toxins from sea anemones (Anthozoa: Actiniaria)[J]. Toxicon, 2002, 40(2): 111-124.

[44] Macek P. Polypeptide cytolytic toxins from sea anemones (Actiniaria) [J]. FEMS Microbiology Immunol, 1992, 5(1-3): 121-129.

[45] 廖智, 王日昕. 海葵多肽类神经毒素的结构与药理学功能[J]. 浙江海洋学院学报(自然科学版), 2008(02): 183-191.

[46] 黄方吕, 郑淑贞. 海葵中的生物活性物质[J]. 化学通讯, 1987(04): 58-62.

[47] 邴晖, 高炳淼, 于海鹏, 等. 海洋生物毒素研究新进展[J]. 海南大学学报(自然科学版), 2011, 29(01): 78-85.

[48] 傅余强, 顾谦群, 方玉春, 管华诗. 海洋生物中蛋白质、肽类毒素的研究新进展[J]. 中国海洋药物, 2000(02): 45-50.

[49] Norton R S. Structure and structure-function relationships of sea anemone proteins that interact with the sodium channel[J]. Toxicon, 1991, 29(9): 1051-1084.

[50] Yehu Moran, Dalia Gordon, Michael Gurevitz. Sea anemone toxins affecting voltage-gated sodium channels-molecular and evolutionary features[J]. Toxicon, 2009, 54(8): 1089-1101.

[51] Middleton R E, Sanchez M, Linde A R, et al. Substitutionof a single residue in Stichodactyla helianthus peptide, ShK-Dap22, reveals a novel pharmacological profile[J]. Biochemistry, 2003, 42(46): 13698-13707.

[52] Castaneda O, Sotolongo V, Amor A M, et al. Characterization of a potassium channel toxin from the Caribbean sea anemone *Stichodactyla helianthus*[J]. Toxicon, 1995, 33(5): 603-613.

[53] Cotton J, Crest M, Bouet F, et al. A potassium-channel toxin from the sea anemone Bunodosoma granulifera, an inhibitor for Kv1 channels, revision of the amino acid sequence, disulfide-bridge assignment, chemical synthesis, and biological activity[J]. Eur J Biochem, 1997, 244(1): 192-202.

[54] Hasegawa Y, Honma T, Nagai H, et al. Isolation and cDNA cloning of a potassium channel peptide toxin from the sea anemone *Anemonia erythraea*[J]. Toxicon, 2006, 48(5): 536-542.

[55] Schweitz H, Bruhn T, Guillemare E, et al. Kalicludines and kaliseptine: Two different classes of sea anemone toxins for voltage-sensitive K$^+$ channels[J]. J Biol Chem, 1995, 270(42): 25121-25127.

[56] Diochot S, Schweitz H, Beress L, et al. Sea anemone peptides with a specific blocking activity

against the fast inactivating potassium channel Kv3.4[J]. J Biol Chem, 1998, 273(12): 6744-6749.

[57] Diochot S, Loret E, Bruhn T, et al. APETx1, a new toxin from the sea anemone Anthopleura elegantissima, blocks voltage-gated human etheragogorelated gene potassium channels[J]. Mol Pharmacol, 2003, 64(1):59-69.

[58] Diochot S, Baron A, Rash L D, et al. A new sea anemone peptide, APETx2, inhibits ASIC3, a major acid-sensitive channel in sensory neurons[J]. Embo J, 2004, 23(7): 1516-1525.

[59] Andreev Y A, Kozlov S A, Koshelev S G, et al. Analgesic compound from sea anemone Heteractis crispa is the first polypeptide inhibitor of vaniloid receptor 1 (TRPV1) [J]. J Biol Chem, 2008, 283(35): 23914-23921.

[60] Heidi Irais Monroy-Estrada, Lourdes Segura-Puertas, Sonia Galvan-Arzate, et al. The crude venom from the sea anemone *Stichodactyla helianthus* induces haemolysis and slight peroxidative damage in rat and human erythrocytes[J]. Toxicology in Vitro, 2007, 21(3): 398-402.

[61] Gregor A, Peter M. Cytolytic peptide and protein toxins from sea anemones(Anthozoa: Actiniaria)[J]. Toxion, 2002, 40(2): 111-124.

[62] 欧阳平, 姜孝玉, 杨文利, 徐安龙. 重组海葵溶细胞素对大鼠血管平滑肌细胞增殖的影响[J]. 第一军医大学学报, 2002(11): 994-995+1002.

[63] 张淑瑜, 易杨华, 汤海峰, 等. 太平洋侧花海葵中的化学成分(III)[J]. 西北药学杂志, 2003(01): 8-11.

[64] 张淑瑜, 易杨华, 汤海峰, 等. 太平洋侧花海葵中的化学成分(I)[J]. 第二军医大学学报, 2002(03): 250-253.

[65] 张淑瑜, 汤海峰, 易杨华, 等. 太平洋侧花海葵中四个新神经酰胺的鉴定[J]. 药学学报, 2003(05): 350-353.

[66] 崔萍, 樊成奇, 邵盛男, 陆亚男. 纵条矶海葵低级性成分及其油脂的降血脂活性研究[J]. 海洋渔业, 2010, 32(3): 239-243.

[67] 郑淑贞, 潘亮君, 黄方吕, 林慧贞. 斯式花群海葵多糖Ⅰ和Ⅱ的组成研究[J]. 广州化学, 1991(03): 52-56.

[68] 郑淑贞, 黄方吕, 潘亮君, 龚克晖, 郭登联. 斯氏花群海葵多糖对大白鼠血压和兔离体心脏灌流的影响[J]. 广州化学, 1991(04): 53-57.

[69] 刘兴杰, 刘传琳, 任虹, 解增言. 海葵等四种动物黏多糖碱提取的比较研究[J]. 烟台大学学报(自然科学与工程版), 2001(04): 264-268.

[70] 傅宏征, 张晓威, 张礼和, 等. 黄海葵的化学成分研究(I)[J]. 中国海洋药物, 1998(01): 13-16.

[71] 傅宏征, 张礼和, 林文瀚. 黄海葵的化学成分研究(2)[J]. 中国海洋药物, 1998(03): 7-11.

[72] 陆亚男, 樊成奇, 奚敦宇, 等. 纵条矶海葵中的生物碱成分研究[J]. 中国海洋药物, 2010, 29(01): 45-49.

[73] 禚如朋, 付宏征, 仲崇波, 等. 海葵毒素多肽的分离和初步表征[J]. 生物化学与生物物理进展, 2001(04): 514-518.

[74] 金玲, 徐萌, 刘畅, 等. 中医益气养阴解毒复方联合化疗治疗非小细胞肺癌的系统评价[J]. 中国老年学杂志, 2015, 35(07): 1837-1840.

[75] 李慈珍, 王红卫, 刘建立, 等. 海葵毒素对心肌钠通道开放模式、动作电位及心电图QT周期的影响[J]. 生理学报, 2001(02):111-116.

[76] 袁兆新, 孙明莉, 赵冰, 等. 海葵毒素对神经胶质瘤细胞的凋亡诱导作用[J]. 中风与神经疾病杂志, 2006(05):594-596.

[77] 欧阳平, 邓春玉, 刘文华, 等. 新型重组海葵毒素hk2a 对大鼠心室肌细胞离子通道的影响(英

文)[J]. 第一军医大学学报, 2004(06) :609-613+618.

[78] 蒋令希. 重组海葵神经毒素 Hk7a, Hk2a 对虎纹蛙坐骨神经干电活动的影响[J]. 中山大学研究生学刊(自然科学. 医学版), 2010, 31(03) :37-52.

[79] 刘彦波, 王鹏, 欧阳平, 等. 重组海葵肽类毒素 hk2a 对慢性充血性心力衰竭新西兰兔左心功能的影响[J]. 第一军医大学学报, 2004(03) :269-272.

[80] 刘文华, 王义良, 卫剑文, 等. 海葵神经毒素基因的克隆和序列分析[J].中国生物化学与分子生物学报, 2001(05):617-620.

[81] 刘必勇, 焦红, 王家骥. 岩沙海葵毒素人工抗原的合成及鉴定[J]. 中国生化药物杂志, 2005(04) :196- 199.

[82] 成岩, 白靓, 颜炜群, 等. 重组海葵毒素 AP-b 毕赤酵母表达体系的建立及其鉴定[J]. 内蒙古民族大学学报(自然科学版), 2011, 26(02) :180-183.

[83] Schantz E. Toxicants occurring Naturally in Food[M]. Washington DC, 2013: 144-154.

[84] Yasumoto T, et al. Overview of marine toxin research[J]. 日水志, 2007, 43: 1011-1021.

[85] Bagnis R, et al. Overview of marine toxin research[J]. Toxicon, 2017, 2(3): 332-336.

[86] Shimizu Y, et al. Overview of marine toxin research[J]. 日水志, 2008, 48 (6): 811.

[87] 赵瑞生. 西加毒素研究概况[J]. 海洋环境科学, 1987(04): 44-47.

[88] 李春媛, 周玉, 张磊, 沈庆丰. 西加毒素的研究概况[J]. 上海海洋大学学报, 2009, 18(03): 365-371.

[89] Colmun J R, Dechmaoui M Y B, Dickey R W, et al. Characterization of the developmental toxicity of Carilbean cignuatoxins in finish embryos [J]. Toxicon, 2004, 44: 59-66.

[90] Murata M, Legrand A M, lshibashi Y, et al. Structures of ciguatorin and its congener [J]. American Chemical Society, 1989, 111(24): 8929-8931.

[91] Techibana K. Overview of marine toxin research[J]. Biol Bull, 2016, 172 （6）: 122-127.

[92] Regalis E P. Seafood Toxins [J]. Rgalis, 2014, 3: 25-36.

[93] 李勇, 杨雁, 史清文, 董玫. 海洋毒素研究进展[J]. 天然产物研究与开发, 2011, 23(03): 582-589.

[94] Scheuer P J, et al. Overview of marine toxin research[J]. Science, 2006, 4(9): 155-166.

[95] Yasumoto T, et al. Overview of marine toxin research[J]. 日水志, 2007, 42(3): 1399.

[96] 顾谦群. 海洋毒素的研究进展[J]. 中国海洋药物, 1995(03): 28-38.

[97] 江天久, 陈菊芳, 邹迎麟, 等. 中国东海和南海有害赤潮高发区麻痹性贝毒素研究[J]. 应用生态学报, 2003(07): 1156-1160.

[98] Grallam H D. Marine Toxin Product Research[J]. The safety of Food. West dorteoum, 2015, 4(11): 1152-1155.

[99] Hokaua Y, et al. Marine Toxin Product Research[J]. Toxieon, 2015, 317: 2977.

[100] Klmura L H, et al. Marine Toxin Product Research[J]. FIShBiol, 2001, 671: 1082.

[101] Hokawa Y, et al. Marine Toxin Product Research[J]. Toxieon, 2003, 21(6): 525.

[102] Yasumoto T. Marine Toxin Product Research[J]. 食品卫生研究, 2017, 27(6): 83.

[103] Legrand A M, et al. Marine Toxin Product Research[J]. Toxicon, 2001(1): 312.

[104] Lewis R J. Delection of ciguatoxins and related benthicdino flagellate toxins: in vivo and in citre methods [M]//Hallegraeff C M, Anderson D M, Cembella A D. Manual on harmful marine microalgae. 1995: 135-161.

[105] 朱海, 郑露, 王爱辉, 等.西加毒素小鼠生物学检测法的建立[J]. 动物学进展, 2007(10): 17-22.

[106] Manger R L, Leja L S, Lee S Y. Detection of sodium channel toxins; directed eyto toxicity assays

of purified ciguatoxins, brevetoxins, saxitoxins, and seafood extracts [J]. Jounal of AOAC International, 1995, 78(2): 521-527.

[107] 蔡朝民，袁建辉，谢猛，等. 雪卡毒素两种检测方法的比较研究[J]. 中国热带医学，2009, 9(08): 1448-1450.

[108] Tsumuraya T, Fujii I. Production of monoelonal antibodies for sandwich immunoassay detection of ciguatoxin 51-hydroxy CTX3C [J]. Toxicon, 2006, 48: 287-294.

[109] Lewis R J, Jones A, Vernoux J P. HPLC/ Tandem electroepray mass spectrometry for the determination of sub-ppb levels of Pacifc and Caribbean ciguatoxins in crude extracte of fish[J]. Analytical Chemistry, 1999, 71: 247- 250.

[110] 刘红河，刘桂华，杨俊，等. 高效液相色谱-电喷雾串联质谱法测定鱼体中雪卡毒素[J]. 分析学，2009, 37(11): 1675-1678.

[111] 柳俊秀，何培民. 赤潮藻毒素危害及其检测方法研究进展[J]. 生物技术通讯，2009, 20(03): 446-450.

[112] Tsumuraya T, et al. Production of monoclonal antibodies for sandwich immunoassay detection of *Pacific ciguatoxins*[J]. Toxieon, 2009, 56(5): 797-803.

# 第八章   海洋糖芯片

　　海洋药物资源与利用开发的研究随着糖生物学及化学糖生物学研究的不断深入，糖链庞大信息的破解成为继基因组和蛋白质组计划之后生命科学领域最重要的系统工程。在此背景下，糖组学诞生了。糖组学（glycomics）是研究生物体或生物细胞糖组所携带的全部生物信息，尤其是糖蛋白上糖链的结构和功能，即研究糖类的分子结构、表达调控、功能以及糖与疾病的关系的科学。在全面解析糖链信息的过程中，各种新技术的出现尤其是糖芯片（glycochip）技术，因其具有高效、快速等优点，成为糖生物学和糖组学研究最有力的技术之一。

　　1979 年，帝国理工学院 Feizi 研发出第一块自主研究的糖芯片后，又于 2002 年首次采用拟糖脂技术及 DNA 技术，研究了当时具有重大意义的糖与蛋白质的相互作用模型。经过多年的发展，这一技术广泛应用到糖代谢研究中。中国海洋大学通过与伦敦帝国理工学院合作，率先建立了海洋多糖与寡糖芯片技术体系，为海洋活性糖类化合物的发现及功能研究提供了技术支撑。本节将对糖芯片的概念、类型、制备方法及其在不同领域的应用进行简要的介绍。

## 一、糖芯片的概念及类型

### 1. 糖芯片的概念

　　糖芯片（glycochip）又称糖阵列（glycoaray），是将大量不同结构的糖或糖复合物通过共价或非共价方式固定于经化学修饰的芯片上，与经过预处理的蛋白质或其他生物样本进行杂交，根据糖结合蛋白或其他生物样品与糖之间的特异性识别作用，检测杂交结合信号，进而对糖结合蛋白、细菌、病毒等待测样品进行测试和分析的技术。

### 2. 糖芯片的类型

　　由于糖链结构复杂多样，糖芯片的种类也多种多样。根据展示在芯片上糖的结构特征，糖芯片一般可以分为单糖芯片、寡糖芯片、多糖芯片及复合糖芯片等。根据用途可分为用来寻找生物学新途径及新线索的功能糖组学糖芯片和用来筛选新的药物靶标的药物糖组学糖芯片等。根据糖分子与芯片基质连接方式的不同，将糖芯片分为共价结合芯片和非共价结合芯片两种。另外，根据芯片上所呈现糖的种类不同，可分为海洋糖芯片\糖胺聚糖芯片、微生物糖芯片以及葡聚（寡）糖芯片、半乳聚（寡）糖芯片等。

## 二、糖芯片制备技术

糖芯片的制备主要包括糖分子探针的制备、糖生物芯片的构建、信号的检测及数据分析处理等步骤。

### 1. 糖分子探针的制备

所用的糖分子主要来源于分离纯化、结构修饰或者人工合成的结构不同的糖分子，将这些糖分子通过化学衍生转变成可以制备固定在固相基质上的生物探针。探针数量越多，构建的芯片密度越大，获得糖的信息量也越大。

### 2. 糖生物芯片的构建

通过手动或者自动芯片点样仪，可以将糖分子点印在各种基质表面，得到不同类型的糖芯片。此过程主要涉及基质的选择以及糖分子与基质的有效结合。目前糖芯片采用的固相基质主要有玻璃片、纤维素膜、硅胶片、微孔板以及微球等。糖分子与基质的结合可通过共价结合或非共价结合的方式完成，一般可对基质或对糖分子进行必要的修饰，或者不进行任何修饰。可根据选择的基质的特性以及需要固定的糖探针的分子量、黏度等特性选择合适的方法。为了尽可能使糖分子接近生理状态，保持糖分子的三维结构，在制备糖芯片的过程中，糖探针需要整齐地排列在载体表面，便于与相应的生物分子结合。根据糖分子与基质之间的结合方式，糖探针的固定方法主要包括共价固定（结合）和非共价固定（结合）两种。

（1）天然糖分子的非共价固定　将糖分子通过非共价的方式固定在基片表面是目前最简单的方法，基片可以选择硝酸纤维素薄膜包被的玻璃片等，成本低、操作简便。将未经修饰的不同分子量、不同结构、不同糖苷键连接的葡聚糖和菊粉用异硫氰酸荧光素（FITC）标记，以 0.9 mol/L NaCl 为溶剂溶解，用自动芯片点样仪点印在硝酸纤维素薄膜包被的玻璃片上，通过荧光扫描仪检测水洗前后荧光信号强度变化计算多糖的固定化效率。结果显示，多糖的分子量对固定效率影响显著，当分子量小于 3300 时，多糖分子不能有效固定在硝酸纤维素薄膜上。Li 等将一抗标记的来源于植物细胞壁的糖蛋白、蛋白聚糖以及多糖点印在表面经氧化处理的黑色聚苯乙烯包被的玻璃片上，借助氢键和疏水作用构建糖芯片，再利用 Cy3 标记的二抗进行检测，发现该方法比传统的酶联免疫吸附（ELISA）以及免疫分析法更加灵敏，并且可以同时检测多个样本。Liu 等以 EDCNHS 为催化剂，将糖胺聚糖（GAGS）的羧基与含有氨基的荧光试剂偶联，获得荧光标记的 GAGS 探针，并直接点印于硝酸纤维素薄膜包被的玻璃片上，研究不同 GAGS 与硫酸软骨素抗体 CS-56 的作用。结果显示，不同 GAGS 在膜上的固定效率显著不同，其中以硫酸软骨素 E（CS-E）的分子量高、固定效率最好。虽然这种制备过程简单，但是只限于高分子量的多糖及糖复合物芯片的构建，不适合于单糖或者寡糖芯片的构建。

（2）化学修饰的糖分子的非共价固定 为了克服单糖及寡糖等亲水性强的糖分子在基片表面固定中存在的问题，就需要对其进行必要的化学修饰，以提高固定效率。研究发现，将拟糖脂技术引入寡糖芯片构建中，先后发展了将糖分子还原端与不同的氨基磷酸酯 DHPE、ADHP 和 AOPE 进行偶联制备拟糖脂的方法，然后将制备的拟糖脂点印在硝酸纤维素薄膜包被的玻璃片上，实现了对寡糖分子的有效固定。

由于拟糖脂分子与细胞膜表面发挥信号转导、分子识别等作用的精脂分子类似，主要用于研究与活性物质相互作用的效果。Park 将来源于海洋红藻的琼胶、新琼胶及不同结构类型的卡拉胶，通过还原传导技术，成功构建了海洋寡糖芯片，并首次研究了海洋半乳寡糖与蓖麻凝集素（RCA120）、鸡冠刺桐凝集素（ECL）及半乳凝集素-3（galectin-3）的相互作用，能在皮摩尔（pmol）水平上研究海洋寡糖与蛋白质的相互作用。Lee 将经过叠氮化修饰的糖分子，通过环加成反应连接到含炔基的长链脂肪烃微孔板上构建糖芯片，进而发展到先合成含脂肪链的糖分子，再利用烷烃与微孔板表面的疏水作用进行固定的方法。通过化学显色的方法检测到含 13～15 个碳原子的脂肪链的糖化合物能够保留在微孔板上而不被洗脱。Wong 则将糖还原端连接 $C_8F_{17}$ 锚链，再与氟化的板基发生非共价相互作用，对 Man、GlcNAc、Gal、Fuc、Ara、Rha 等单糖以及乳糖（Lac）等进行了有效的固定，并研究了与麦胚凝集素（WGA）和花生凝集素（PNA）的相互作用。

（3）天然糖分子的共价固定 在糖分子的固定过程中，利用糖还原端半缩醛与载体表面含有的活性基团进行共价反应，不仅可以提高糖分子的固定化效率，也能减少反应步骤。如 Yu 将玻璃片用环氧硅烷处理后，再用聚乙二醇二胺（2000）溶液处理，使玻璃片表面覆盖一层带伯氨基的聚乙二醇，再通过伯氨基引入氨氧基团，最后将寡糖通过还原端的醛基与玻璃片表面的氨氧基进行肟化反应，制备了寡糖芯片。Park 则对表面具有氨基的玻璃片进行修饰，分别引入羟胺和肼基，然后通过天然糖分子还原端与羟胺或肼基共价结合得到糖芯片。Zhou 还发展制备了三维水凝胶糖芯片，将糖探针的固相载体从平面基片拓展到三维水凝胶空间网状结构等。

（4）化学修饰的糖分子的共价固定　通过对糖分子及固定载体进行适当的化学修饰，使糖分子与基片以共价键连接，可以明显提高单糖和寡糖的固定效率，提高检测的灵敏度和结果的可靠性。Dyukove 等合成了糖的马来酰亚氨基化合物，并通过 Michael 加成反应将它们固定到含巯基活性基团的玻璃片表面，再通过荧光标记的植物凝集素特异性显示糖与蛋白质间的相互作用。Zhou 通过对糖分子进行叠氮化修饰，同时对微孔板表面的氨基或 N-琥珀酰亚胺（NHS）活化酯基团化学改造为炔基，然后利用叠氮基团与炔基之间的环加成反应将糖分子进行固定构建糖芯片。这种固定的方法需要对糖分子和基片表面进行必要的化学修饰，构建过程较非共价结合方式复杂。

### 3. 信号的检测及数据分析处理

糖芯片中的糖分子与其他活性分子如蛋白质、抗体等作用后，需要采用合适的方法进行结合信号强度的检测。如果活性蛋白或抗体是通过荧光标记的，可以通过其抗体的标记信号或者其底物产生的有色物质进行检测并计算蛋白质或者抗体的含量；如果是以酶标记的，可通过扫描仪进行扫描分析，也可以通过荧光显微镜进行照相分析；如果是生物素标记的蛋白质，则可以通过检测其配体亲和素的信号进行检测。从芯片上得到的大量数据，一般用专业的软件进行分析、计算、统计及标准化等处理，再以图或表的形式把结果表示出来。

## 三、糖芯片技术的应用

糖类化合物在生物发育、肿瘤的发生与发展、细胞黏附及免疫识别等生物过程中发挥着重要的作用。糖芯片技术可用于糖链结构的测定、微生物入侵机理的研究、糖相关酶活性及作用机制研究、糖分子构效关系研究、糖结合配体检测，以及疾病的诊断、新药物开发等领域。下面对其主要应用进行简要的介绍。

### 1. 在糖与蛋白质相互作用研究中的应用

糖芯片技术为特异糖结合蛋白质的检测与表征提供了高效灵敏的方法。Zhou 等利用构建的单糖芯片，研究了几种凝集素与糖结合的特异性，确定了糖对凝集素的抑制浓度，鉴定了 $\beta$-1,4-半乳糖基转移酶的底物特异性。试验通过利用所建糖芯片，研究不同结构的糖能选择性地与凝集素结合，如 $\alpha$Man 与伴刀豆凝集素 A（ConA）的结合作用最强，而与麦芽糖和 $\alpha$-GlcNAc 的结合力很弱。研究采用糖芯片技术研究了表面含有 C 型凝集素的鸡肝细胞对各种糖链的吸附作用，表明其可以特异性结合非还原端含有 GlcNAc 的糖链，但不能与非还原端含有 Gal 或 GalNAc 的糖链结合。韩章润等发现，不同软骨素与 CS-56 的结合力明显不同，其中硫酸软骨素 C 与 CS-56 的结合作用最强，而肝素与硫酸乙酰肝素无结合作用。Lei 等以卡拉胶和琼胶寡糖为原料制备了拟糖脂探针，并构建了海洋寡糖芯片。通过与蓖麻凝集素（RCA120）和鸡冠刺桐凝集素（ECL）的研究，首次发现非还原端半乳糖（Gal/1-4）C-2 位或 C-6 位被硫酸基取代后，可增强其与 RCA120 的亲和力，非还原端 Gal 的 C-4 位被硫酸基取代后，会失去与 RCA120 的亲和力；非还原端 Gal 被 $\alpha$-L-3,6-内醚半乳糖（$\alpha$-L-AnGal）取代后，将完全失去与 RCA120 结合的能力。ECL 特异性识别乳糖胺（Gal$\beta$1,4GlcNAc-R）结构单元，非还原端 Gal 羟基被任何其他基团取代后，都会降低其与 ECL 的亲和力。

### 2. 在糖酶活性及特异性研究中的应用

在生物体内，糖基转移酶可以将活化的糖连接到蛋白质、核酸、寡糖、脂类等分子上，从而发挥很多生物学功能。糖酶的活性不仅影响糖链合成的产率，也会影响糖链的结构与功能。Matsi 等利用构建的生物素化的胞苷单磷酸 N-乙酰神经氨酸芯片，研究了人 $\alpha$-2,6-唾液酸转移酶-Ⅰ（hST6Gal-Ⅰ）、人 $\alpha$-2,3-唾液酸转移酶-Ⅳ（hST3Gal-Ⅳ）、鼠 $\alpha$-2,3-唾液酸转移酶-Ⅱ（rST3Gal-Ⅱ）及猪 $\alpha$-2,3-唾液酸转移酶-Ⅰ（pST3Gal-Ⅰ）对不同底物唾液酸化的差异性，明确了不同类型唾液酸酶的特异性。Nam 等将不同多糖供体点印在硝酸纤维素薄膜包被的玻璃片上构建了糖芯片，然后与旱金莲、鼠耳草的提取物及荧光标记的寡糖受体进行解育，检测了 2 种植物来源糖基转移酶的活性。试验通过构建以糖基受体为探针、质谱为检测手段的组合芯片，鉴定表征了 4 种新糖基转移酶。

## 四、应用举例

### 1. 在疾病诊断中的应用

糖芯片技术也可以应用于临床疾病的快速诊断。如 Nam 等构建了 Globo H 及类似物糖芯片，定量分析了 Globo H 与正常人和乳腺癌患者血清中单克隆抗体 Mbr1 和 VK-9 以及多克隆抗体 anti-Globo H 的相互作用，发现乳腺癌患者血清中 Globo H 抗体水平明显高于正常人，检测灵敏度可以达到阿摩尔（$10^{-18}$ mol）水平，此 Globo H 可用于临床乳腺癌的诊断。Png 等构建了聚阴离子糖芯片来检测志贺毒素 Stx-1 和 Stx-2。

### 2. 在病毒入侵机理研究中的应用

流感病毒通过表面的血凝素（HA）以及神经氨酸酶（NA）与细胞表面的糖链识别，从而进入宿主细胞。病毒入侵方式及机制研究对于病毒的防治和抗病毒药物的开发必不可少，糖芯片技术对于病毒与宿主细胞之间作用的研究具有明显的优势。如 Liu 等通过拟糖脂技术构建了唾液酸化寡糖芯片，研究了寡糖与禽流感病毒 $H_5N_1$ 血凝素（HA）的相互作用，表明当 HA 发生单氨基酸置换时结合受体也发生改变。实验利用芯片技术研究了 HIV 表面糖蛋白 gp120 在抗体结合及转染宿主细胞方面的作用，并对树突细胞凝集素 DC-SIGN、抗体分子 2G12、CD4 蛋白、蓝藻抗病毒蛋白 N（CVN）和 setovirin（SCN）等 5 种 gp120 结合蛋白进行了鉴定，发现 SVN 可识别高甘露糖型寡糖而 DC-SIGN 结合非分枝的寡糖，Man$\alpha$1→2Man 结构对 CVN、2G12 和糖具有特殊的识别功能，这些发现为艾滋病治疗药物的开发和疫苗设计提供了重要的理论依据。

海洋多糖来源丰富，结构类型多样，活性独特，如何快速有效地从海洋糖资源库中筛选具有特定活性的糖类化合物是海洋糖类药物开发的关键。糖芯片通过检测糖类化合物与蛋白质的结构，可应用于活性糖及糖复合物的筛选、糖类化合物结构研究、糖的构效关系研究的相互作用等方面，因其高通量、高精度、快速等优点成为糖生物学和糖组学研究的有力手段。$\alpha$-突触核蛋白（$\alpha$-synuclein）在正常生理条件下呈不定形可溶性状态，当机体环境或基因发生变化时，可导致分子折叠，引起二级结构变化，导致蛋白溶解性降低和出现路易小体，但目前$\alpha$-突触核蛋白在体内的生物学功能尚不完全清楚。研究发现，$\alpha$-突触核蛋白包涵体的形成和帕金森病相关，是帕金森病发病机制及病理学研究的重要靶分子。本实例利用糖芯片技术筛选可与$\alpha$-突触核蛋白结合的糖分子，以期为获得具有防治帕金森病作用的活性糖类化合物提供理论依据。

## 五、实验研究

### 1. 材料和仪器

（1）实验材料　$\iota$-卡拉胶（$\iota$-car）、硫酸软骨素 A（CSA）、硫酸软骨

素 B（CSB）、硫酸软骨素 C（CSC）、硫酸软骨素 D（CSD）、硫酸软骨素 E（CSE）、肝素（Hep）、硫酸乙酰肝素（HS）均购自美国 Sigma 公司；褐藻酸钠（alginate）购自国药集团化学试剂有限公司。κ-卡拉胶（κ-car）、聚古洛糖醛酸（PG）、聚甘露糖醛酸（PM）、藻酸双酯钠（PSS）、古洛糖醛酸硫酸酯（PGS）、甘露糖醛酸硫酸酯（PMS）、羧甲基灰树花多糖（CBP）、杜梨多糖（PBP）、系列海藻多糖 FLI～FL4、PP1～PP4、AN1～AN4、FV1～FV4、ULI～UL4、ANIF～ANF、PVIF-FV4F 以及多糖衍生物κ-卡拉胶酸（KCA）、ι-卡拉胶酸（ICA）、琼胶酸（AA）、磷酸化κ-卡拉胶（P κ-car）和磷酸化λ-卡拉胶（P ι-car）均为实验室自制。2-吗啉乙烷磺酸 R（MES）、1-乙基-3-(3-二甲基氨丙基)碳化二亚胺（EDC）、N-羟基琥珀酰亚胺（NHS）、氰基硼氢化钠（NaBH$_3$CN）、异硫氰酸荧光素（FTC）、氨基荧光素（AF）、Cy3、牛血清白蛋白（BSA）、asyuclcin human（His-tag）、HEPES 和 Tween20 等为美国 Sigma 公司产品；anti-6x His tag anibody（DyLight 650）购自 Abcam 公司；点样 Buffer 为英国 Arrayjet 公司产品。

（2）实验仪器　硅胶板（G60F254，德国 Merk 公司）；BIO-CAPT 200M 型凝胶成像系统、GeL-Pro Analyzer 软件（美国 SIM 公司）；Sprint Inkjet Micrarrayer 芯片点样仪（Arayjet，UK）；GenePix4300 芯片扫描仪、GenePix7.0 软件（美国 MDS 公司）；FAST'Slide-16-Pad 型硝酸纤维素薄膜芯片（英国 Whatman 公司）；FAST 平板框（英国 Whatman 公司）；384 孔板（美国 Axygen）。

## 2. 实验方法

（1）多糖的荧光标记

① 多糖羧基的 AF 标记。称取待标记多糖 5～10 mg，加入 pH 5.0 的 0.1 mol/L MES 缓冲液溶解，按照多糖分子中—COOH 数量加入不同比例的 EDC 和 NHS，混匀后室温反应 3～6 h，加入乙醇，离心收集沉淀，40℃真空干燥除去乙醇，加入 0.1 mol/L pH 7.2 磷酸盐缓冲液溶解后，加入一定量的荧光试剂 AF，37℃避光反应过夜。

② 多糖半缩醛羟基的 FITC 标记。称取待标记多糖 5～10 mg，加入一定量的 2 mol/L 乙酸-己二胺溶液充分溶解，再加入一定量的 4 mol/L NaBH$_3$CN 混匀，45℃避光反应过夜。反应物转移至 1000 D 透析袋对蒸馏水透析，除去未反应的己二胺和 NaBH$_3$CN，得到多糖还原胺化反应产物多糖-己二胺。透析液浓缩至一定体积，然后加入一定量的 FITC，避光反应，反应产物加入乙醇沉淀，离心（7000 r/min×15 min），收集沉淀，沉淀用 H$_2$O 溶解进行后续处理。

（2）标记多糖纯化及纯度检测　将上述标记多糖溶液转移至 1000 D 透析袋，对蒸馏水避光搅拌透析，浓缩，避光真空干燥得标记多糖。准确称取各标记多糖配制为 1 mg/mL 水溶液进行 TLC 分析，以 FITC 或 AF 为标准对照，以正丙醇-$H_2O$-甲醇为展开剂色谱分离，至溶剂前沿距离硅胶板前沿处，吹干。凝胶成像系统 365 nm 处采集荧光信号，拍照。然后用苯胺-二苯胺显色剂进行糖显色，凝胶成像系统采集信号、拍照。若 TLC 分析显示点样点既有荧光吸收，又有糖显色信号，同时，对照品 FITC 或 AF 迁移率处无荧光吸收，可进行下一步实验。

（3）多糖芯片的构建　使用喷点式芯片点样仪点制荧光标记多糖，构建 16×16 方阵芯片，用硝酸纤维素薄膜芯片为点样片基，其中每个 pad 分布 64 个样品，每个样品各 2 个浓度和 2 个重复。用点样缓冲液配制 1.0 mg/mL 和 10.0 mg/mL 的样品溶液，分别取 19 μL，各加入 1 μL Cy3 作为点样指示剂，每个样品点 2 次，每次 100 pL，高浓度和低浓度点样量分别为 200 pg 和 40 pg。将准备好的样品按照芯片点样设置转移至 384 孔板的相应孔中，将 384 孔板放置于点样仪样品盘，调整点样针的点样参数。点制好的芯片，用芯片扫描仪分别在 488 mm 和 532 mm 处扫描，检测有无漏点、阵列在各 pad 的分布情况等。

（4）多糖与α-突触核蛋白的相互作用　将芯片和孵育槽固定于芯片卡套，按照以下步骤进行操作：

① 封闭。向芯片孵育槽加样孔加入 150 μL 3% BSA 封闭液，轻轻晃动，使封闭液充分和芯片点样区接触，37℃避光封闭 1 h。

② 清洗。倾去封闭液，加入 HBST 清洗液 150 μL，37℃避光放置 5 min，倾去洗液，重复清洗 3 次。

③ 结合。反应孔中加入经 1% BSA 稀释、带 His-tag 标签的α-突触核蛋白，轻轻晃动，使蛋白液充分和芯片点样区接触，37℃避光结合 2 h，然后清洗，步骤同②。

④ 抗体结合。加入 1% BSA 稀释 1000 倍的 anti-6X His tag antibody 150 μL，37℃避光结合 1 h，清洗同②，再用超纯水清洗 1 次，将芯片放置于 37℃避光干燥 1~2 h。

⑤ 结果处理。用芯片扫描仪在 488 nm、532 nm 和 635 nm 下扫描，用 Gene Pix7.0 工作软件对样点各波长下的荧光吸收值进行积分，运用 Origin 8.0 软件对数据进行统计处理，由 532 nm 处的吸收情况选取积分区，根据 635 nm 处的荧光值计算多糖和蛋白质结合信号的强弱，根据结合前后 488 nm

处的荧光值计算多糖在膜上的保留率，根据各样点的荧光吸收平均值和标准差作图。

### 3. 结果与分析

为了保证多糖标记及纯化的成功，以及避免芯片制备过程中游离荧光试剂对芯片和蛋白质杂交信号的影响，需要对标记多糖中是否有标记试剂的残留进行分析检测。标记多糖通过 TLC 分析，标记试剂 AF 或者 FITC 会随展开剂迁移，而多糖分子量大，保留在原点，荧光检测信号和糖检测信号重合，并且展开前沿无标记物 AF 或 FITC 的荧光吸收，可说明纯化标记多糖完全除去了标记试剂，可用于后续实验。如果 AF 和 FITC 标记多糖的 TLC 分析结果荧光信号和糖显色信号重合，并且薄层板前沿无荧光试剂，表明多糖标记和纯化成功，可以用作芯片构建的探针。

（1）海洋多糖芯片的构建　点样所用片基为硝酸纤维素膜包被的玻璃片，芯片点样仪采用喷点式，多糖探针为水溶性，具有一定的黏度，利用大分子疏水作用与片基结合达到固定的目的。芯片的构建质量直接影响后续多糖与蛋白质作用信号的检测，样点间距、样点直径、样品外观等方面都是需要考察的因素。从 Cy3 点样示踪信号和多糖荧光信号可以直观地看出，该 16×16 海洋多糖芯片构建成功。该糖芯片共容纳 64 种多糖探针，各探针有 2 个浓度及 2 个重复，样点直径为 150 μm，样点大小及间距均匀，可以在皮摩尔浓度下快速实现 64 种多糖与其他生物分子相互作用的研究，为海洋糖类活性化合物的快速筛选提供了技术平台。

（2）海洋多糖与α-突触核蛋白的相互作用　应用构建的海洋多糖芯片进行了 64 种多糖与α-突触核蛋白的相互作用的研究，α-突触核蛋白与 4 种多糖结合较强，其中以与磷酸化修饰的ι-卡拉胶（ι-car）的结合信号最强，其次是 PS3-2 和 FL3，这些多糖大部分都含有一定的硫酸基、磷酸基或糖醛酸等酸性基团。目前关于糖类与α-突触核蛋白的作用还未见相关报道，其作用方式及作用机理还需进一步研究。

### 4. 结论

本研究通过 AF 和 FITC 分别对多糖中的羧基和醛基进行荧光标记，进一步通过自动点样仪以硝酸纤维素包被的玻璃片为载体成功构建了海洋多糖芯片。以构建的芯片为平台，研究了海洋多糖与α-突触核蛋白的相互作用，结果显示，磷酸化卡拉胶和α-突触核蛋白具有很强的结合活性，为对其进行深入的构效关系研究提供了前提。

# 参 考 文 献

[1] 于广利, 谭仁祥. 海洋天然产物与药物研究开发[M]. 北京: 科学出版社, 2016.

[2] Lei X, Fan X, Zhao S, et al. Study on extracting and fractionating of glycoprotein of dried octopus[J]. Journal of Shaxi University of Science & Technology, 2010, 24 (4): 45-49.

[3] Li G, Chen S, Wang Y, et al. A novel glycosaminoglycan-like polysaaharide from a balone Haliotis discus hannai Ino: purification, structure identification and anticoagalant activity [J]. Int Biol Macromol, 2009, 49(5): 160-116.

[4] Li L, Jiang X, Guan H, et al. Preparation, purfication and characterization of alginate oligosaccharides degraded by alginate Lyase from *Pseudomonas* sp[J]. Carbohydr Res, 2016, 346(6): 794-800.

[5] Li M, Li G, Zhu L, et al. Isolation and characterization of an agar-oligosaccharide (AO)-hydrolyzing bacterium from the gut microflora of Chinese Population[J]. PLOS ONE, 2014, 9(3): 91106.

[6] Liu Y, Chai I W, Childs R A, et al. Preparation of neogly colipids with ring-closed cores via chemoselective oxime ligation for microarray analysis of carbohydrate-protein interactions[J]. Method Enzymol, 2006, 415: 326-340.

[7] Liu Y, Childs R A, Palma A S, el al. Neoglycolipid-based oligosaccharide microarray system: Preparation of NGLs and their noncovalent immobilization on nitrocellulose-coated glass slides for microarray analyses[J]. Methods Mol Biol, 2012, 808: 117-136.

[8] Matsui M, Kaku M, Misaki A. Fine structural features of oyster glycogen: Mode of multiple branching[J]. Carbohydr Polym, 1996, 31(4): 227-235.

[9] Nam K, Kim C, Shong Y. Breast cancer chemopreventive activity of polysacharides from starfish *in vitro*[J]. Microbiol Biotechnol, 2006, 16(9): 1405-1409.

[10] Okutani K, Kobayashi H. The structure of an extrcellular polysaccharide from marine stain of Enterobacte[J]. Nippon Suison. Gakkaishi, 1991, 57 (10): 1949-1956.

[11] Pang Z, Otaka K. Maoka T, et al. Structure of $\beta$-glucan oligomer from laminarin and its effect on human monocytes to inhibit the proliferation of U937 cells[J]. Biosci Biotechnol Biochem, 2005, 69(3): 553-558.

[12] Park S, Lee M R, Pyo S J, et al. Carbohydrate chips for studying high-throughput carbohydrate-protein interactions[J]. J Am Chem Soc, 2004, 126 (15): 4812-4819.

[13] Ye L, Xu L, et al. Preparation and anticoagulant activity of a fucosylated polysaccharide sulfate from a sea cucumber *A caudine molpadioidea*[J]. Carbohydr Polym, 2012, 87 (3): 2052-2057.

[14] Wong L, Liu F, Wang J, et al. Antioxidant activities of an exopolysaccharide PF-6[J].Carbohydr. Polym, 2012, 87(1): 764-770.

[15] Ko G, Zhao X, Yang B, Sequence determination of sulfated carrageenan-derived oligosaccharides by high-sensitivity negative-ion electrospray tandem mass spectrometry[J]. Anal Chem, 2006, 78(24): 8499-8505.

[16] Zhou W, Wang J, Jin W, et al. The antioxidant activities and neuroprotective Effect of pdysaccharides from the starfish *Asterias rollestoni*[J]. Carbohydr Polym, 2011, 95(1): 9-15.

[17] Zhang Z, Yu G, Zhao X, et al. Sequence analysis of alginate-derived oligosaccharides by negative-ion elctrospray tandem mass spectrometry[J]. J Am Soc Mass Spectrom, 2006, 17 (4): 621-630.

[18] Zhou X, Zhou J. Oligosaccharide microarrays fabricated on aminooxyacetyl functionalized glass surface for characterization of carbohydrate-protein interaction[J]. Biosens Bioelectron, 2006, 21(8): 1451-1458.

[19] Zhu B, Li D, Zhou D, et al. Structural analysis and CCK-releasing activity of a sulphated polysaccharide from abalone (Haliotis Discus Hannai Ino) viscera[J]. Food Chem, 2011, 125(4): 1273-1278.